めざせMRIの達人

月刊インナービジョン連載
「めざせ達人シリーズ〈MRI編〉」より

巨瀬 勝美

筑波大学数理物質系 教授

インナービジョン

まえがき

　本書は，月刊インナービジョン誌に，2008年3月号〜2010年2月号までの2年間と，2011年4月号〜2013年3月号までの2年間に，それぞれ24回にわたって連載した記事を，読者の便を考えて一冊にまとめたものである。

　いずれも，「めざせ達人シリーズ〈MRI編〉」と銘打っているが，Part 1とPart 2は，かなり趣が異なったものとなっている。

　すなわち，Part 1は，「MRIの教育における多くの誤解を正すとともに，これまで多くの教科書に取り上げられていなかった，1つか2つ上のレベルの話をしてみたい」という意気込みで執筆したものである。また，Part 1は，2004年に出版した拙著『NMRイメージング』（共立出版）の続編という意味合いを含んでいる。

　一方，Part 2は，「現代のMRIを築き上げてきた歴史的論文を紹介することにより，高度に発展したMRIの全体像をとらえる」ことを目的として執筆したものである。そして，これらの論文の紹介と共に，その論文の著者との触れ合いや，発表された頃のエピソードを述べることにより，単なる歴史ではなく，臨場感のある記事にしたつもりである。幸いにして，MRIの歴史を作ってきた人達は，私と同世代の方々が多く，この点でも，これらの記事は，後日，評価されることになるかもしれない。

　さて，記事の連載は，「アイデアが浮かばないときには塗炭の苦しみを味わう」と聞いたことがあるが，執筆時の4年間は楽しくもあり苦しくもあり，また，大いに勉強もさせていただいた期間であった。そこで，最後に，この執筆の機会をいただいたインナービジョン編集部の方々と，記事に関する温かい評価をいただいた読者の方々に感謝申し上げたい。

　2013年8月

巨瀬　勝美

Contents

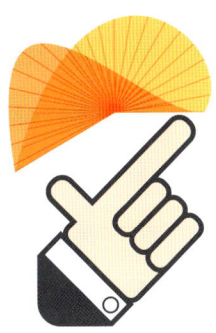

Part 1 MRIの"予想外？"な真実

- 01 イントロダクション ……………………………………………………………… 10
- 02 NMRの原理：NMR信号の起源 ……………………………………………… 13
- 03 核スピン系の運動―スピン位相ダイアグラム― ………………………… 16
- 04 核磁化の定常状態とグラディエントエコー法 …………………………… 20
- 05 グラディエントエコー法におけるRF spoiling ……………………………… 23
- 06 CPMGの真実 ……………………………………………………………………… 26
- 07 コヒーレント型グラディエントエコー法 ……………………………………… 29
- 08 MRIにおける空間分解能 ……………………………………………………… 32
- 09 MRIにおける画像補間 ………………………………………………………… 35
- 10 強度画像の定量性とT_2計測 ………………………………………………… 38
- 11 選択励起パルスによるスライス選択 (1) …………………………………… 41
- 12 選択励起パルスによるスライス選択 (2) …………………………………… 45
- 13 選択励起パルスによるスライス選択 (3) …………………………………… 49
- 14 MRIにおける最適空間分解能 ………………………………………………… 53
- 15 進行波MRI ………………………………………………………………………… 56
- 16 第17回国際磁気共鳴医学会大会 (ISMRM) ……………………………… 59
- 17 Reciprocity Principle (相反定理) …………………………………………… 62
- 18 MRIにおけるダイナミックレンジ問題 (1) ………………………………… 66
- 19 MRIにおけるダイナミックレンジ問題 (2) ………………………………… 69
- 20 MRIにおけるダイナミックレンジ問題 (3) ………………………………… 72
- 21 磁気共鳴マイクロスコピー国際会議 (ICMRM) ………………………… 75
- 22 永久磁石を用いた超小型NMR装置 ………………………………………… 78
- 23 小型永久磁石を用いた高分解能イメージング (1) ……………………… 81
- 24 小型永久磁石を用いた高分解能イメージング (2) ……………………… 84

(月刊インナービジョン2008年3月号〜2010年2月号掲載「めざせ達人シリーズ〈MRI編 vol.1〉より」)

Part 2　MRIはどのように発展してきたか！

01	イントロダクション	90
02	MRIのビッグバン	93
03	Mansfieldの業績	97
04	MRIの実用手法の確立	101
05	MRIを支える基礎技術（1）：スピンエコー	104
06	MRIを支える基礎技術（2）：RFコイル	108
07	Field strength war	111
08	ケミカルシフト？	115
09	グラディエントエコー法	118
10	高速スピンエコー法	121
11	RFコイルの技術革新	124
12	拡散イメージング	127
13	MR Angiography	130
14	勾配磁場コイルを支えた技術	133
15	EPIの実用化	136
16	functional MRI	139
17	拡散テンソルの誕生	142
18	MRIの救世主？	145
19	パラレルMRI	148
20	造影MRAと非造影MRA	151
21	非デカルト座標系におけるサンプリング	154
22	高磁場への挑戦	157
23	Compressed Sensing	160
24	MRIの40年の歴史を振り返って	163

（月刊インナービジョン2011年4月号～2013年3月号掲載「めざせ達人シリーズ〈MRI編 vol.2〉より」）

注記：単行本化に際し，連載時の記載内容を一部修正しています。

Part 1

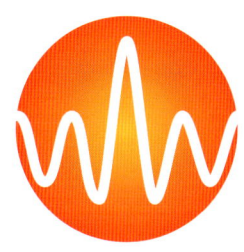

MRIの"予想外？"な真実

Part 1 ● MRIの"予想外？"な真実

01 イントロダクション

いきさつ

　国内でMRIの臨床応用が初めて行われたのが1982年。それから約25年が経過した[1]。その間のMRIの発展を体験してきた者としてその歴史を振り返ると、たいへん感慨深いものがある。一方、最近のMRI技術の発展には目をみはるものがあり、臨床現場では、そのような暢気な昔話を聞いている暇はない、というのが素直な気持ちであろう。

　さて、このような状況に対応して、MRI技術のスキルアップをめざした本が、国内外でいくつも出版されている。これらの本はさまざまな立場から書かれており、私自身もMRIに関する本を書いた立場から痛感するのだが[2]、非常に残念に思うのは、著者の誤解などから明らかに間違った解説が少なくないことである。これは、MRIが多様化したため、やむを得ず専門外のことを書かざるを得ないという事情によるものであり、著者の責任だけに帰すべきものではない。限られたメンバーで書くかぎり、どうしてもそのような危険性は常につきまとっている。

　そこで、Part1では、医用機器メーカーにおける初期のMRIの開発経験と、大学における研究と教育に永年携わってきた経験から、MRIの教育における多くの誤解を正すとともに、これまで多くの教科書には取り上げられていなかった、1つか2つ上のレベルの話をしてみたいと思っている。すなわち、MRIに関しては一通りの知識があるが、もう一段階ステップアップしたいという方々を読者として想定している。

自己紹介

　さて、挑戦的な標題で執筆する者のマナーとして、まず私自身の簡単な紹介から始めたい。私は、大学と大学院（博士課程）では物理を専攻したので、物理はよくわかっているはずだと誤解されているかもしれないが、物理学そのものの理解レベルは、学部学生とあまり違わないと思っている。これは謙遜ではなく、物理学の最先端の著名な研究者と話していても、「このような人でも物理はこの程度しかわかっていないのか」と、妙に安心したりすることもあるので間違いではない。要するに、当たり前のことだが、みんなが疑問に思っていてあやふやなことは、一流の学者でもよく知らないことが多いということである。実は、NMR/MRIも、そのひとつである。

　話はそれたが、私がNMRと出会ったのは、大学3年生のゼミの時であり、その時の話題に触発されて、NMRの名著であるSlichterの『磁気共鳴の原理』を購入した。この本は、その後何度も読んだが、いつも途中で投げ出している。大学院の時は、固体物理の実験系の研究室に所属しており、その中に「磁性体のNMRのグループ」があったが、私自身は、Mössbauer効果の研究が中心だったので、NMRのことは指をくわえて見ていた。ただし、真空管を用いた高周波回路など、非常に興味をそそる装置が並んでいたことは強く印象に残っている。

　さて、NMRに本格的に取り組むようになったのは、大学院の博士課程を終え、当時、人

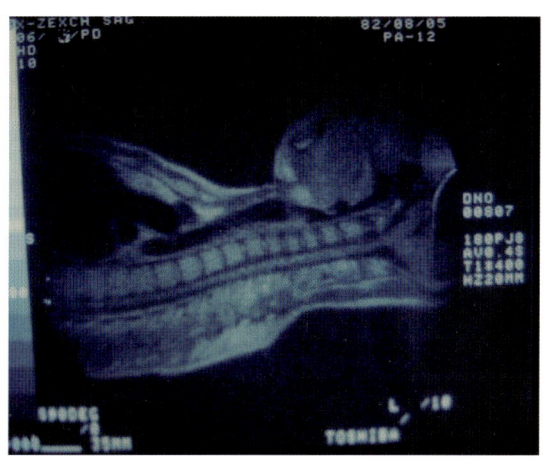

図1　1982年8月に撮像した著者の上半身の正中断面像

体用MRIの開発をめざしていた東芝に入社してからである。入社直前の3月に，当時の共同研究先であった東京大学物性研究所にお邪魔すると，佐藤幸三先輩から早速，Mansfield，Hoult and Lauterbur，Ernstの論文など，MRIの代表的な論文を10編くらい渡され，一緒に勉強していきましょう，と励まされた記憶がある。当時は，10編程度の原著論文を読めば研究をスタートできるという幸せな時代であった。日本に全身用MRIが出現する前夜の1981年のことである。

　その後，小動物用小型MRI（1400ガウス，鶏卵やハムスターを撮像）の開発を経て，1982年には，医用機器事業部（那須工場）・総合研究所との共同プロジェクトの中で東芝中央病院にて，国産初の臨床試験を行うことになる全身用MRIの開発に携わった。その頃に撮像した画像が，図1に示す私自身の上半身の正中sagittal像である。この画像は，自作の楕円形のbodyコイルで撮像したもので，当時では，世界的なレベルであった。私はその後，全身用MRIの開発から外れたが，これを超える画像を撮るのがかなり難しかったらしく，1982年のRSNAにおける東芝の企業展示や，1983年発売の国産第1号機のパンフレットにも使用された。

　1986年1月に東芝から筑波大学に転職し，それ以来，実験室で小型MRIの開発と，それを用いた研究や教育に従事している。図2に示すのは，転職後1年半で，まったくのゼロから開発した小型MRIで撮像した私の中指の画像である。スライス厚4mm，面内画素サイズ200μm^2，TR = 400ms，4NEXで約3.5分（シングルスライス）で撮像したものである。磁石は，退職された先生が残した，ギャップ66mmのJEOL製ENDOR（電子核子二重共鳴）用の鉄芯電磁石（重さ約2.5t）であり，静磁場強度は1Tであった。詳細に見るとわかるように，モノクロ画像ディスプレイ（フレームメモリは自作）の走査線がはっきり見えている。

　それから約20年，研究室で構築したMRIは約20台ほどになる[3]。その中の1台である指用MRIを用いて[4]，2007年8月に撮像した私の中指の画像が，図3に示すものである。スライス厚0.8mm，面内画素サイズ80μm^2，TR = 200ms，2NEXで約28分（3D-SE）で撮像したものである。静磁場強度は20年前と同じく1Tであるが，磁石は25cm角程度の永久磁石〔重量は約85kg（！）：磁石重量は20年前に使用していた電磁石の1/30〕で，画素体積（空間分解能）も約1/30となっており，この20年間の技術の進歩を表す良い例だと思う。

Part 1 ● MRIの"予想外？"な真実

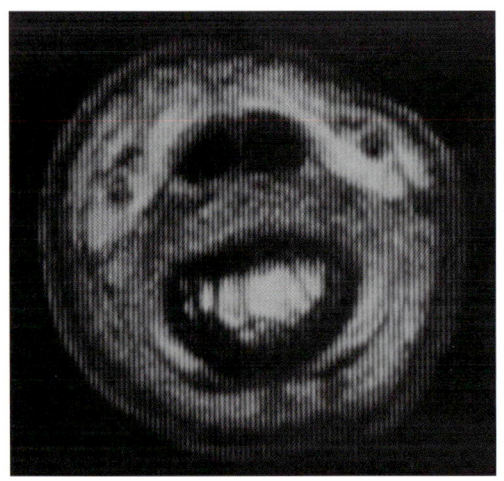

図2　1987年7月に撮像した著者の右中指の断層像

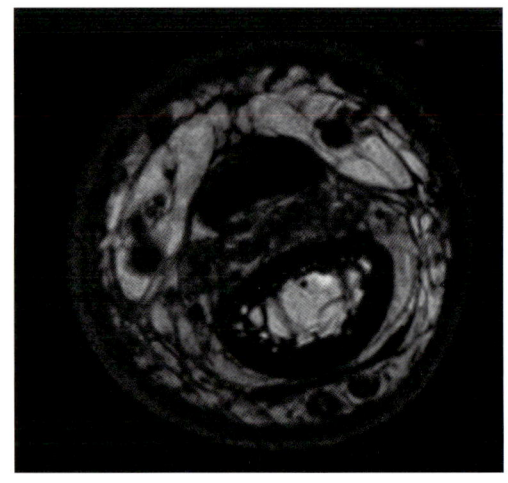

図3　2007年8月に撮像した著者の右中指の断層像

今後の予定

　やはりシリーズの最初は，MRIの基礎となるNMRに必要なNMR信号発生のメカニズムから始めようと思っている．これに関しては，多くの通俗本や，メーカーのパンフレットなどに間違った説明がなされているので，まずその事情に関して説明したいと思っている．その後は，RFパルスの多面性に関する話，スライス法の紹介，MRIにおける空間分解能など，専門家でもうっかりすると間違いに陥りやすいトピックスや，従来の教科書には決して書いていない話などに関して，できるだけ原著論文や定評のある教科書を参照しながら，解説していきたいと思っている．なお，私自身にも間違いがあることは覚悟しているので，その際は，読者の方々より，忌憚のないご批判をいただくことを希望している．

●参考文献
1) 荒木　力・他：第2回NMR医学研究会. 東京, 1982.
2) 巨瀬勝美：NMRイメージング. 東京, 共立出版, 2004.
3) 巨瀬勝美：コンパクトMRI. 東京, 共立出版, 2004.
4) Iita, N., Handa, S., Tomiha, S., et al. : Development of a compact MRI for measurement of trabecular bone microstructure of the finger. *Magn. Res. Med.*, **57**, 272〜277, 2007.

02 NMRの原理：NMR信号の起源

NMR信号に関する教科書の誤り？

　MRIをきちんと理解するにあたって，どうしても避けることができず，また，わかっていないと気持ちが悪いのが「NMRの原理」である。ところが，前節でも述べたように，多くのMRIの教科書や製品のパンフレットなどには，しばしば，NMR信号の起源として，「原子核が吸収したエネルギーを放出する時に出す信号をFID信号と言う」という，誤った説明がなされている。

　なぜこの説明が間違っているかと言うと，"通常の実験条件"では，NMR信号は励起された核スピン系からのエネルギーの放出によるものではなく，「核磁化の歳差運動が引き起こす電磁誘導」によるものだからである。これに対し，核スピン系からのエネルギーの放出は，スピン系から格子系へT_1緩和過程として行われ，この過程と信号発生には直接の関連はないが，「現象としては同時に起こる」ので，この説明は間違いではないという意見もあろう。しかしながら，このような意見は因果関係を無視したものであり，多くの読者をミスリードするものである。

　さて，NMR信号の発生のメカニズムに関しては，実は非常に長い研究の歴史があり，最終的な決着がつけられたのはごく最近のことである。そこで，以下に，最終的に決着をつけた論文[1]に従って，NMR信号発生の原理を説明し，それがどのように使えるかについても紹介したい。

David Houltの記念碑的論文

　NMR信号発生の原理に関して最終的な決着をつけたのは，カナダ在住の英国人科学者であるDavid Houltである。彼は，生体のNMRやMRIにおいて多大な業績を上げ，特にMRIにおけるRFコイルや送受信システムに関しては，神様のような人である。彼は，オックスフォード大学において超伝導磁石を用いたNMR分光計を開発した時に，NMR信号のSNRが期待したほどは向上しなかったことを契機として，NMR信号とRFコイルの関係を明らかにした[2]。その後この論文は，人体用MRIにおけるRFコイル開発のバイブルとなった。

　さて，NMR信号強度は，核磁化の歳差運動による電磁誘導を用いて（ほぼ）正確に計算することができる。ところが，多くのMRIの教科書では，上述したように，NMR信号は「励起状態からのエネルギー放出」と説明してある。このような状況のもとで彼は，この問題に決着をつけようと思ったに違いない。

　まず，以下に，NMR信号が物理的にどのように理解されてきたかを，彼の論文に従って簡単に紹介したい。

　NMRは，スタンフォード大学のグループと，ハーバード大学のグループにより異なった手法で独立に発見されたが，前者は核磁化による電磁誘導，後者は電磁波の吸収と放出という異なった物理的解釈が行われていた。その後，これらの現象は同一であることが明らかにされたが，NMR現象の説明としては，電磁波の吸収と放

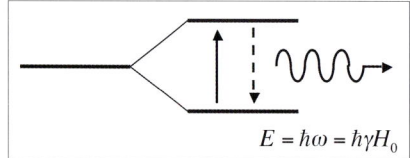

図1 NMR信号は上のレベルからの
エネルギー放出？

出という描像が広く使われてきた。これは，**図1**に示すように，NMR現象はゼーマン効果により磁場中で分裂した2準位間のエネルギーの吸収と放出と解釈した方が，量子力学的な解釈としては容易であったためだと思われる。

ところが，この解釈は，すぐに不都合なことが判明する。というのは，この系の励起状態から基底状態への遷移確率はきわめて小さく，1Tの磁場中のプロトンが電磁波を放出して基底状態に戻る寿命は，宇宙の寿命の1億倍以上ときわめて長く，このメカニズムでは，NMR信号強度を説明できなかったからである。

これに対してBloembergenとPoundによって考え出されたのが，「同調回路による輻射場の増強を伴ったコヒーレントな電磁波の自然放出」というメカニズムである[3]。すなわち，NMR信号を観測するRFコイルの中では，輻射場の密度が増大すること，そして，プロトンが電磁波をコヒーレントに放出するという，2つのメカニズムである。これらによって彼らは，FIDの減衰の時定数の大きさを，何とか説明することに成功した。この結果によって，NMR信号がエネルギーの放出で説明されることになったようである。ところが，この描像では，RFコイルから発生するNMR信号の強度を定量的に説明することはできないのである。ただし，できない，ということをはっきり言うためには，計算値と比較できる精緻な実験を行う必要がある。これを行ったのがHoultである。

彼は，人体全身用MRIの1.5Tの超伝導磁石の中に，それぞれ直径10cmの送受信コイルを持つクロスコイル方式のNMR信号検出系を構築し，その中に球形の水サンプルを置き，FID信号検出実験を行った。ただし，信号受信時に，RFコイルの中の輻射場の密度が増大するという効果を取り除くと同時に，計測系の回路を単純にするために，受信コイル回路を非同調回路とした。この結果，受信コイルで検出されるNMR信号が，電磁誘導によるものであることを1％程度の精度で示すことに成功した。一方，磁気モーメントの回転運動による電磁波の放出に伴う受信電圧の評価も行い，これによる寄与は，電磁誘導によるものの0.2％程度であることも示した。

以上の実験と計算により，通常のMR撮像おいては，FID信号の"ほとんどすべて"が電磁誘導によるものであり，電磁波の放出によるものは，場合によって異なるがきわめて少ないことを実験的に示したのである。

RFコイルで検出されるNMR信号のSNRの計算

さて，1976年に発表されたHoultの理論を実際に適用して，RFコイルの両端で観測される信号強度を求めてみよう。**図2**に示すのは，前節で紹介した指の撮像に使用したRFコイルである。コイルの直径は23mm，長さは24mm，ターン数は6である。Houltの理論によると，RFコイルの両端に誘起される起電力ξは，

$$\xi = \omega B_1 M_0 V_s \cos\omega t$$

となる。ここに，ωはラーモア角周波数，B_1はRFコイルに単位電流（1A）を流したときにコイル内部に発生する磁束密度，M_0は核磁化密度（の平均値），V_sは試料の体積である。

試しに，$10\mu\ell$の水のFIDの信号強度を求めてみよう。核磁化を表す式

$$M_0 = \frac{N\gamma^2\hbar^2 I(I+1)}{3kT}B_0$$

に，$N = 0.667 \times 10^{29}$，$I = 1/2$，$B_0 = 1$ T，$T = 300$ K などを代入すると（ただし，γはプ

ロトンの磁気回転比，k はボルツマン定数，$\hbar$ はディラック定数），$M_0 = 3.22 \times 10^{-3} \text{A/m}$ となる。これは，1 T の磁場中における単位体積あたりの核磁化の大きさである。$\omega = 2\pi \times 42.58 \times 10^6$，$B_1 = 2.05 \times 10^{-4} T$，$V_S = 10^{-8} \text{m}^3$ と M_0 を ξ の式に代入すると，

$$\xi = 1.75 \mu V$$

となる。

このように，RFコイルの両端に発生する電圧を計算することはできるが，これを正確に計測することは難しい。というのは，信号電圧が微弱であるばかりでなく，タンク回路および伝送回路の特性の正確な評価が難しいからである。そこで，比較的評価の容易な，RFコイル両端におけるSNRを計算してみよう。

RFコイル両端に発生する熱雑音は，RFコイルの抵抗 R を用いて，

$$\overline{V_n^2} = 4RkT\Delta f$$

と表される。ここに，$\overline{V_n^2}$ は熱雑音電圧の二乗平均，k はボルツマン定数，T は絶対温度，Δf は信号帯域である。抵抗 R は，RFコイルのインダクタンス $0.55 \mu H$（計算値）と $Q = 100$（推定値）を用いると，$R = \omega L/Q$ より $R = 1.48 \Omega$ となる。上式に，$k = 1.38 \times 10^{-23}$，$T = 300 K$，$\Delta f = 40 kHz$ を代入すると，

$$\sqrt{\overline{V_n^2}} = 0.031 \mu V$$

となる。よって，$10 \mu \ell$ の水のプロトンのFID信号のSNRは，$\pm 20 kHz$ の信号帯域では $1.75/0.031 = 56$ となる。一方，実際に，$30 \mu \ell$ の水をマイクロシリンジで測って試験管の中に入れ，これをRFコイルの中に入れてFIDのSNRを $\pm 20 kHz$ の信号帯域で実測してみると，$10 \mu \ell$ あたり約50という値が得られる。これにより，FIDの信号強度が正確に計算できたことが，間接的ではあるが確認できる。

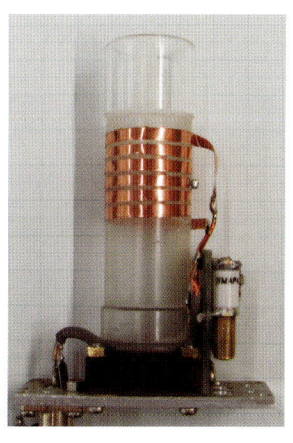

図2　1T（42.58 MHz）用のRFプローブ
（直径23 mm，6ターン）

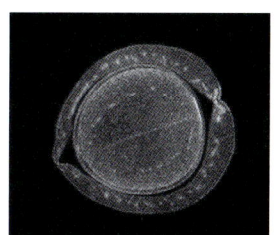

図3　$(100\mu m)^3$ 画素で3D撮像したデータセットから選択したグリーンピースの断層画像

FOVは25.6 mm^3。TR＝400 ms，TE＝12 msの3Dスピンエコー法で撮像。

さて，このRFコイルを用い，$100 \mu m^3$ の画素，すなわち $1 n\ell$ の画素体積，$256 \times 256 \times 256$ の画像マトリックス，信号帯域 $\pm 20 kHz$，NEX = 1 で3Dイメージングを行うと，図3に示すように，水分の多い組織においては，画素あたり10程度のSNRが得られる。

$10 \mu \ell$ の水のプロトンのFID信号のSNRは50程度であるが，上記のMR画像では，体積が $1/10000$ の画素のプロトンのSNRとして，10程度の値が得られる。これは，撮像時の励起回数（256^2）と，画素あたりの信号帯域（195 Hz）を考慮すれば，矛盾なく説明できる。

以上のように，NMR信号が電磁誘導によるという事実を利用することにより，MR画像のSNRを理論的に計算することができる。よって，上記の例に示すように，NMR信号発生のメカニズムは単なる考え方の問題ではなく，NMR実験の基礎となるものである。

●参考文献
1) Hoult, D.I., et al. : The quantum origins of the free induction decay signal and spin noise. *J. Magn. Reson.*, **148**, 182〜199, 2001.
2) Hoult, D.I., et al. : The signal-to-noise ratio of the nuclear magnetic resonance experiment. *J. Magn. Reson.*, **24**, 71〜85, 1976.
3) Bloembergen, N., Pound, R.V. : Radiation dumping in magnetic resonance experiments. *Phys. Rev.*, **95**, 8〜12, 1954.

03 核スピン系の運動
—スピン位相ダイアグラム—

スピンエコーと stimulated echo

NMR信号（FID）発生の原理が理解できたら，その次に教科書に出てくるのがスピンエコーである。スピンエコーを発見したのはErwin Hahnであるが，彼が観測したのは，強度の等しい2つのRFパルスによるエコーであり，彼の論文には，90°－90°パルスによる8の字エコー（eight ball echo）が紹介されている[1]。なお，90°－180°パルスによるスピンエコーは，CarrとPurcellによって論文に初めて報告されており，こちらの方が教科書には広く紹介されている[2]。

ところで，スピンエコーの次にしばしば取り上げられるのが，図1に示すstimulated echo（以下，STE）である。STEは，3個のRFパルス（①～③）を印加するときに観測されるエコーである。すなわち，3個のRFパルスに対し，(a)～(e)の5個のエコーが発生し，(a)は①と②，(d)は②と③，(e)は①と③のRFパルスによるスピンエコー，(c)は(a)が③で収束されたスピンエコー，そして，(b)がSTEである。なお，RFパルスのフリップ角は任意である。

さて，スピンエコーはどの教科書にも紹介されているが，STEはあまり紹介されていない。また，勾配エコーを用いた高速イメージングにおいては，スピンエコーとSTEが重なった複雑な核磁化の定常状態が生成される。これらの現象を理解するための有用なツールが，スピン位相ダイアグラム（spin phase diagram：以下，SPD）であり[3]，これによって，RFパルスの「多面的な性質」を視覚的に理解することができる。

SPDは，国内で出版された本でもたまに見かけるが，本格的な説明はほとんどなされていない。また，海外の教科書の説明も，いまひとつわかりにくい（と思う）。そこで，今回は，簡単な行列演算によって，その仕組みを説明する。

RFパルスによる核磁化の励起と歳差運動

不均一な静磁場の中にある核スピン系に対し，フリップ角αのRFパルスを一定の時間間隔で繰り返し印加する時の核磁化の運動を考えよう。この運動は，以下に示すように，回転座標系$O\text{-}x'y'z'$におけるx'軸とz'軸の周りの回転行列によって表すことができる。

まず，x'軸方向にフリップ角αのRFパルスを印加する時，これはx'軸の周りの回転であるので，

$$R_x(\alpha) = \begin{bmatrix} 1 & 0 & 0 \\ 0 & \cos\alpha & \sin\alpha \\ 0 & -\sin\alpha & \cos\alpha \end{bmatrix}$$

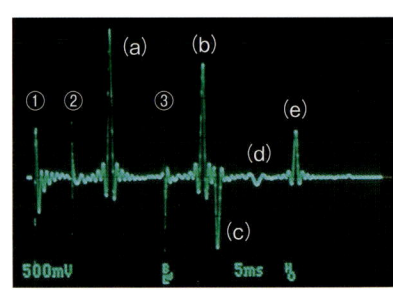

図1　スピンエコーとSTE

という行列によって表すことができる (図2a)。一方，不均一磁場や勾配磁場などによる z' 軸の周りの歳差運動は，y' 軸方向からの方位角を θ とすると，

$$R_z(\theta) = \begin{bmatrix} \cos\theta & \sin\theta & 0 \\ -\sin\theta & \cos\theta & 0 \\ 0 & 0 & 1 \end{bmatrix}$$

という行列によって表すことができる (図2b)。

よって，熱平衡状態で z 方向にある M に対して，フリップ角 α の RF パルスを印加すると，

$$R_x(\alpha)\vec{M} = \begin{bmatrix} 1 & 0 & 0 \\ 0 & \cos\alpha & \sin\alpha \\ 0 & -\sin\alpha & \cos\alpha \end{bmatrix} \begin{bmatrix} 0 \\ 0 \\ M \end{bmatrix} = \begin{bmatrix} 0 \\ M\sin\alpha \\ M\cos\alpha \end{bmatrix}$$

となる。その後，xy 面内で歳差運動が行われると，

$$R_z(\theta)R_x(\alpha)\vec{M} = \begin{bmatrix} \cos\theta & \sin\theta & 0 \\ -\sin\theta & \cos\theta & 0 \\ 0 & 0 & 1 \end{bmatrix} \begin{bmatrix} 0 \\ M\sin\alpha \\ M\cos\alpha \end{bmatrix}$$

$$= \begin{bmatrix} M\sin\alpha\sin\theta \\ M\sin\alpha\cos\theta \\ M\cos\alpha \end{bmatrix}$$

となる。ここで，θ は，2つの RF パルス間における歳差運動の位相角である。この核磁化に対して，2番目の RF パルスを印加すると，

$$R_x(\alpha)R_z(\theta)R_x(\alpha)\vec{M}$$

$$= \begin{bmatrix} 1 & 0 & 0 \\ 0 & \cos\alpha & \sin\alpha \\ 0 & -\sin\alpha & \cos\alpha \end{bmatrix} \begin{bmatrix} M\sin\alpha\sin\theta \\ M\sin\alpha\cos\theta \\ M\cos\alpha \end{bmatrix}$$

$$= \begin{bmatrix} M\sin\alpha\sin\theta \\ M\sin\alpha\cos\alpha\cos\theta + M\cos\alpha\sin\alpha \\ -M\sin^2\alpha\cos\theta + M\cos^2\alpha \end{bmatrix}$$

となる。

ここで，核磁化の y' 成分に注目すると，$M\sin\alpha\cos\alpha\cos\theta$ は，1番目のパルスで発生した横磁化 $M\sin\alpha$ が歳差運動した後に2番目の RF パルスでフリップした成分，$M\cos\alpha\sin\alpha$ は，1番目のパルスで発生した縦磁化 $M\cos\alpha$ から2番目の RF パルスで横磁化となった成分

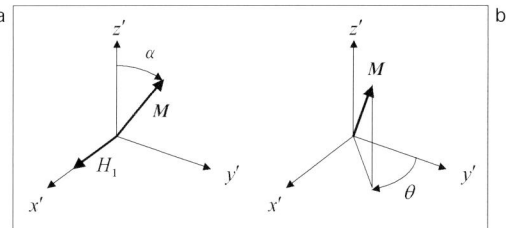

図2　核磁化のフリップと歳差運動

である。また，核磁化の z' 成分に注目すると，$\cos\theta$ を含む項があり，これは，横磁化から縦磁化に変換された成分である。このように，RF パルスは，縦磁化から横磁化を発生したり，横磁化を縦磁化に変換する性質を有している。

その後，xy 面内での歳差運動が行われた後の核磁化は，

$$R_z(\theta)R_x(\alpha)R_z(\theta)R_x(\alpha)\vec{M}$$

によって求められ，NMR 信号は核磁化の y' 成分の積分値に対応する。このようにして求められる NMR 信号は，θ を含まない項，$\cos\theta$ の項，$\cos 2\theta$ の項の3つの項からなる。

歳差運動を行った後に θ を含まない項が存在するということは，歳差運動する前に，$-\theta$ の位相を有する項が存在していたことを示すので，RF パルスには，核磁化の位相を反転する機能があることを示している。また，$\cos 2\theta$ の項の存在は，2番目の RF パルスによって，位相変化を受けない核磁化が存在することを示している。

さて，不均一磁場中で，θ が一様に分布していると仮定すると，実際に観測される NMR 信号強度は，θ に関する積分を行うことにより $-M\sin\alpha\,\sin^2(\alpha/2)$ となる ($\cos\theta$ と $\cos 2\theta$ の項は積分によりゼロとなる)。これが，スピンエコー信号の強度である。例として，$\alpha = 90°$ で θ が一様に分布している時の核磁化分布を図3aに示す。

この核磁化に，3番目の RF パルスを印加し，その後，xy 面内で歳差運動が行われると，核磁化は，

Part 1 ● MRIの"予想外？"な真実

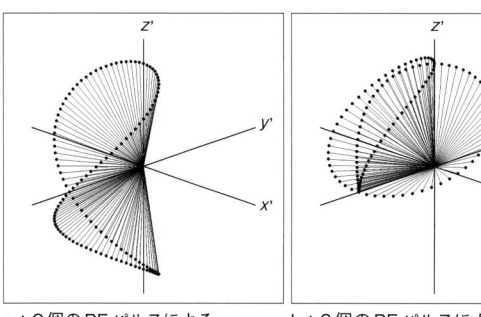

a：2個のRFパルスによる　　　b：3個のRFパルスによるSTE
　スピンエコー

図3　α＝90°のときの核磁化分布

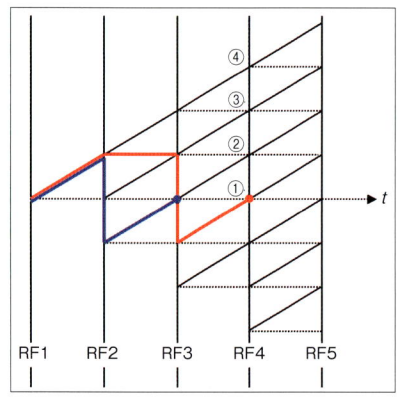

図4　スピン位相ダイアグラム

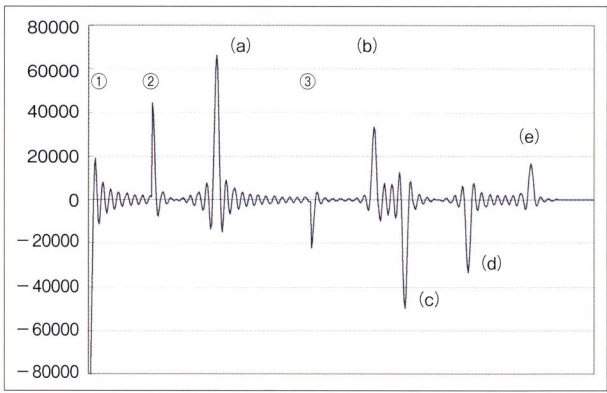

図5　STE信号の計算機シミュレーション

$$R_z(\theta)R_x(\alpha)R_z(\theta)R_x(\alpha)R_z(\theta)R_x(\alpha)\vec{M}$$

で表され，NMR信号はこの y' 成分の積分値によって与えられる。この y' 成分を表す式はかなり複雑になるが，θ を含まない項，$\cos\theta$ の項，$\cos 2\theta$ の項，$\cos 3\theta$ の項の4つの項に整理することができる。そして，実際に観測される信号は，θ に関する積分により，θ を含まない項 $-M\sin(\alpha/2)\sin\alpha\sin(3\alpha/2)$ によって与えられ，これがSTEの強度を与える。同じく例として，α＝90°で θ が一様に分布している時の核磁化分布を，図3bに示す。

スピン位相ダイアグラム（SPD）？

上述したように，核磁化はRFパルスを印加すればするほど，複雑な式で表されるようにな

るが，これを直感的にわかるようにグラフ化したものがSPDである。すなわち，RFパルスには，(1) 横磁化を縦磁化に，また，縦磁化を横磁化にする作用，(2) 横磁化に位相変化を与えない作用，(3) 横磁化の位相を反転する作用があり，SPDでは，これらを図4に示すようなダイヤグラムで表している。これは，次の3本のラインから構成されている。

・RFパルスの影響を受けずに斜め上に進むライン
・縦磁化になったため位相変化せずに水平に進むライン
・位相反転した後に斜め上に進むライン

なお，最初のSTEにおいて，θ を含まない項，$\cos\theta$ の項，$\cos 2\theta$ の項，$\cos 3\theta$ の項の4つの項は，図4においてそれぞれ①〜④の状態に対応する。また，スピンエコーは青線で示すルート，

STEは赤線で示すルートによって発生したものと理解することができる。

このように，SPDの考えを使うと，核磁化の集団的運動を直感的にとらえることができるが，核磁化の運動は，直接，数値シミュレーションでも再現することができる。図5は，図1に示した実験を計算機で再現したものである。この実験は約10年前に行ったものであり，その際にはフリップ角を精密に制御していなかったが，シミュレーションでは3個のパルスのフリップ角はすべて120°とした。図1と比較するとわかるように，信号強度の相対比を除くと，実験をほぼ再現している。

SPDは，核磁化の集団的運動をとらえる便利なツールであり，どのような条件でエコーが発生するかなどを理解することができる。ただし，緩和時間の影響が取り入れられていないため，詳しい議論を行うためには，核磁化を直接的に数値シミュレーションする必要がある。次回は，緩和時間の効果を取り入れた核磁化の振る舞いについて考えてみたい。

●参考文献
1) Hahn, E.L. : Spin echoes. *Phys. Rev.*, **80**, 580～594, 1950.
2) Carr, H.Y., Purcell, E.M. : Effects of diffusion on free precession in nuclear magnetic resonance experiments. *Phys. Rev.*, **94**, 630～638, 1954.
3) Haacke, E.M., Brown, R.W., Thompson, M.R., et al. : Magnetic Resonance Imaging ; Physical Principles and Sequence Design, Hoboken, Wiley-Liss, 1999.

Part 1 ● MRIの"予想外？"な真実

04 核磁化の定常状態とグラディエントエコー法

核磁化の定常状態

前節では，RFパルス列に対する核磁化の集団的運動を記述する，スピン位相ダイアグラム（SPD）を紹介した。ところが，SPDでは緩和時間効果は考慮されていないため，RFパルス列によって生成される定常状態を知るためには，Bloch方程式を解く必要がある。今回は，このような核磁化の定常状態において撮像を行うグラディエント（勾配）エコー法の解説を行う。

図1に，不均一な静磁場の中にある核スピン系に対し，フリップ角αのRFパルスを一定の時間間隔で加えた時の核磁化分布の時間変化を示す。この分布は，不均一磁場中に置かれた試料全体の核磁化分布，もしくは，リード勾配磁場によって位相分散した画素内の核磁化分布と考えてもよい。このように，RFパルスを次々と印加していくに従って，核磁化分布が次第に複雑なものとなり，ある程度時間が経つと，同じような核磁化分布になることがわかる。これが定常状態である。

図2に，図1の核磁化分布に対応したNMR信号強度の時間変化を示す。このグラフは，$T_1 = T_2 = 20\,TR$という条件で計算しているので，NMR信号は，T_1時間程度RFパルスを繰り返すと，ほぼ一定の強度となることがわかる。通常の勾配エコー法では，この定常状態で撮像を行っている。

勾配エコー法における画像コントラスト

図3に，勾配エコー法の代表的なパルスシーケンスを示す。これは，GRASS，FISP，FFEなどと呼ばれているものである。このシーケンスにおいて，位相エンコード磁場勾配はRFパルス間でリワインドされるため，RFパルス印加

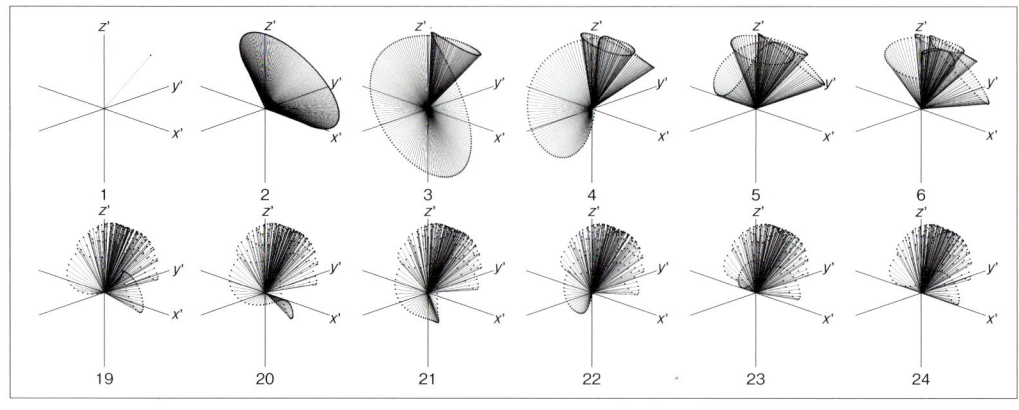

図1　RFパルスを印加した直後の核磁化分布
　　　図の下の数字はRFパルスの番号を表す。

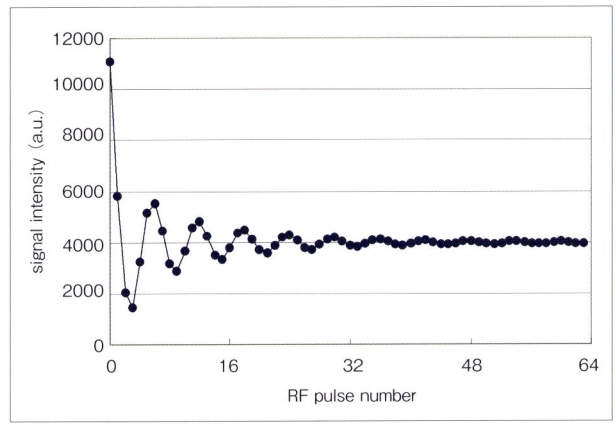

図2　RFパルスを繰り返し印加した時のFIDの信号強度変化
（横軸はRFパルス数）

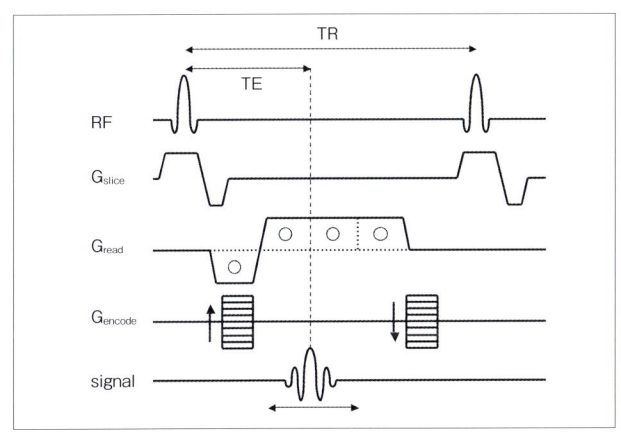

図3　代表的な勾配エコー法のパルスシーケンス
○で示した部分の面積は等しい。

前後の核磁化の分布には影響を与えない。また，リード勾配磁場は，位置に依存する不均一磁場として作用するため，各画素における核磁化の運動は，**図1，2**に示したものと本質的に同じものとなる。なお，このシーケンスで撮像された画像のコントラストは，スピン密度のほかに，TR，TE，フリップ角，T_1，T_2に複雑に依存する。よって，「GRASS系」の勾配エコー法による画像が，どのようなコントラストを有するかについては，教科書には明快に書かれていないのが実状である。これは，**図1**に示した定常状態が，多数のエコーから形成されていることが原因である。

FLASHにおけるRF spoiling

さて，勾配エコー法は当初，T_1強調画像を高速に撮像するFLASH法として，Haaseらによって提案された[1]。そして，そのパルスシーケンスにおいては，位相エンコードのリワインドがなかったため（リワインドが初めて提案されたのはFISPの論文による[2]），TRをT_2に比べて短くすると，FLASH bandという帯状のアーチファクトが出現することが知られていた[3]。これは，連続して励起される勾配エコーに対する位相エンコードが，RFパルスの位相反転効

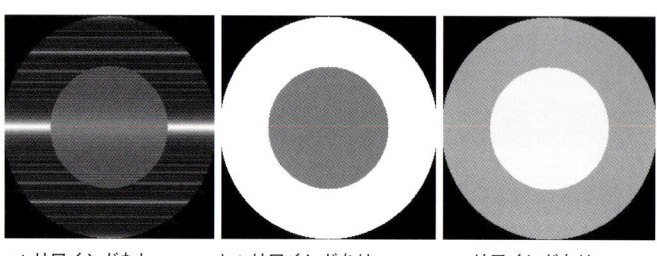

a：リワインドなし。　　b：リワインドあり，　　c：リワインドあり，
　　　　　　　　　　　　　RF spoilingなし。　　　RF spoilingあり。

図4　勾配エコー法で撮像した画像（計算機シミュレーション）

果によりほぼキャンセルし，中央のラインから離れた位置の核磁化でも有効に位相エンコードを受けず，あたかも中央のライン付近にあるような挙動をするためである。

このようなFLASH bandを消去するためには，位相エンコードのリワインドを行えばよい。ところが，これを付加すると，横磁化のコヒーレンスが残るため，画像コントラストはT_2に依存し，T_1強調画像を得ることができなくなってしまう。これに対し，RFパルスの位相を変化させることにより，横磁化のコヒーレンスをみかけ上断ち切り，アーチファクトのないT_1強調画像を取得する手法がRF spoilingである。

RF spoilingは，RFパルスの位相をパルス番号の二次式に従って増加させることにより行われる。すなわち，n番目のRFパルスの位相 ϕ_n を

$$\phi_n = \frac{1}{2}n(n+1)\phi_1$$

とすると，核磁化のコヒーレンスを有効に断つことができ，本来のFLASHの目的であるT_1強調画像を得ることができる[4]。

図4に，内側の試験管に$T_1=300\,\mathrm{ms}$, $T_2=50\,\mathrm{ms}$の試料，外側の試験管に$T_1=T_2=800\,\mathrm{ms}$の試料を入れた数値ファントムを対象に，$TR=25\,\mathrm{ms}$, $TE=10\,\mathrm{ms}$として，Bloch方程式を数値的に解くことによって求めた勾配エコー画像を示す。

図4 aでは，位相エンコードのリワインドがないため，FLASH bandが発生している。図4 bでは，リワインドを付加することによりFLASH bandは消失する。ただし，図4 bは，画像コントラストにT_2の影響がある。そして，上記のようなRF spoilingを行うことにより，画像コントラストは反転し，図4 cに示すアーチファクトのないT_1強調画像を得ることができる。

むすび

勾配エコー法は，謎の多いシーケンスである。それは，核磁化の運動が複雑なため，画像コントラストが簡単な式で表されないことによるものである。このため，多くの教科書でも，FLASH系のシーケンスに対しては画像コントラスト式は明示されているものの，GRASS系のシーケンスに関しては，画像コントラストに関する明快な説明がないのが現状である。本節では，その事情について理解してもらえたと思う。

●参考文献
1) Haase, A., et al. : FLASH imaging ; Rapid NMR imaging using low flip-angle pulses. *J. Magn. Reson.*, **67**, 258〜266, 1986.
2) Oppelt, A., et al. : FISP - a new fast MRI sequence. *Electromedica.*, **54**, 15〜18, 1986.
3) Crawley, A.P. : Elimination of transverse coherences in FLASH MRI. *Magn. Reson. Med.*, **8**, 248〜260, 1988.
4) Zur, Y., et al. : Spoiling of transverse magnetization in steady state sequences. *Magn. Reson. Med.*, **21**, 251〜163, 1991.

05 グラディエントエコー法における RF spoiling

はじめに

前節では，RFパルスの繰り返しから，スポイルドグラディエントエコー法の原理まで，やや駆け足で説明した。このため，説明不足やわかりにくい点が，いくつかあったと思われる。そこで，前節の内容を改めて復習し，RF spoilingの原理について，詳しく説明してみたい。

FIDからspoiled FLASHへ

静磁場中に置かれたNMR核（プロトンなど）に，フリップ角 α のRFパルスを繰り返し印加すると，FIDの強度は次第に一定となる。これを定常状態（steady state）と言う。定常状態の信号は，スピンエコーやstimulated echo，そして，それらが何重にも繰り返された状態によるものと理解することができる。また，この定常状態は，スピン位相ダイヤグラム（SPD）を用いて理解することもできる。

この定常状態を用いて撮像する時には，RFパルスの間で加えられる磁場勾配の時間積分値は一定でなければならないことが知られている[1]。すなわち，スライス磁場勾配，リード磁場勾配は一定であっても，位相エンコード磁場勾配はリワインドを行わなければ，空間的に均一な定常状態は実現されず，帯状のアーチファクトが観測される（FLASH band）[2]。よって，グラディエントエコー法で基本的となるパルスシーケンスは，1985年に提案されたFLASH法ではなくて，その後に提案されたGRASSやFISP（TrueFISPではない！）に相当するシーケンスである（図1）。

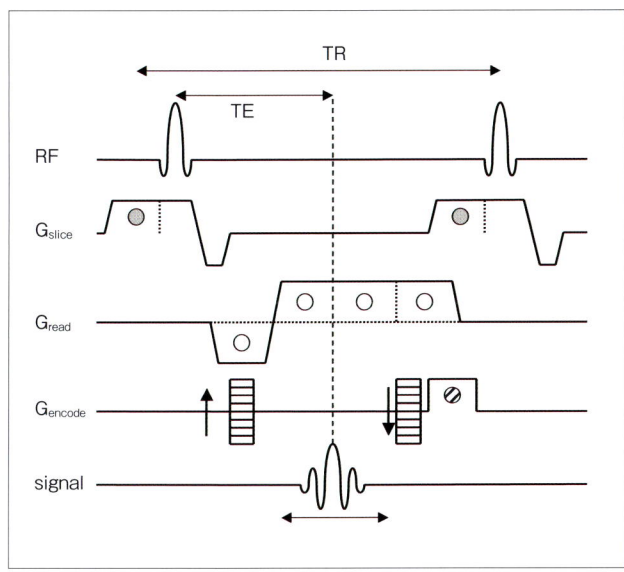

図1 代表的な勾配エコー法のパルスシーケンス
○の部分の面積は，画素内で核磁化の位相が 2π だけ変化するように印加する。これにより，次のRFパルスの直前の核磁化は，直前のFID成分に関しては完全にスポイルされる。

ところが，GRASSやFISPは，TRを短くした場合，画像コントラストはT_1ばかりでなくT_2にも大きく依存する。そこで，造影剤を用いたコントラスト・エンハンスト・MRアンギオグラフィ（CE-MRA）などに必要なT_1強調画像を高速に撮像するために開発されたのが，RF spoiling法である。

RF spoilingのアイデアと方法

RF spoilingの基本的なアイデアは，定常状態において，RFパルスを印加する直前の核磁化をゼロとする（核磁化のスポイリング）ことである。これが実現されたときには，T_1強調画像法の基本的コントラスト式である，以下に示すErnstの式が得られる。

$$M_t = M_0 \frac{1-\exp(-T_1/TR)}{1-\exp(-T_1/TR)\cos\alpha} \sin\alpha$$

ここで，M_tは横磁化の大きさ（信号強度），M_0は熱平衡状態の核磁化の大きさ，αはフリップ角である。

さて，核磁化のスポイリングを行うために最初に考えられたのは，（ランダムな振幅を持った）グラディエントパルスを印加することであった[2]。このグラディエントスポイリング法の致命的欠点は，勾配磁場強度がゼロとなる座標原点ではスポイリングが行われないことであった。

そこで，次に考えられたのが，RFパルスの位相をランダム，ないし，あるルールに従って変化させるRF spoilingである。RF spoilingは，最初は実験的な手法により提案された[3]。すなわち，Zurらは，refocused FLASHのシーケンスにおいて，信号取得と次のRFパルスの間で一定の期間だけ「送信周波数を直線的に増やす」ことによってこれを行った。

送信周波数の変化分を$\Delta F = n\Delta f$（nはパルス番号，Δfは定数），周波数変化時間をtとすれば，周波数変化による位相変化$\Delta\varphi = \Delta Ft = n\Delta ft = n\varphi$となるので，$n$個のRFパルスによっ

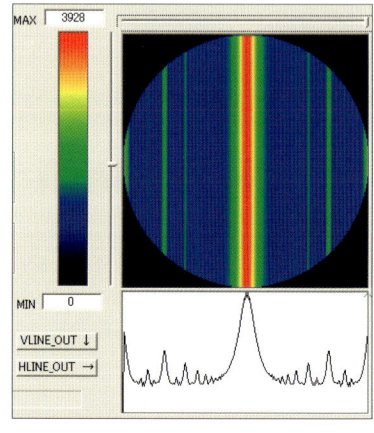

図2 リワインド磁場勾配を印加しない時の円分布の画像と，中心部のプロファイル
いわゆるFLASH bandが顕著である。

て累積した位相は，

$$\Delta\Phi(n) = (1+2+3+\cdots+n)\varphi$$
$$= n(n+1)\varphi/2$$

となる。RFパルスの位相が加算されるのは，送信系のシンセサイザの位相をリセットしないからである。これが，前回紹介したRF spoilingにおける位相変化法である。

では，このような位相変化方式を，いったいどのようにして見つけたのであろうか？　これは，リフォーカスパルスを印加しない時の画像をよく観察することにより，思いつくことができる。

図2は，リフォーカスパルスを印加しない時のFLASHによるファントム画像と，その位相エンコード方向のプロファイルである。これは，$T_1 = 1000\,\mathrm{ms}$，$T_2 = 500\,\mathrm{ms}$，$TR = 50\,\mathrm{ms}$，フリップ角が60°の時の画像である。この画像において，位相エンコード方向の中心軸上においては，位相エンコードによる位相変化をまったく受けないが，その中心軸から離れた画素においては，位相エンコードステップとともに，「TR間でパルス番号に比例した位相シフト」が発生する。しかも，その位相シフト量は，中心軸から画像の辺縁に行くに従って，0°から180°まで

05 ● グラディエントエコー法における RF spoiling

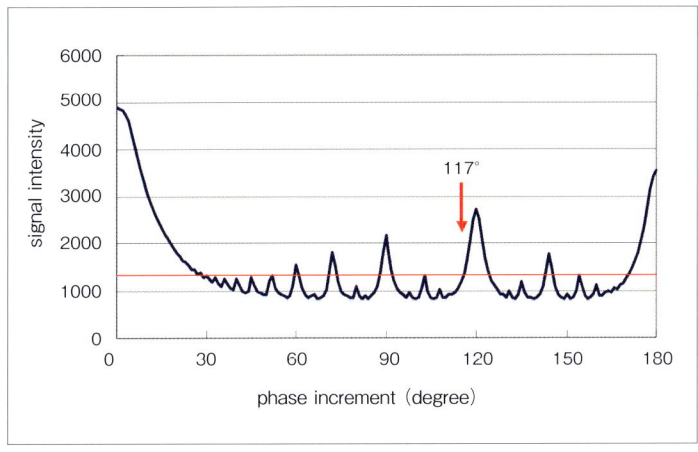

図3 RFパルスの位相を $n(n+1)\varphi/2$ の式に従って変化させて撮像した時の画素強度
赤い線は，Ernstの式による画素強度。角度が117°や他の角度のところで，横磁化がスポイルされた時と同じ強度となる。

変化する。これにより，前頁の式で，φ を0°から180°まで変化させた時の画素強度が出現することになる。

では，φ がどの値の時に，核磁化のスポイリングが行われているかを判断するのであろうか？

それは，画素強度が，Ernstの式と同じ強度を与える角度において，スポイリングが行われていると判断するのである。すなわち，**図3**に，RFパルスの位相角を $n(n+1)\varphi/2$ の式に従って変化させた時の，$\varphi(0～180°)$ に対する信号強度の変化と，Ernstの式で決定される信号強度を示すが，複数の角度 φ において強度が等しくなっている。よって，これらの角度においては，核磁化のスポイリングが達成されていると考えるのである。

そこで，次の問題は，それらの角度はあらゆる T_1，T_2，TR，α の組み合わせにおいても一定であるか否かである。これに関しては確たる答えは得られていないが，$\varphi=117°$ を使用すると，かなりの緩和時間とTRの範囲で，良好な T_1 強調画像が得られることが知られている。

実は，RFパルスの位相は，パルス番号 n の任意の2次式で表される場合にも，定常状態が実現することが知られている[1]。RF spoilingにおける位相変化は，その特殊な場合にすぎないが，現在，$\varphi=117°$ とする方式が広く使われている。

●参考文献
1) Sobol, W. T., Gauntt, D. M. : On the stationary states in gradient echo imaging. *J. Magn. Reson. Imag.*, **6**, 384～398, 1996.
2) Crawly, A.P., et al. : Elimination of transverse coherences in FLASH MRI. *Magn. Reson. Med.*, **8**, 248～260, 1988.
3) Zur, Y., Bendel, P. : Elimination of the steady state transverse magnetization in short TR imaging. SMRM book of Abstracts, New York, 440, 1987.

Part 1 ● MRIの"予想外?"な真実

06 CPMGの真実

はじめに

2008年5月初旬にトロントで行われた第16回国際磁気共鳴医学会大会 (ISMRM) では，CPMGで有名なCarrによるLauterbur Lectureが予定されていた。ところが，その約1か月前の4月9日にCarrが亡くなったことにより，講演はCarrの長女によって行われた。

Lauterbur Lectureは，MRIの創始者であるLauterburの功績をたたえて，1997年のISMRMから始められた講演であり，これまで，Ernst, Hahn, Ramsey, Wüthrichなど，ノーベル賞受賞者クラスの大物科学者が講演を行ってきた。Carrもこの講演に相応しい科学者で，私は楽しみにしていたのだが，本当に残念なことになってしまった。

さて，CarrとMRIに関してはさまざまないきさつがあり，昨2007年3月，Lauterburが亡くなった直後にようやくCarrの講演が決まったこと自体がひとつの謎であり，また，今回の講演の直前にCarrが亡くなったことも，何かの因縁に思えてならない。そこで，以下にCarrの業績を中心に，その経緯なども述べてみたい。

CarrとPurcellの論文

CarrとPurcellによる1954年の論文[1]は，90°-180°パルスによるスピンエコー，拡散に影響されないT_2計測のためのマルチエコーシーケンス (Carr-Purcellシーケンス)，流れに対するスピンエコー強度の説明，そして，180°パルスを用いたinversion recoveryなど，現在のNMR/MRIに計り知れない影響を与えた大論文である。また，線形勾配磁場を積極的に用い，試料に勾配磁場が印加された時のスピンエコー信号の形状を議論しており，勾配磁場による核スピン分布のプロジェクションは，Carrらによって初めて明瞭に認識されたとされている。

このため，MRIの真のパイオニアは，LauterburではなくCarrであるとの根強い意見が存在していた。実際，Carrが永年奉職していたRutgers大学からのCarrの死去の発表は，"MRI pioneer H.Y. Carr died at 83"と題するものであった。これに対し，線形勾配磁場を使って投影像を取得できることは，NMR研究者の間では既知であったものの，それを二次元的な分布（画像）に結びつけたことがMRIへの真のブレイクスルーであり，この点にLauterburの功績があったとするのがノーベル賞委員会の意見であった。

CPMGシーケンス

さて，Carrの名前が現在一番多く使われているのが，いわゆるCPMG (Carr-Purcell-Meiboom-Gill) シーケンスである。CarrとPurcellは，90°-τ-180°-2τ-180°-2τ-のように，RFパルス間の位相を特に考慮することなく180°パルスを繰り返すシーケンス〔実験では，incoherent（位相不連続）な送信パルスが使用されていた！〕を提案したが，これには，180°パルスのフリップ角の誤差が累積するという欠点があった。なお，Carr-Purcellシーケ

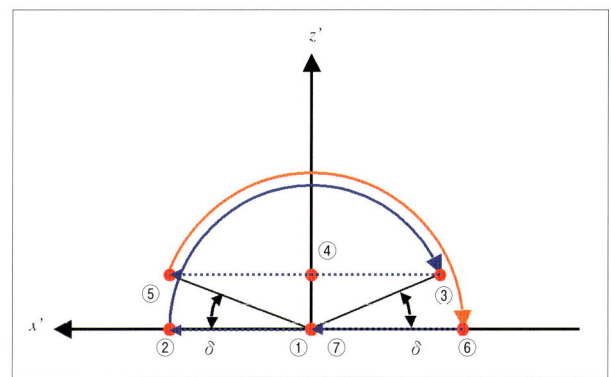

図1　CPMGにおける核磁化の運動の模式図
回転座標系のy'軸から見たものである。(180 − δ)°パルスはy'軸方向に繰り返し印加されるが，その誤差はキャンセルされる。

ンスに関しては，多くの教科書が，同位相の90°パルスと180°パルスを使っているように書いているが，これは厳密には間違いである。

さて，一方，MeiboomとGillは，coherent（位相連続）な送信パルスを用い，同位相で繰り返される180°パルスに対し，最初の90°パルスの位相のみを，回転座標系において90°ずらしたシーケンスを提案した[2]。これにより，RFパルスのフリップ角の誤差が累積しない，マルチエコーシーケンスが実現した。

CPMGにおいて，RFパルスのフリップ角の誤差が累積されない理由として，教科書などには図1のように説明されている[3]。すなわち，まず，回転座標系のx'に沿って加えられた90°パルスによって回転座標系のy'軸上に倒された核磁化①は，静磁場のオフセットによりx'y'面内の②の位置まで歳差運動を行い，その後，y'軸方向の(180 − δ)°パルスにより③の位置へ動く。次に，静磁場のオフセットによる歳差運動により，④の位置（1番目のスピンエコー）を経由して⑤の位置まで来る。続いて，軸方向の(180 − δ)°パルスにより⑥の位置へ動く。以後，静磁場のオフセットによる歳差運動によりy'軸上の⑦の位置に来て，2番目のスピンエコーが発生し，以後このような核磁化の運動が何度も繰り返される。

以上のように，180°パルスのフリップ角に誤差があっても，その誤差はキャンセルされ，偶数番目のエコーは常にy'軸上に集まることがわかる。このため，CPMGでT_2計測を行う場合には，偶数番目のエコーのみを使うことが推奨されている。

ところが，現代のNMR/MRIハードウエアでは，180°パルスのフリップ角だけに誤差があることはなく，むしろ90°パルスと180°パルスのフリップ角が，α-2α（αは90°とは限らない）となっていることが通例である。よって，図1によるCPMGの説明は現実的ではなく，RF磁場の不均一性の影響などを議論するためには，α-τ-2α-2τ-2α-2τ-のCPMG系列によるスピンエコー信号の性質を調べる必要がある。

図2に，$\alpha = 30 \sim 80°$とした時の，CPMGにおけるスピンエコー信号強度の計算結果を示す。この計算では，T_2減衰の効果は無視しているため，$\alpha = 90°$の時のスピンエコー強度は一定（1000とした）である。このように，αが90°から大きくずれた場合でも，4～5番目のエコーからは，ほぼ一定のエコー信号が得られることがわかる。

図3に，直径2cmくらいのRFコイルに，硫酸銅水溶液入りの試験管を挿入して，CPMGで観測したスピンエコー信号を示す。このように，図2に対応した，1番目と3番目のエコー強度の顕著な減少が観測されるが，それらを除くと，

Part 1 ● MRIの"予想外？"な真実

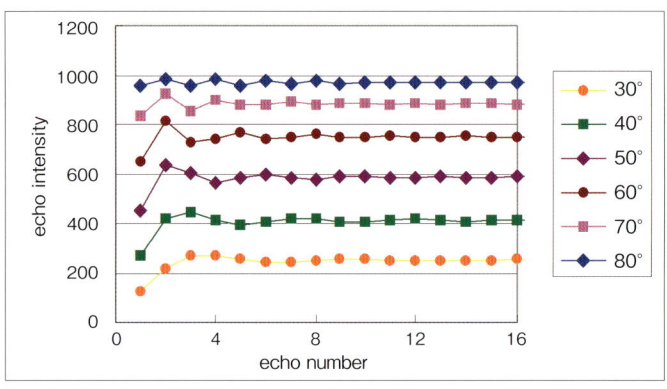

図2　CPMGにおいて α-2α パルスを用いた時の
　　　スピンエコー信号強度の変化

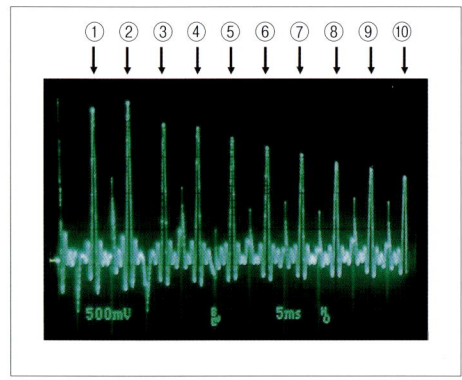

図3　実際に観測されたCPMGに
　　　おけるスピンエコー信号
1番目と3番目のエコーは明らかに小さいが，
他のエコー信号は，ほぼT_2減衰曲線上にある。

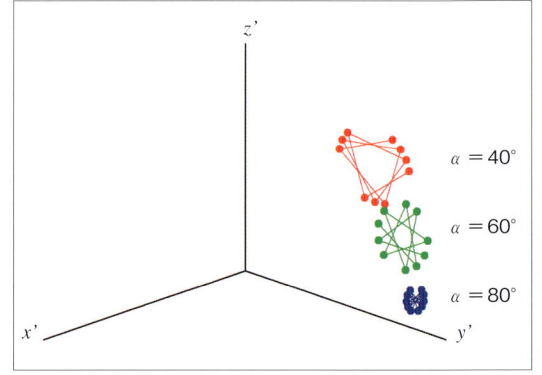

図4　CPMGにおけるスピンエコー発生時の
　　　核磁化の位置
核磁化の位置は，静磁場オフセットによって
も異なるが，ある点を中心とした円上を動く。

きれいな T_2 減衰が観測されている。

　ところで，図2に示したスピンエコー強度が一定の状態では，核磁化はいったい，どのような運動をするのであろうか？

　図4に，180°パルス間の静磁場オフセットによる歳差運動が90°の時の，スピンエコー発生時点における核磁化ベクトルの終点の位置を示す。α は，40°，60°，80°とした。この図は，2α パルスの繰り返しにより，核磁化がある種の定常状態となっていることを示している。なお，スピンエコー信号強度は，このような核磁化を静磁場オフセットに関して積分したものとなる。

　以上のように，CPMGにおいては偶数番目のエコーだけを計測すべきである，というのは，

あまり根拠がないようである。実際，CPMGを使用している高速スピンエコーでは，偶数番目のエコーも奇数番目のエコーも同様に使われている。すなわちCPMGは，一般のMRIユーザーにはなじみがないかもしれないが，高速スピンエコーにおける基本的な技術であり，日常の臨床撮像の中にも利用されている。

●参考文献
1) Carr, H.Y., Purcell, E.M.: Effects of Diffusion on Free Precession in Nuclear Magnetic Resonance Experiments. Phys. Rev., **94**, 630～638, 1954.
2) Meiboom, S., Gill, D.: Modified Spin-Echo Method for Measuring Nuclear Relaxation Times. Rev. Sci. Instrum., **29**, 688～691, 1958.
3) ファラー，ベッカー：パルスおよびフーリエ変換NMR──理論および方法への入門. 赤坂一之，井元敏明 訳，京都，吉岡書店，1976.

コヒーレント型グラディエントエコー法

はじめに

グラディエントエコー（GRE）法には，大きく分けて，コヒーレント型GRE法とインコヒーレント型GRE法がある。後者は，スポイル型GRE法とも言われ，その性質に関しては，第4節（20P〜）と第5節（23P〜）で解説した。そこで本節では，TrueFISPに代表されるコヒーレント型GRE法について解説し，GRASSやFISPとの関係も明らかにする。

パルスシーケンス

図1に，完全コヒーレント型GRE法のパルスシーケンスを示す[1]。「完全」というのは，TR間において，x, y, z 3軸方向の勾配磁場の時間積分値がゼロであるため，横磁化の位相が完全に残り，横磁化の大きさが信号強度に直接反映されることによる。

これに対し，「完全」でない手法も存在し，このパルスシーケンスでは，スライス方向とリード方向に関しては，勾配磁場の積分値がゼロではない。そして，この時の信号強度は，完全なシーケンスの時の信号強度を，磁場オフセットに関して平均化したものとなる。これらのシーケンスは，後で紹介するようにGRASSやFISPなどと呼ばれるものである。

核磁化の定常状態

図2に，$T_1 = T_2 = 10\,TR$ という条件のもとで，$+60°$ と $-60°$ のRFパルスを交互に繰り返し印加した時の，RFパルス印加直後の核磁化分布を示す。ここで，核磁化の磁場オフセットは，TR間で核磁化の位相が $-180°$〜$+180°$ ま

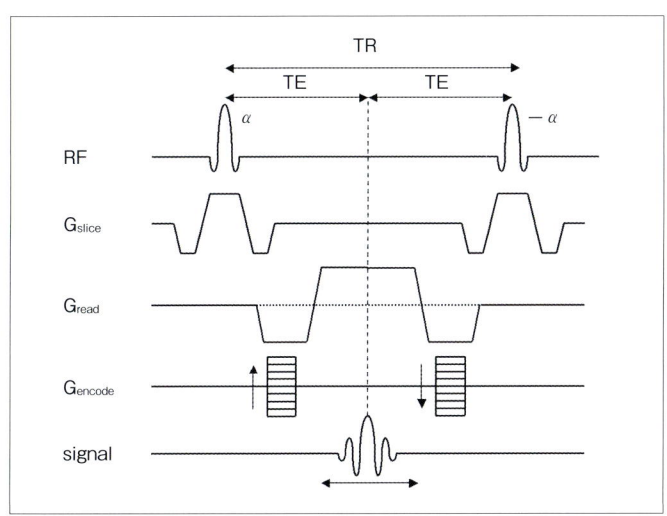

図1　完全コヒーレント型GRE法のパルスシーケンス

Part 1 ● MRIの"予想外？"な真実

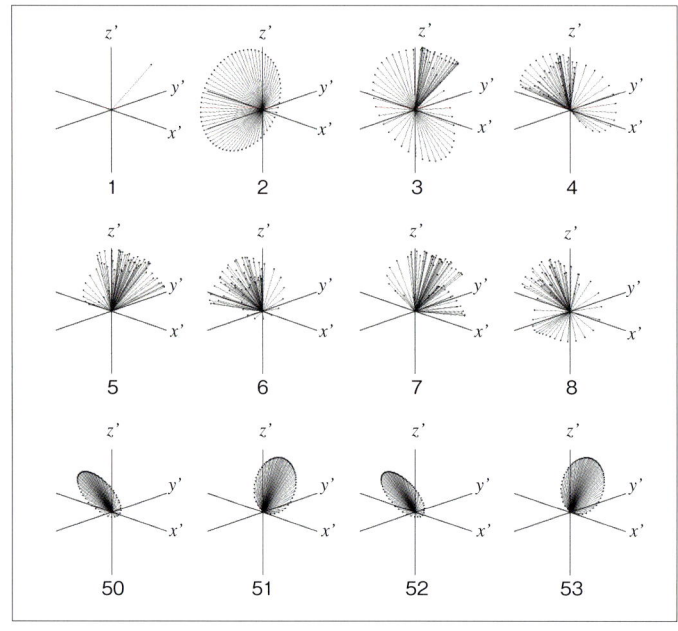

図2　RFパルス印加直後の核磁化分布
図の下の数字はパルス番号を示している。

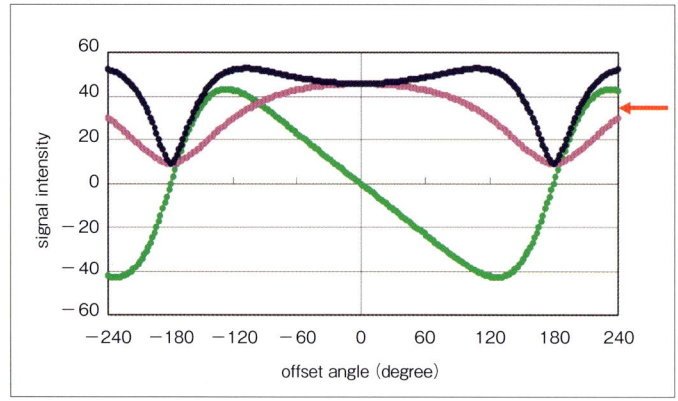

図3　磁場（位相）オフセット角に対する核磁化の大きさの変化
黄緑はx'成分，赤紫はy'成分，青はそれらの二乗和の平方根である絶対値で信号強度を表す。←は，GRASSとFISPにおける信号強度を表す。

で変化するように設定した。この図からわかるように，最初は一見不規則な核磁化分布が現れるが，T_1の5倍程度の時間が経過すると，一定の分布を有する定常状態が達成される。

この定常状態において，位相（磁場）オフセットに対する核磁化の大きさをプロットしたものを図3に示す。黄緑のグラフが核磁化のx'成分，赤紫のグラフが核磁化のy'成分，青のグラフがその絶対値である。もし，画素内の静磁場が均一であれば，その画素強度は，その画素の磁場オフセットで決まり，青の曲線で表される。なお，画素の位置の磁場強度が共鳴条件からずれて，TR間の位相オフセットが±180°に近

づくと，図に示すように，信号強度は極端に低下する。これがダークバンドと呼ばれるものである。

さて，1986年に，現在TrueFISPと呼ばれているFISPが提案された当初は，勾配磁場の制御技術や，静磁場均一化の技術が未発達であったため，短いTRが実現されず，ダークバンドの問題は顕在化していなかったようである。そして，スライス勾配磁場とリード勾配磁場を用いて画素内で位相を分散させたシーケンスが，FISPとして使われるようになった。また，GRASSは，FISPと基本的には同等のシーケンスである。これらのシーケンスにおける信号

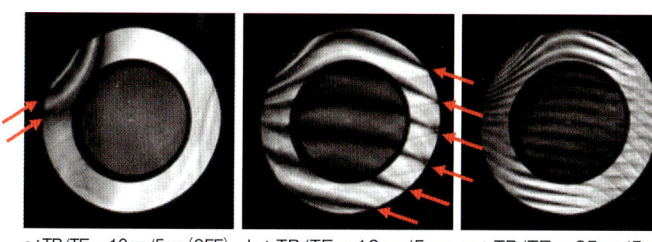

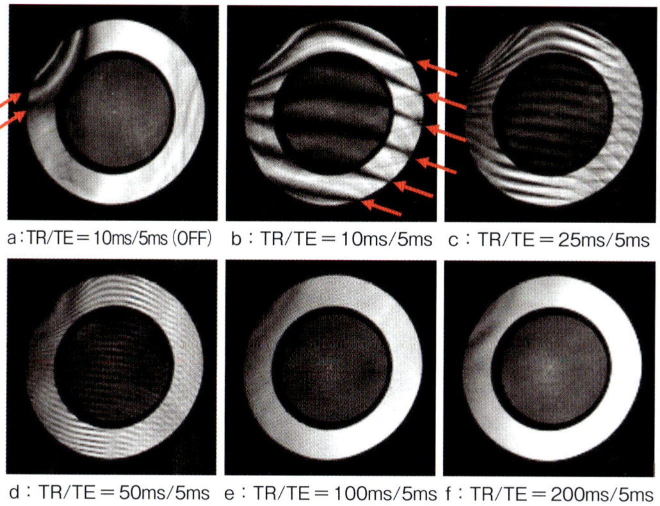

a：TR/TE＝10ms/5ms(OFF) 　b：TR/TE＝10ms/5ms 　c：TR/TE＝25ms/5ms

d：TR/TE＝50ms/5ms 　e：TR/TE＝100ms/5ms 　f：TR/TE＝200ms/5ms

図4　TrueFISPで撮像した画像
a以外の画像では，シムに流す電流を変化させて人工的な静磁場不均一性を導入した。

強度は，図3に示す核磁化の x' 成分と y' 成分を画素内で積分したものとなり，これはTrueFISPの信号強度の70％程度となる。

撮像例

図4に，二重の試験管（外側の試験管の内径は26mm）の内側の試験管の中にベビーオイル，外側の試験管の中に硫酸銅水溶液を入れたファントムを，TrueFISPで撮像した結果を示す。撮像には，静磁場強度4.7Tの縦型超伝導磁石を用いた自作のMRI装置を使用した。

図4aの画像は，できるかぎり静磁場を均一にした状態で，TR/TE＝10ms/5msで撮像したが，左上の部分に静磁場不均一性によるダークバンドが観測されている。なお，画像全体にわたる画素強度の不均一性は，主に静磁場のオフセットによるものと思われる。

TrueFISPにおける静磁場不均一性の影響を見るために，撮像面内の電流シムの電流値をずらして，画像面内の上下方向から少しずれた方向に沿ってリニアな磁場変化を作り出し，さらに，TRを変化させて撮像した結果を図4のb以降に順に示す。このように，1つの方向に沿って静磁場強度を変化させると，ダークバンドがその方向に垂直に周期的に現れる。

また，TRを延長して，静磁場不均一性による位相分散を増やしていくと，縞のピッチは狭くなり，最終的には，画素内に信号強度変化が組み込まれてしまい，画像全体にわたって均一な画素強度が達成される。この時のパルスシーケンスが，GRASSやFISPである。よって，GRASSやFISPにおける画素強度は，TrueFISPにおける位相オフセットに対する信号強度変化を，画素内で積分したものになることが実感できる。

むすび

コヒーレント型GRE法の代表であるTrueFISPの性質を紹介し，その延長上で，GRASSやFISPを紹介した。TrueFISPは，提案された当初は実用化が困難であったが，1990年代のハードウエアの急速な発展により，2000年前後から高磁場装置でも実現されるようになった。そして，現在，プレパレーションパルスを併用して，高速な T_2 強調（もしくは流体の強調）撮像などに広く活用されている。

●参考文献
1) Oppelt, A., Graumann, R., Barfuß, H., et. al.：FISP-a new fast MRI sequence. *Electromedica.*, **54**, 15〜18, 1986.

08 MRIにおける空間分解能

はじめに

MRIにおける空間分解能が，どのように決まるかを聞かれた時に，即答できる人はどれくらいいるだろうか。実は，これはさまざまな要素によって決定されているため，教科書などでもあまりクリアに書かれていないのが現状である。そこで本節では，その直接的な回答を与えてみたい。

空間分解能と画素サイズの関係

MR画像はデジタル画像であるので，画素サイズが空間分解能の下限である。また，空間分解能が画素サイズに一致するためには，2つの条件，すなわち，① NMRの共鳴線幅＜画素あたりの周波数帯域，② 画素あたりのSNRが4以上，を満たさなければならない。

画素あたりの周波数帯域

臨床用MRIで画像化されているプロトンは，ほとんどが水や脂肪に含まれているものであり，通常，それらのT_2やT_2^*は数ms以上あるため，そのNMR共鳴線幅〔$1/(\pi T_2^*)$〕は数十Hz以下である。よって，例えば，データ収集ウインドウ ΔTを10msとすれば，隣接する画素との周波数差〔＝画素あたりの周波数帯域：$1/(\Delta T)$〕は100Hzとなるため，適正な勾配磁場（画素あたりの周波数帯域を換算した磁場強度／信号読み取り方向の画素サイズ）を印加することにより，隣接する画素のNMR信号を周波数軸上で分離することができる。

これに対し，固体サンプルや，画素内の成分の磁化率差が大きな物質（生体以外の材料ではしばしば見られる）では，T_2やT_2^*が1ms以下と短くなる。このような場合には，画素あたりの周波数帯域を広く，すなわち ΔTを短くする必要がある。例えば，T_2^*が100μsの時は，NMRの共鳴線幅は約3kHzとなるため，ΔTを0.3ms以下にする必要がある。

図1に，画素の中心に点状のプロトンがあり，共鳴線幅と画素あたりの周波数帯域が等しい時のNMRスペクトルを示す。このように，画素サイズと等しい空間分解能を実現するためには，画素あたりの周波数帯域は，NMRの共鳴線幅よりも広くする必要がある。

画素あたりのSNR

上述したような条件が満たされる時，空間分解能は画素あたりのSNRだけで決定される。すなわち，空間分解能とSNRの関係は，「1つの画素を識別するためには，画素あたりのSNRとして4程度以上が必要である」というRose modelによって説明される[1]。

Rose modelは，テレビ撮像管（イメージオルシコン）の発明者として有名なAlbert Roseが光学撮像系において提唱したものであるが，基本的な考えはMRIでも成立する。その実例を図2に示す。

図2は，128×128画素のマトリックスの中に，1画素×1画素〜32画素×32画素までの正方

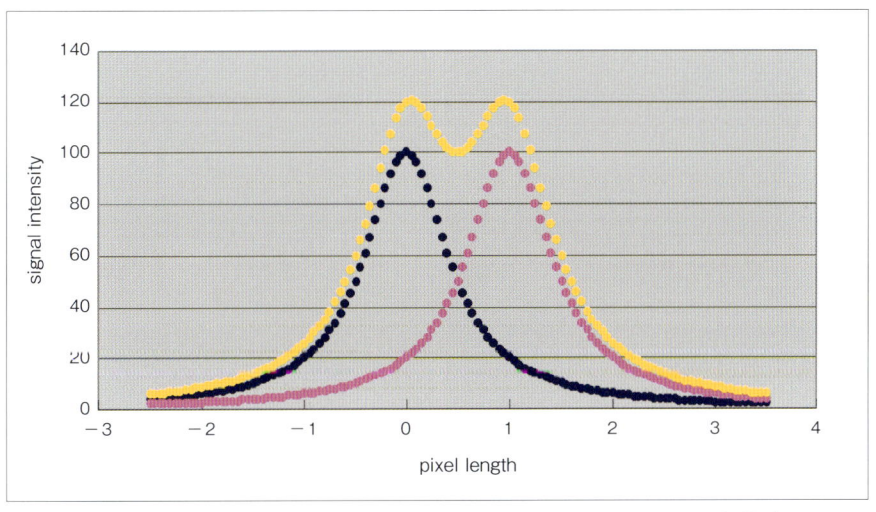

図1 画素の中心に点状のプロトンがあり,共鳴線幅と画素あたりの周波数帯域が等しい時のNMRスペクトル

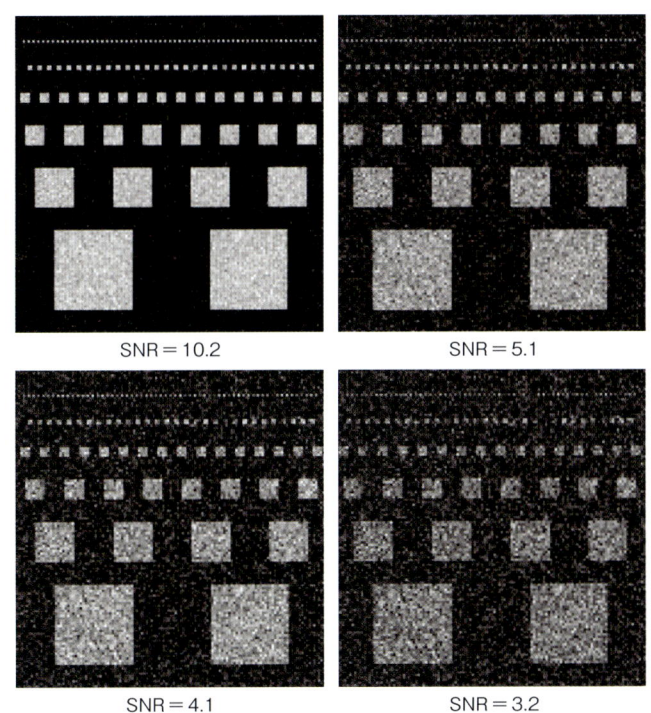

図2 ガウス型ノイズを重畳した後に絶対値を計算して表示した数値ファントム画像

形を画素サイズと同じ間隔で並べたものを実数部画像,画素強度をすべてゼロにしたものを虚数部画像とし,それぞれに熱雑音を模擬したガウス型ノイズを付加した後,絶対値を計算して求めたものである。なお,画像のSNRは,図の下の数値に示すように変化させている。

図3に,図2の各画像の画素値のヒストグラムを示す。図に示されているように,SNRが5以上であれば,高信号領域と無信号領域をヒストグラム上で完全に分離することができ,最

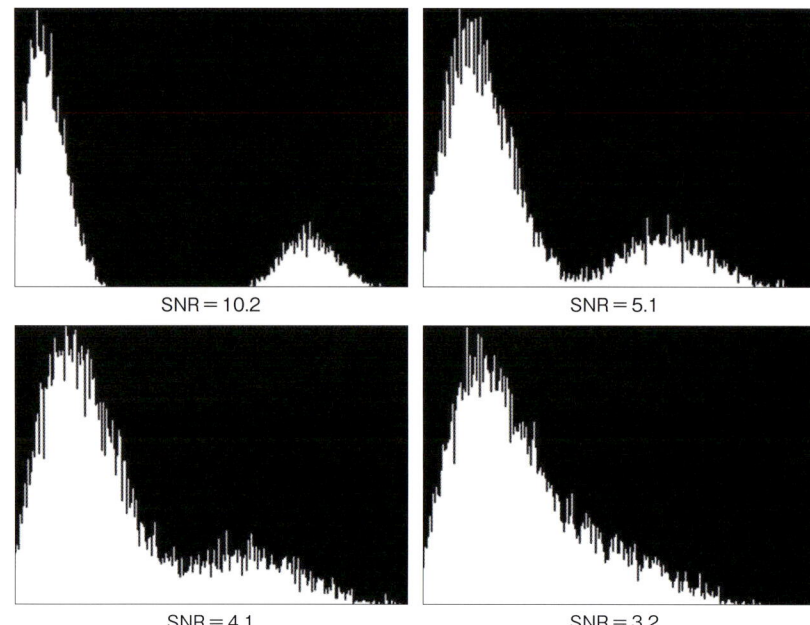

図3　図2に示す数値ファントムの画素値のヒストグラム

小の画素もはっきりと認識することができる。ところが，SNRが4以下であれば，2つの領域のヒストグラムは重なり，最小の画素を識別することは困難となってくる。

MR画像におけるノイズの性質

MR画像のノイズの起源は，NMR信号に含まれる熱雑音によるものであり，この熱雑音は，RFコイルにおける電子の熱運動や被検者からの誘導ノイズに起因するものである。熱雑音はガウス型分布を示し，複素フーリエ変換による画像再構成を経たMR画像においても，熱雑音はガウス型分布を示す。すなわち，実数部画像と虚数部画像には，それぞれガウス型ノイズが重畳されている。

通常の診断に使用される絶対値画像（強度画像）は，実数部画像と虚数部画像の二乗和の平方根で与えられるが，熱雑音が付加された絶対値画像の画素値の分布は，Rice分布となることが知られている[2]。Rice分布（日本では仲上-ライス分布と呼ばれる）は，図3に示すように，画素値がゼロとなるバックグラウンド領域ではレイリー分布，SNRの高い領域ではガウス分布となる。絶対値画像におけるこのようなノイズの性質のために，ノイズの付加された絶対値画像における画素値の定量評価には，ノイズの補正が必要とされている。

むすび

MR画像において，空間分解能が決定されるメカニズムを解説した。MR画像の空間分解能には画像ノイズが深く関係しており，画像ノイズの理解は，MR画像の性質の理解に不可欠である。

●参考文献
1) Rose, A. : The sensitivity performance of the human eye. *J. Opt. Soc. Am.*, **38**, 196～208, 1948.
2) Gudbjartsson, H., Patz, S. : The Rician distribution of Noisy MRI data. *Magn. Reon. Med.*, **34**, 910～914, 1995.

09　MRIにおける画像補間

はじめに

　MRIでは，信号がフーリエ領域で取得されるため，その副産物（？）として，k空間の高周波領域をゼロで埋めた後のフーリエ変換によって，画像再構成と画像補間を同時に実現できる。この画像補間法は，zero-filled interpolation（ZIP）と呼ばれ，2倍ないし4倍の画像補間に広く使われている。

　ところが，画像の回転や歪み補正などのように，任意の座標の画素値が必要な場合には，画像領域で行われる補間法が不可欠である。

　そこで今回は，画像領域で行われる画像補間について解説しよう。

画像領域で行われる画像補間法

　画像領域で行われる画像補間法としては，nearest neighbor法（最近傍点補間法），bilinear法（線形補間法），bicubic法（3次補間法）の3種類が有名である。これらはそれぞれ，0次補間法，1次補間法，3次補間法と呼ばれることもある。

1. Nearest neighbor法

　nearest neighbor法では，図1に示すように，赤丸で示した位置の画素値として，白丸で示した最も近い画素の画素値を採用する。よって，もし，直線部から構成される画像を回転した後に，この手法で画素値を求めると，後で示すようなジグザグ状のジャギー（jaggy）と呼ばれるものが現れる。

　この方法のアルゴリズムは簡明で，処理速度は高速であるが，できれば避けたい補間法である。

2. Bilinear法

　bilinear法では，図1に示すように，赤丸で示した位置の画素値として，この画素に隣接する白丸と青丸で示した合計4個の画素の画素値に，それぞれxとy方向の距離に「反比例した」重みをかけた平均値（加重平均）を採用する。nearest neighbor法で出現するようなジャギーは発生しないが，後で示すように画像がぼける欠点がある。

　また，この方法は，コンボリューション（畳み込み積分）で表すことができるが，コンボリューション核は，図2に示すような Λ（ラムダ）状の関数となる。bilinear法をこのように表すことにより，この手法と次に示すbicubic法の関係をよく理解することができる。

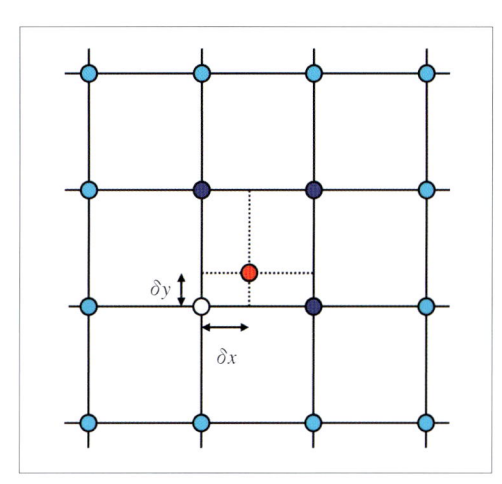

図1　nearest neighbor補間，bilinear補間，bicubic補間で使用する近接する画素の配置

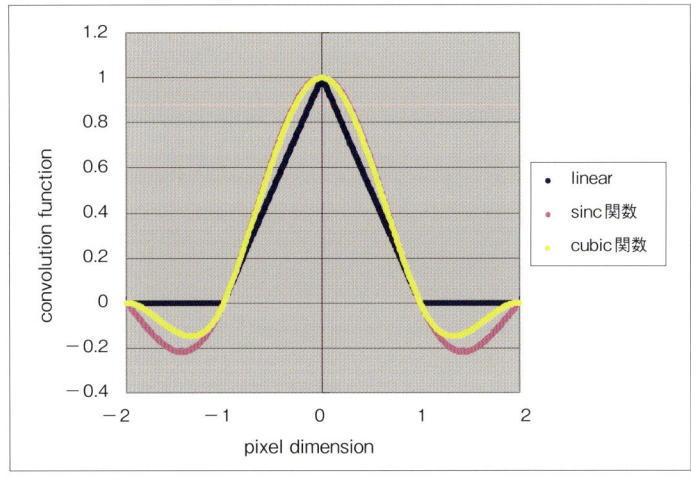

図2 画像補間におけるコンボリューション演算に使用する関数
cubic関数とsinc関数の曲線は，−1〜1ではほぼ重なっている。

3. Bicubic法

bicubic法では，図1に示すように，赤丸で示した位置の画素値として，この画素の周囲の白丸，青丸，水色の丸で示した4×4の合計16点から計算した画素値を採用する。補間に使う関数は，原理的には，$\mathrm{sinc}(\pi x) = \sin(\pi x)/(\pi x)$ であるが，実際には，図2に示すように，sinc関数を区間ごとに近似した3次多項式を使用する。このため，この補間法は3次補間法とも呼ばれている。

補間のための関数としてsinc関数を使用するのは，ZIPを画像領域で行うことに対応している。

MR画像に実施した例

図3に，中指の断層像（スライス厚0.8mm，画素サイズ80μm，256×256画素）の元画像と，それを27°だけ反時計回りに回転し，画素値を上記の補間法で求めた画像を示す。また，図4には，それらの手指海綿骨部分を拡大した画像を示す。

このように，nearest neighbor法による画像では直線部にジャギーが目立ち，bilinear法による画像ではジャギーは見られないが，画像のボケが生じていることがわかる。bicubic法による画像では，ほぼ元画像が再現されており，4倍フーリエ補間（ZIP）を行った後にbilinear法を用いた手法でも，bicubic法によるものと同様の画像が得られていることがわかる。

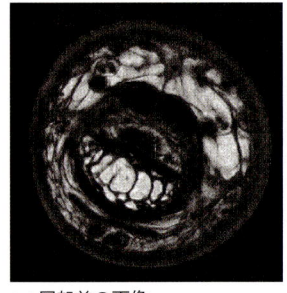

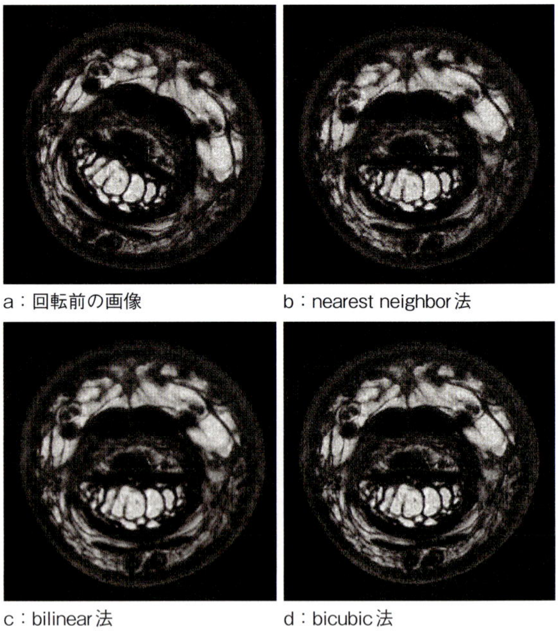

a：回転前の画像　　　b：nearest neighbor法
c：bilinear法　　　　d：bicubic法

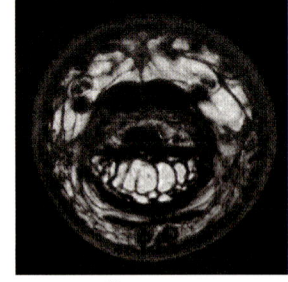

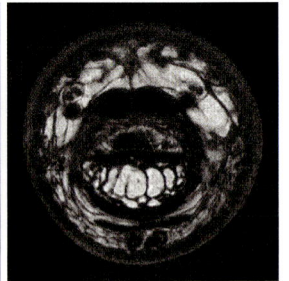

図3 回転前の画像（a）と，回転後にそれぞれの補間法で求めた画像（b〜d）

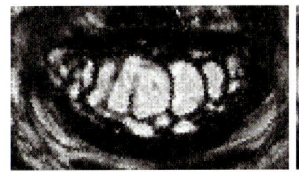

a：nearest neighbor法　　b：bilinear法

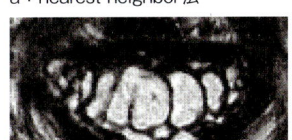

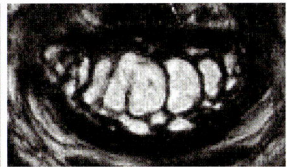

c：bicubic法　　d：4倍フーリエ補間（ZIP）と
　　　　　　　　　　bilinear法を併用した方法

図4　回転した画像の拡大図

表1　元画像の画素値のRMSで正規化した補間に伴う誤差
上の行に示す点数は，ZIPによって補間した点数を示す。ZIPとbilinear法を組み合わせる場合には2倍補間で十分なことがわかる。

	256点	512点	1024点	2048点
nearest neighbor法	11.8%	12.2%	9.6%	8.7%
bilinear法	11.7%	8.0%	8.0%	8.2%
bicubic法	7.7%	9.5%	8.9%	8.6%

　このように，ZIPと画像領域における補間法を組み合わせることにより，さらに高精度な画像補間が期待される。そこで，元画像をまず2倍，4倍，8倍とZIPで補間し，その後に画像領域における回転処理を行った場合の計算精度を比較してみた。精度比較を定量的に行うために，まず反時計回りに27°の回転を行って上記の手法により画像を求め，その後に，時計回りに27°の回転を行って同様の手法で得られた画像と，元画像との差のRMS（平方根二乗平均）を画像中央部の円内（半径100画素）において求めた。

　表1に，上記のRMSを，元画像の中央部の円内における画素値のRMSで正規化した値を示す。このようにbicubic法は，ZIPと組み合わせなくとも高精度な補間が実現できるが，bilinear法は，ZIPと組み合わせることにより高精度な補間が実現できることがわかる。また，この場合，ZIPは2倍でも十分であることがわかる。なお，nearest neighbor法でも，ZIPによる補間のポイント数を増やせば補間精度は向上するが，この方法でbicubic法並みの精度を実現するのは，処理速度などの点で実際的ではない。

むすび

　画像領域における画像補間法を紹介し，bicubic法およびZIPとbilinear法を組み合わせた手法が有用であることを示した。このような手法は，MRAなどではすでに日常的に使われているが，他の画像処理を行う際にも，非常に有効である。

10 強度画像の定量性とT_2計測

はじめに

　MRIで直接計測される画像は，実数部画像と虚数部画像であるが，さまざまな原因で位相が乱れるため，通常は，それらの画像から計算される強度（絶対値）画像が用いられる。このように，強度画像は人工的（?）につくられるものであり，その画素値の定量化には注意が必要である。

　この強度画像の定量性に関する問題は，これまであまり注目されてこなかったが，T_2計測などにおいては深刻な問題を引き起こす[1]。本節ではこの問題について解説しよう。

実数部画像と虚数部画像

　MRIでは，二次元または三次元複素フーリエ変換を用いた画像再構成により，その実数部に対応する画像（実数部画像）と，虚数部に対応する画像（虚数部画像）が得られる。これらの画像の物理的実体は，k空間の原点をスキャンする時刻における，横磁化ベクトルのx'軸成分とy'軸成分の空間分布である。ここで，x'軸，y'軸は，回転座標系の座標軸である。よって，強度画像の物理的な意味は，k空間の原点をスキャンする時刻における「横磁化ベクトルの大きさの分布」である。

　さて，画像再構成に使用されるNMR信号は，回転座標系における横磁化ベクトルの直交座標成分に対応した複素信号として扱われ，その実数部と虚数部はそれぞれ，in phase信号，quadrature phase信号と呼ばれる。そして，これらのNMR信号には，被検者やRFコイルから発生する熱雑音が重畳している。これらの熱雑音は，それぞれガウス分布を有し，互いに独立で，かつ強度が等しいことが知られている[2]。また，画像再構成に用いられるフーリエ変換は線形な直交変換であるため，再構成された画像においても，ノイズは空間的に一様でガウス型分布を示す。

　図1に，後述する計算機シミュレーションで使用した，熱雑音が重畳した画像を示し，図2に，この画像の実数部画像と強度画像における画素値のヒストグラムを示す。図2 aに示すように，実数部画像ではノイズ分布はガウス型であるが，図2 bに示す強度画像では，信号の部分はほぼガウス型分布を示すものの，バックグラウンドの部分は，後述するようなレイリー分布を示す[2), 3)]。この現象が，強度画像を用いてT_2計測を行う時に問題となる。

ノイズがある時の強度画像

　実数部画像と虚数部画像の画素値$R(x, y)$と$I(x, y)$を，それぞれ信号SとノイズNの和として，

$$R(x, y) = S_r(x, y) + N_r(x, y) \cdots\cdots (1)$$
$$I(x, y) = S_i(x, y) + N_i(x, y) \cdots\cdots (2)$$

と書くと，強度画像$M(x, y)$の二乗は，

$$M(x, y)^2 = R(x, y)^2 + I(x, y)^2 \cdots\cdots (3)$$
$$= S_r^2 + 2S_rN_r + N_r^2 + S_i^2 + 2S_iN_i + N_i^2$$
$$\cdots\cdots (4)$$

10●強度画像の定量性とT_2計測

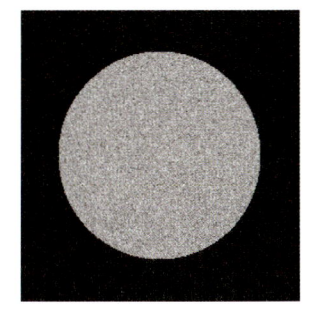

図1 計算機シミュレーションに用いた熱雑音が重畳した画像

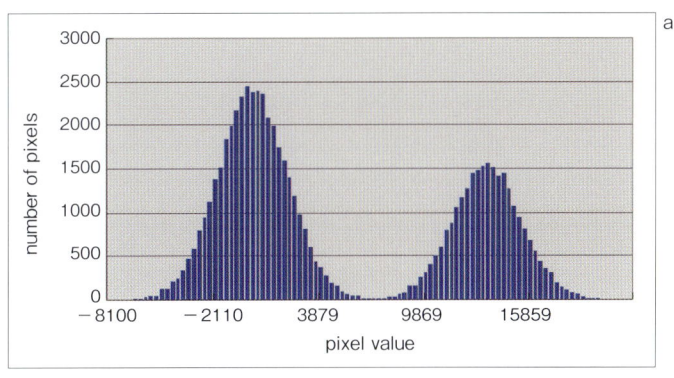

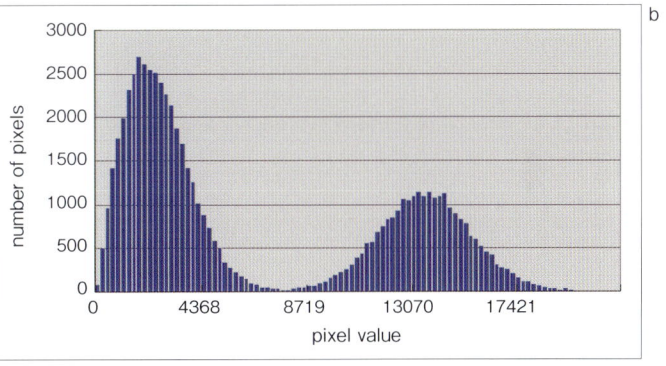

図2 図1の実数部画像のヒストグラム(a)と強度画像の画素値のヒストグラム(b)

と表される。ただし式(4)では，簡単のため(x, y)座標を省略した。

ここで，画素値が一定とみなされる関心領域(ROI)で上式の平均値を求めると，信号SとノイズN_iは独立であるので，

$$<M^2> = <S_r^2> + <N_r^2> + <S_i^2> + <N_i^2> \quad \cdots\cdots (5)$$
$$= <S_r^2> + <S_i^2> + 2\sigma^2 \quad \cdots\cdots (6)$$

となる[1), 3), 4)]。ここで，σは実数部画像におけるノイズの標準偏差である。なお，式(5)が成り立つのは，ROI内ではS_rとS_iは一定とみなされ，$<N_r>=0$，$<N_i>=0$となるからである。

さて，強度画像のROIにおける画素値の平均値$<M>$は，

$$<M> = <\sqrt{S_r^2 + 2S_rN_r + N_r^2 + S_i^2 + 2S_iN_i + N_i^2}> \quad \cdots\cdots (7)$$
$$\neq <\sqrt{S_r^2 + S_i^2}> \quad \cdots\cdots (8)$$

となる。よって，ノイズがある場合の画素値の平均値[式(7)]は，ノイズがない場合の画素値の平均値[式(8)]と異なってしまう。これが，強度画像の画素値を定量化する時の問題点で

あり，後述するように，T_2計測における問題となる。

そこで，強度画像からノイズがない時の画素値の平均値を求めるためには，画素値の単純な平均値ではなく，画素値の二乗和の平均値から$2\sigma^2$を差し引いた後に，平方根を求めればよいことがわかる。すなわち，画素値が一定とみなされるROIにおける，ノイズがない時の画素値の平均値は，

$$<\sqrt{S_r^2 + S_i^2}> = \sqrt{<S_r^2> + <S_i^2>} \quad \cdots\cdots (9)$$
$$= \sqrt{<M^2> - 2\sigma^2} \quad \cdots\cdots (10)$$

により求められる[1), 3), 4)]。

強度画像におけるバックグラウンドノイズ

図1に示したように，実数部画像と虚数部画像にはガウス型ノイズが重畳しているが，その

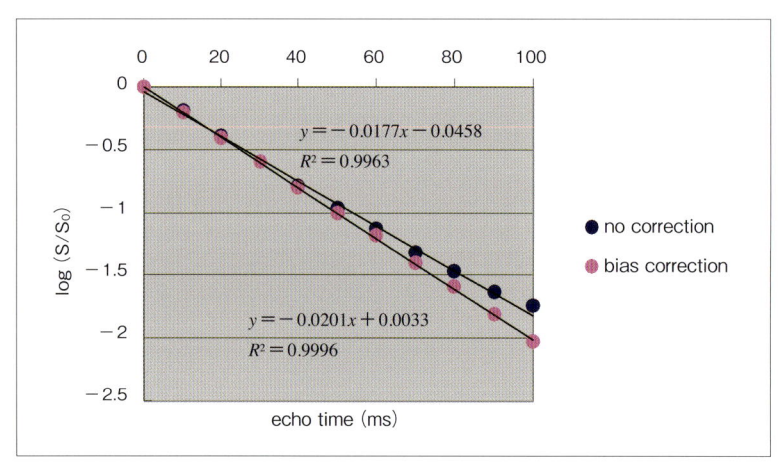

図3 ノイズによる画素値の補正の有無によるT₂緩和曲線
補正なしの場合のT₂値は56.5ms，補正ありの場合は49.8ms。

二乗和の平方根である強度画像においては，画素値はノイズの影響を受けてRice分布に従うことが知られている[5), 6)]。また，**図2b**に示したように，画素値がゼロとなる画像のバックグラウンド領域において，画素値はレイリー分布に従って分布し，その平均値と標準偏差はそれぞれ，$\sqrt{\pi/2}\sigma \cong 1.25\sigma$，$\sqrt{2-(\pi/2)}\sigma \cong 0.66\sigma$ となる。

よって，バックグラウンドにROIを設定して，その領域の平均値または標準偏差を求めることにより，実数部画像に含まれるガウス型ノイズの標準偏差 σ を求めることができる。これを用いると，式(10)の補正が行え，ノイズがない時の画素値の平均値を求めることができる。

強度画像を用いた T₂計測における画素値の補正

MRIにおいて，画素値の定量化が行われる例は必ずしも多くないが，T₂計測においては，ノイズの影響を補正しなければ，正しいT₂値を得ることができないことが知られている[1)]。

この例として，**図1**に示すような画像において，T₂で減衰する画素値を用いて，その画像のROI内のT₂値を求める場合を考えよう。**図3**に，図1の強度画像において円形の画像内にROI（半径30画素の円形ROI）を設定し，その画素値の単純な平均値によりT₂減衰を求めた曲線と，ノイズ補正した値によりT₂減衰を求めた曲線を示す。このように，画素強度が低下してノイズの影響が大きくなった場合には，正しい画素値が得られていないことがわかる。

さて，上記の計測において求められるT₂値は，それぞれ56.5ms，49.8msである。計算機シミュレーションで設定したT₂値は50msであるので，ノイズの補正により，T₂がより正確に求められていることがわかる。

T₂値は現在，さまざまな組織の定量的評価に使用されているが，画像のSNRが低い場合には大きな誤差を生み出すため，そのような場合にはノイズの補正が不可欠である。

● 参考文献

1) Miller, A.J., Joseph, P.M. : The use of power images to perform quantitative analysis on low SNR MR images. *Magn. Reson. Imag.*, **11**, 1051〜1056, 1993.
2) Edelstein, W.A., Bottomley, P.A., Pfeifer, L.M. : A signal-to-noise calibration procedure for NMR imaging systems. *Med. Phys.*, **11**, 180〜185, 1984.
3) Henkelman, R.M. : Measurement of signal intensities in the presence of noise in MR images. *Med. Phys.*, **12**, 232〜233, 1985.
4) McGibney, G., Smith, M.R. : An unbiased signal-to-noise ratio measure for magnetic resonance images. *Med. Phys.*, **20**, 1077〜1078, 1993.
5) Bernstein, M.A., Thomasson, D.M., Perman, W.H. : Improved detectability in low signal-to-noise ratio magnetic resonance images by means of a phase-corrected real reconstruction. *Med. Phys.*, **16**, 813〜817, 1989.
6) Gudbjartsson, H., Patz, S. : The Rician distribution of noisy MRI data. *MRM*, **34**, 910〜914, 1995.

11 選択励起パルスによるスライス選択 (1)

はじめに

選択励起パルスによるスライス選択は，MRIにおいて非常に重要な技術であるにもかかわらず，知られていないことも多く，また，誤解されていることも多いのではないだろうか。そこで，本節と次節は，選択励起パルスに関して，誤解しやすいところなどに注意しながら解説してみたい。

sinc関数による選択励起

スライス選択には，$\sin x/x$ のsinc関数が広く使われている。これは，矩形状の関数のフーリエ変換がsinc関数になることによるものである。ただし，緩和時間の影響などがあるため，実際には，$-4\pi < x < 4\pi$ の範囲のsinc関数が使われることが多い。図1に，その選択励起パルスの形状と，同時に印加する勾配磁場パルス波形を示す。

さて，スライス面に垂直な方向に一様な核スピン密度を持ち，静磁場（z方向）と熱平衡状態にある核スピン系に対して，図1に示す90°選択励起パルスを印加した場合，印加直後の核磁化のフリップ角分布は，図2aに示すものとなる。このように，スライス面内では，90°を中心に ±10°程度のフリップ角の変動があり，スライス面外では，15°程度のフリップ角の励起が行われる。

このフリップ角の分布は，この選択励起パルス形状のフーリエ変換であるスペクトル分布（図2b）によく似ているが，Bloch方程式の非線形性のため，90°フリップ角の付近では，かなりの差が出ている。このように，スライスの特性（フリップ角分布）と，RFパルスのスペクトル分布とは一致しない。ところが，いくつかの成書には，これらが一致するような記述があり，この点に関しては注意が必要である。

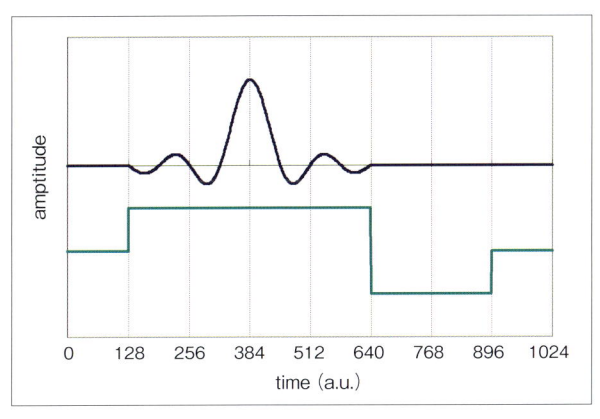

図1 選択励起パルスとスライス用勾配磁場（横軸は時間）

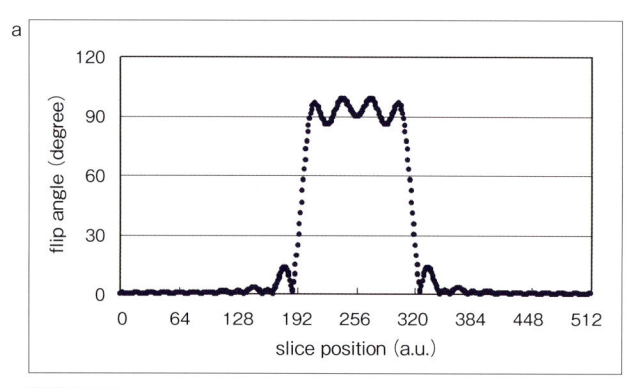

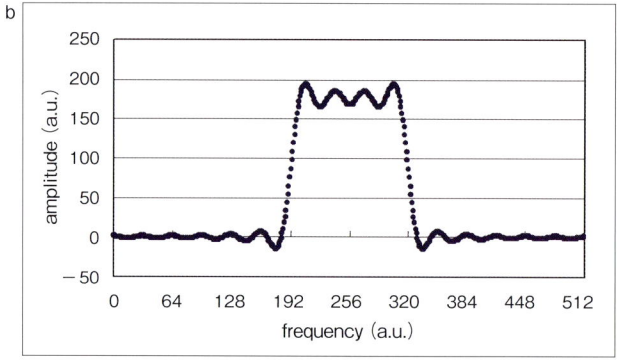

Part 1 ● MRIの"予想外？"な真実

図2　±4πのsinc関数を用いた90°選択励起パルスによるフリップ角の分布（横軸はスライス面と垂直な方向）（a）と±4πのsinc関数のフーリエ変換（b）

勾配磁場の反転による核磁化の収束

図3に，90° sincパルスを印加した直後の核磁化分布（図3 a）と，反転勾配磁場によって，核磁化を収束（リフォーカス）した時の核磁化分布（図3 b）を示す。ここで示した個々の核磁化ベクトルは，スライス面に垂直な方向に等間隔にとった，薄いスライス面内の核磁化の和である。

このように，核スピン系を励起した直後は，核磁化の位相が広く分散しているが，勾配磁場を反転して位相を収束することにより，回転座標系のy'軸に核磁化を集めることができる。すなわち，パルス印加直後は，NMR信号はほとんど観測されないが，勾配磁場によって収束することにより，大きな信号（理想的な矩形のスライス面の信号の約96％）を得ることができる。

ところが，古い文献や一部の教科書などでは，このリフォーカス勾配磁場が，意図的ないし著者の理解不足などで加えられていない場合があるので，この点に関しても注意が必要である。

sinc関数による核磁化の反転

図4に，180° sincパルスを印加した直後の核磁化のフリップ角分布を示す。このように，180° sincパルスを印加した場合は，90° sincパルスを印加した場合に比べ，スライス面内におけるフリップ角が一様な領域がほとんどなく，スライス中央部分においても，フリップ角が急激に変化する。また，スライス面外の領域においても，フリップ角が60°程度の励起が行われている。

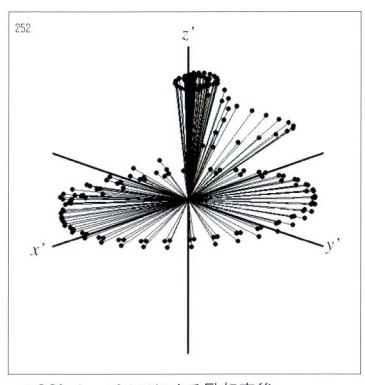

11 ● 選択励起パルスによるスライス選択 (1)

a：90° sinc パルスによる励起直後 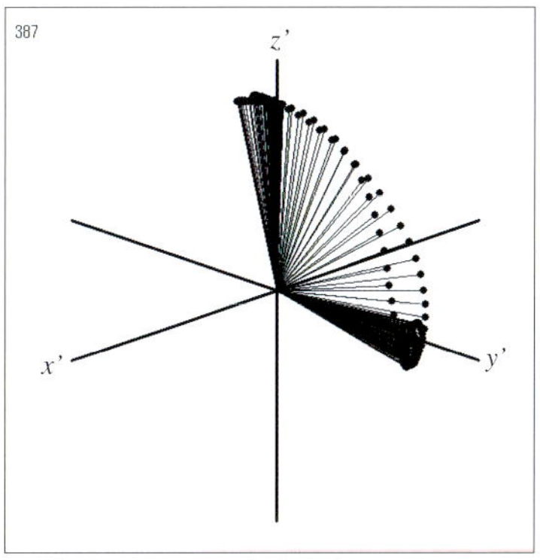　　b：勾配磁場による収束直後
図3　核磁化分布

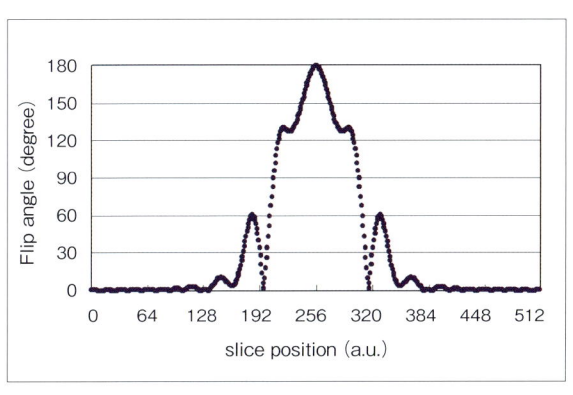

図4　±4π の sinc 関数を用いた180° sinc パルスによるフリップ角の分布

　このように，180° sinc パルスは，スライス面内の核磁化を一様に反転することはできないため，マルチスライスの inversion recovery 法などに利用することは困難である。また，RFパルスの反転特性と収束特性は，（ある条件のもとでは）同様の性質を持つため，180° sinc パルスは，マルチスライスのための収束パルスとしてもあまり良い性能は示さない（約70％の核磁化しか収束できない）。

sech パルスによる核磁化の反転

　前述した問題点を解決するために，1984年に Silver らによって提案されたのが，双曲線関数（hyperbolic secant）パルスである[1]。このパルスは，$(\mathrm{sech}(\beta t))^{1+i\mu}$ という形状をしており，その関数の実数部と虚数部はそれぞれ，

　実数部：$\mathrm{sech}(\beta t)\cos(\mu \log(\mathrm{sech}(\beta t)))$

　虚数部：$\mathrm{sech}(\beta t)\sin(\mu \log(\mathrm{sech}(\beta t)))$

となる（**図5 a**）。よって，このパルスを生成するためには，直交位相変調器が必要である。

　μ の大きさによってパルスの選択性は変化するが，$\mu = 5$ の時の反転特性を**図5 b**に示す。このように，スライス面内の核磁化のみが，静磁場方向から一様に反転されていることがわかる。ただし，このパルスはスライス面内の核磁化を均一に収束することはできない（2個使用すれば均一な収束ができる）。

　そこで，マルチスライス法の実装に有用な，スライス面内の核磁化の収束に使用できるRFパルスに関しては，次節で説明したい。

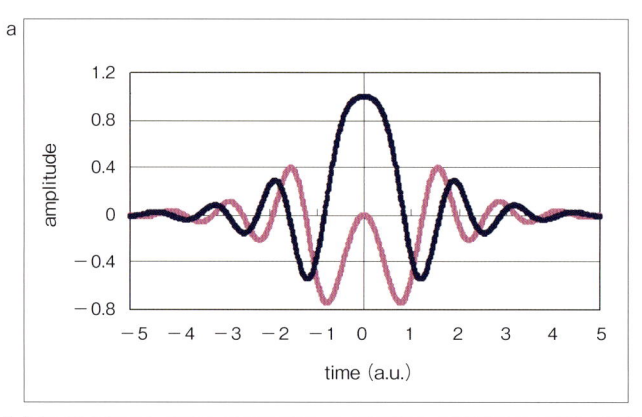

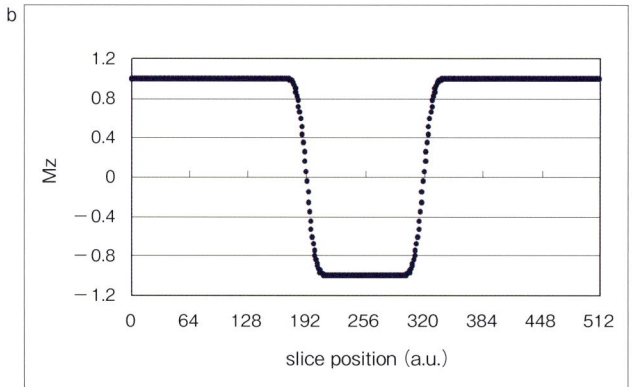

Part 1 ● MRIの"予想外？"な真実

図5 hyperbolic secantパルスの実数部（━）と虚数部（━）の波形（a）とパルス印加後のz方向の核磁化分布（反転特性）（b）

● 参考文献
1) Silver, M.S., Joseph, R.I., Chen, C-N., et al. : Selective population inversion in NMR. *Nature*, **310**, 681〜683, 1984.

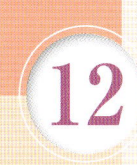

12 選択励起パルスによるスライス選択（2）

はじめに

前節は，最後にスライス面の核磁化を均一に反転する hyperbolic secant パルスの紹介を行ったが，このパルスは，核磁化の収束（リフォーカス）には使いにくいことを指摘した。そこで本節では，マルチスライス高速スピンエコー法などにおいて，エコーの収束に使用できる選択励起パルスについて解説したい。

最適化された180°選択励起パルス

理想的な特性を有する180°選択励起パルスとして，これまでさまざまなアプローチが提案されてきたが，ここでは，遺伝的アルゴリズム（genetic algorithm：GA）により最適化された180°選択励起パルス（以下，GAパルス）を紹介しよう[1]。

図1に，180°選択励起パルスとして，同じ周波数帯域を有する sinc パルス，ガウス型パルス，GAパルスの波形を示す。GAパルスは，sinc パルスを初期条件とし，台形状の縦磁化励起分布を目標として，波形を最適化したものである。

図2に，図1に示したパルスによるフリップ角の分布を示す。このように，GAパルスはスライス面内において180°に近い一様なフリップ角分布を示すが，sinc パルスとガウス型パルスでは，スライス面内において60 〜 180°まで大きく変化するフリップ角分布を示す。

180°選択励起パルスによる核磁化の収束特性

図3に，スピンエコー・マルチスライス撮像

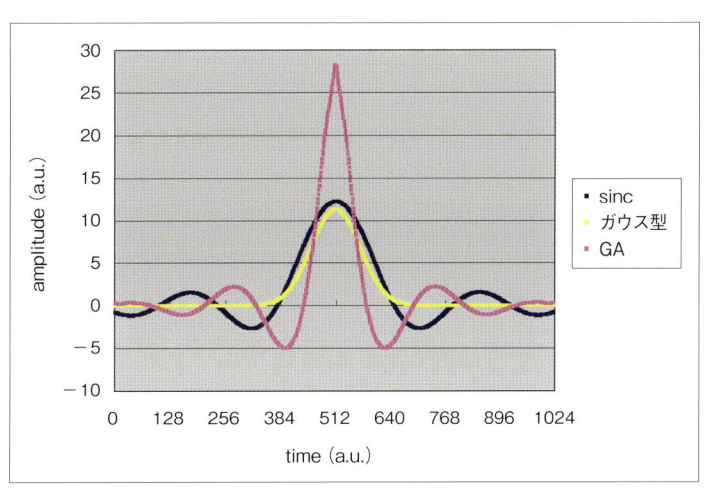

図1　sinc パルス（━），ガウス型パルス（━），GAパルス（━）の波形

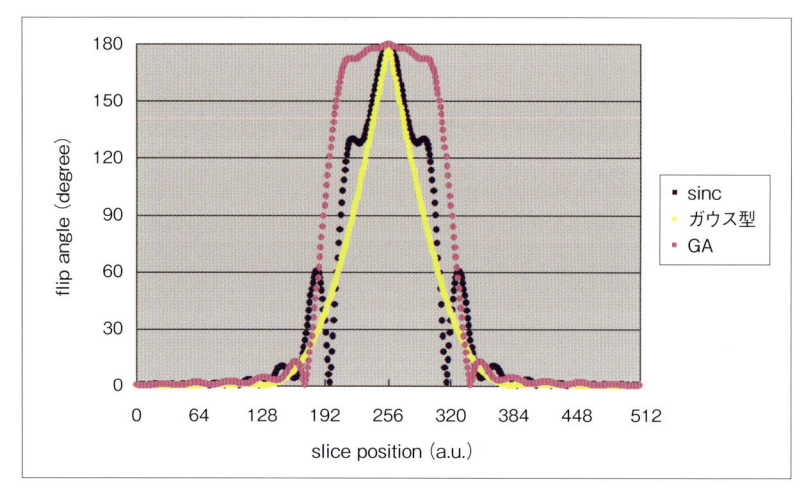

Part 1 ● MRIの"予想外？"な真実

図2 180°選択励起パルスのフリップ角分布（横軸はスライス面に垂直な方向）

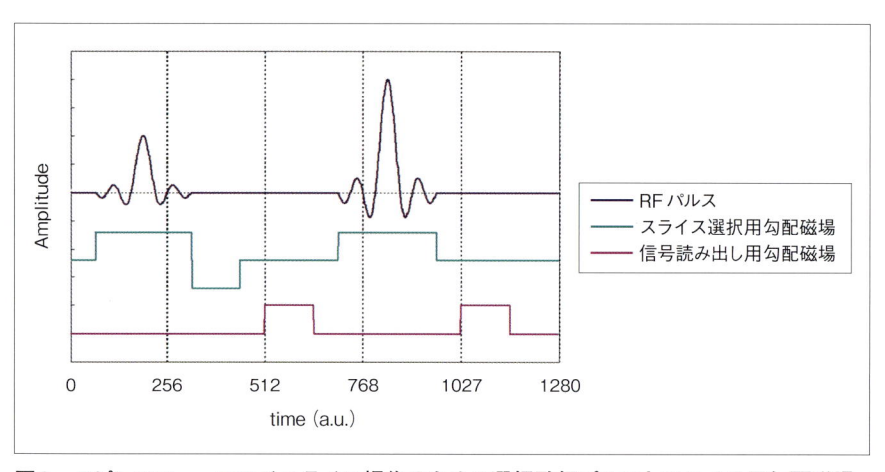

図3 スピンエコー・マルチスライス撮像のための選択励起パルスとスライス用勾配磁場

における，選択励起パルスと勾配磁場を示す。緑と紫の線はそれぞれ，スライス選択と信号読み出し用の勾配磁場である。180°選択励起パルスとして，図1に示したものを使用して高速スピンエコー法などのマルチエコー法に適用した場合に，どのようなスライス特性が得られるか，以下に解説しよう。

スライス面に垂直な方向に一様なプロトン密度分布を持ち，静磁場方向に一様に磁化した被写体に対して，マルチスピンエコー法を適用した場合を考える。回転座標系のx'方向に90° sincパルスを印加し，そのTE/2後に，y'方向の180°選択励起パルスをTEの時間間隔で繰り返し印加した時の，スピンエコーにおける横磁化分布を図4に示す。図4は，スライス面に垂直な方向を横軸として，y'方向の核磁化の大きさをエコー番号（1～16）の順に，手前から奥に向かって表示したものである。なお，この計算では，緩和時間の効果は無視している。

これらの図からわかるように，第1エコーは，それぞれの選択励起パルスのフリップ角分布を反映したスライス特性を有しているが，第2エコーは第1エコーよりも矩形に近づき，第3エコー以降は，ほぼ一様な横磁化分布を示すことがわかる。

図5に，同様のパルスシーケンスにおいて，

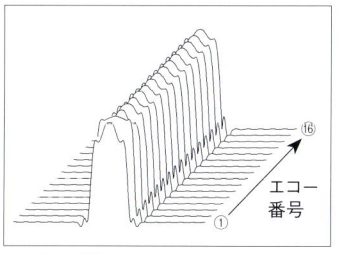

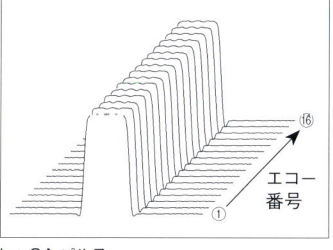

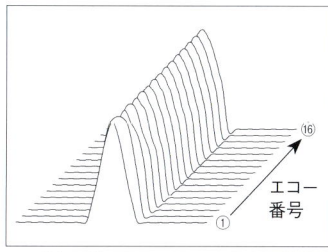

a：sincパルス　　　　　　　　　b：GAパルス　　　　　　　　　c：ガウス型パルス

図4 180°選択励起パルスを用いて収束したスピンエコー信号のスライス特性
横磁化分布を，エコー番号に関して手前から奥に向かって表示．緩和時間効果は無視している．

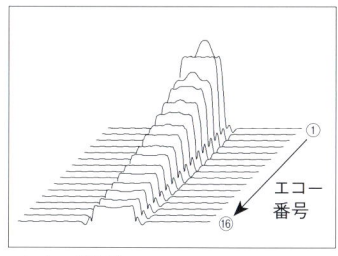

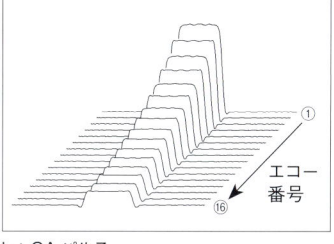

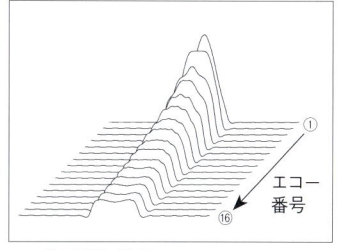

a：sincパルス　　　　　　　　　b：GAパルス　　　　　　　　　c：ガウス型パルス

図5 180°選択励起パルスを用いて収束したスピンエコー信号のスライス特性
（TE＝10ms，T_1＝800ms，T_2＝80ms）
横磁化分布を，エコー番号に関して奥から手前に向かって表示．緩和時間効果を考慮して計算している．

TE＝10ms，T_1＝800ms，T_2＝80msとした時のスピンエコーにおける横磁化分布を，エコー番号の順に奥から手前に表示したものを示す．このように緩和時間効果がある場合には，スライス特性は，180°選択励起パルスのフリップ角分布とは大きく異なることがわかる．これは，後述するように，核磁化の定常状態が達成されているためである．

スピンエコーの信号強度変化とT_2コントラスト

図4，5に示した横磁化分布を，理想的な矩形のスライス領域内で加え合わせてスピンエコー信号強度とし，エコー番号を横軸にしてプロットしたグラフを図6に示す．図6aは，図4の分布について計算したもの，図6bは，図5の分布について計算したものである．なお，エコー番号0は，90°sincパルスによる横磁化の信号強度で計算したもの（FIDに相当）であり，理想的な矩形領域のエコー信号強度で正規化して示している．

このように，緩和時間効果を無視した場合でも，第1エコーは，FIDに比べかなり信号強度が減少するのに対し，第2エコーでは，信号強度が増大し，その後のエコーでは，信号強度は振動しながら一定の値に近づく．これは，第2エコーでは，スピンエコーにstimulated echoが重ね合わされるからであり，第3エコー以降では，さまざまなエコーが重ね合わされた核磁化の定常状態が実現するからである．

図6bを見るとわかるように，エコー番号の増加に伴うエコー信号強度の減衰は，GAパルスに比べ，sincパルスやガウス型パルスの方が緩やかである．第2エコー以降のエコー信号強度の減衰を用いてT_2を計算すると，GA，sinc，ガウス型のパルスで，それぞれ82.0ms，90.2ms，98.0msとなり，GAパルスの場合を除き，計算で仮定したT_2値（80ms）よりかなり大きくなっている．これは，エコー信号にstimulated

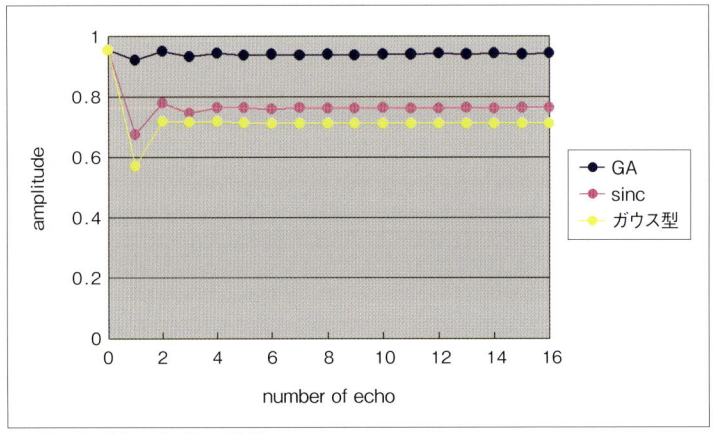

a：緩和時間効果を無視して計算

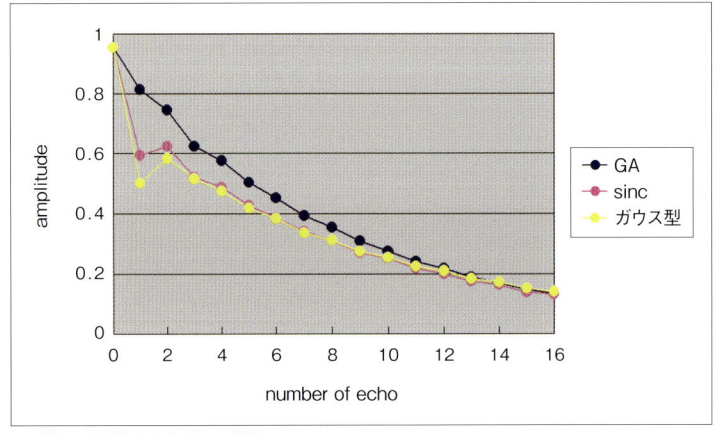

b：緩和時間効果を考慮して計算

図6　エコー番号に対するスピンエコー信号強度の変化

echoなどの成分が多く含まれ，信号の強度変化がT_2だけでは支配されないからである．つまり，sincパルスやガウス型パルスを用いた高速スピンエコー法においては，純粋なT_2による画像コントラストは得られにくいことを示している．

180°選択励起パルスの比較

sincパルスやガウス型パルスに比べ，GAパルスは，スライス面内で180°に近い一様な励起を行っているため，エコー信号強度は大きく，第1エコーの減衰は小さい．また，エコー信号の減衰もT_2だけに支配される．よって，これを用いた画像も，T_2コントラストに優れたものになる．

ただし，sincパルスやガウス型パルスに比べ，GAパルスは振幅が大きいことから，パワーアンプの大きな出力が要求され，SAR（specific absorption ratio：比吸収率）も大きくなり，高い周波数では不利となる．よって，GAパルスは，これらの制限がない場合に使用できるパルスである．

なお，これらのパルスを用いたマルチスライス法については，次節で説明したい．

●参考文献
1）待井　豊，石川尭洋，半田晋也・他：遺伝的アルゴリズムを用いた選択励起RFパルスの最適化．第47回NMR討論会講演予稿集，2008．

13 選択励起パルスによるスライス選択（3）

はじめに

前節は，マルチスライス・高速スピンエコー（FSE）法などにおいて，エコーの収束に使用できる選択励起パルスについて解説した。本節では，それらのパルスを実際にマルチスライスに使用した時に，どのような問題点が起こるかなどについて解説したい。

マルチスライスにおける技術的問題点

マルチスライスは，NMR信号を取得した後の「縦磁化回復の待ち時間」を活用して，多数のスライス面を時分割で同時に撮像する手法であり，MRIでは草創期より実施されてきた[1]。マルチスライスにおいては，個々のスライス面に含まれる核スピンを，互いに干渉することなく励起しなければならないため，選択励起パルスの形状と印加方法には特別の工夫が必要である。

すなわち，実際には，スライス面の選択励起プロファイルを理想的な矩形にすることはできないため，隣接するスライス間にギャップを設け，スライス間の相互干渉を無視できるようにしている。そこで以下では，計算機シミュレーションにより，スライス間ギャップとスライス間の影響の関係を評価した例を紹介する。

計算機シミュレーションの方法

マルチスライスFSE法の計算機シミュレーションは，図1に示すようなパルスシーケンスを仮定した。

まず，スライス面に垂直な方向にスライス用の勾配磁場（G_s）を加え，ω_1 のキャリア周波数を持った90°選択励起パルスを印加する。これにより，$\omega_1 - \Delta/2 \sim \omega_1 + \Delta/2$（$\Delta$ はスライス厚に対応する周波数帯域）の共鳴周波数を持つスライス面が励起される。その後，リード勾配磁場（G_r）を印加して，スライス面内で核磁化の位相を分散する。続いて，ω_1 のキャリア周波数を持った180°選択励起パルスを加え，その後 G_r を加えて核磁化を収束させ，スピンエコー信号を得る。この180°パルスを TE の時間間隔でエコートレイン数（ETL）だけ繰り返すことにより，マルチスライスFSE法に必要なデータを収集する。

以上のようにして，1枚目の画像を取得した後，キャリア周波数を ω_2, ω_3……に切り換えて同様の操作を行い，2枚目，3枚目……の画像データを取得する。この時，$\omega_2 - \omega_1 (1 + \alpha) \Delta$ とし，スライス間のギャップを α で表現した。なお，計算では，TR = 2000 ms，TE = 10 ms，T_1 = 1000 ms，T_2 = 100 ms，スライス枚数 N は20枚（1スライスあたりのデータ収集時間は100 ms）とし，TRによる飽和の効果は無視して，第8エコーの信号強度を画素強度として評価した。また，90°選択励起パルスはsincとし，180°選択励起パルスは，前節で紹介したsinc，ガウス

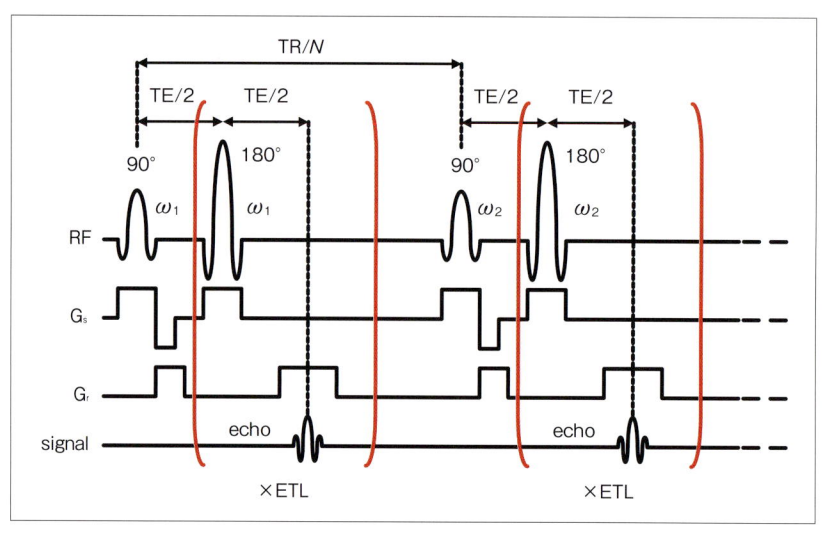

図1 計算機シミュレーションに用いたパルスシーケンス
( )の部分はETLだけ繰り返す。なお，位相エンコード磁場勾配に関しては記載は省略した。

型，遺伝的アルゴリズム（GA）の3種類とした。

計算機シミュレーションの結果

図2に，ギャップ（α）を0.5とし，隣接する3枚のスライスを，左のスライスから順番にマルチスライスFSE法で撮像した直後における z 方向の核磁化（縦磁化）の分布を示す。このように，それぞれのスライス面内の縦磁化はT₁緩和により減衰しつつあり，また，隣接するスライス間で，縦磁化のプロファイルが重なっていることがわかる。この縦磁化分布の広がりが，後述するようなスライス間のエコー信号強度の影響を生み出す。

図3に，α を0，0.125，0.25と変化させた時に，各スライスのエコー信号強度がどのように変化するかを示す。これらのグラフからわかるように，α がゼロの時は，1番目のスライスのエコー信号強度に対して2番目のスライスのエコー信号強度はかなり低下するが，ギャップが広がれば，その変化は小さくなっていくことがわかる。また，α がいずれの場合でも，2番目と3番目のスライスのエコー信号強度はほぼ同一であることもわかる。

以上の現象は，2番目以降のスライスのエコー信号強度を観測する際に，その直前に励起された隣接するスライスの縦磁化の影響により，生成される横磁化の強度が低下したことによるものである。なお，α を0.2程度にすれば，どの180°パルスを使う場合でも，ほとんど影響がないことがわかる。ただし，GAパルスを用いた場合には，スライス面内の核磁化を収束させる効率が良い分だけ，sincパルスやガウス型パルスに比べエコー信号強度が大きくなっている。

むすび

3種類の180°選択励起パルスを用いて，マルチスライスFSE法の計算機シミュレーションを行った。いずれの場合も，スライス間ギャップに関しては同様の性質を示したが，エコー収束の効率に従って，信号強度が変化することも確認された。

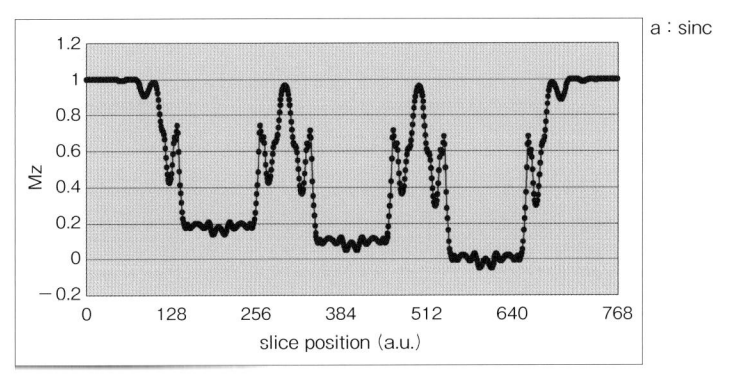

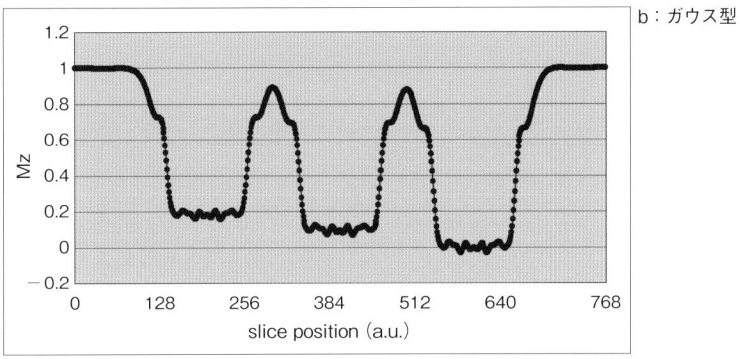

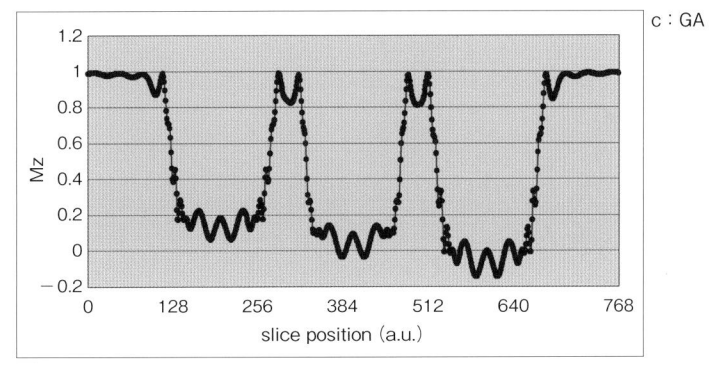

図2 ギャップ（α）が0.5の時の第8エコーにおける縦磁化分布
（横軸はスライス面に垂直な方向）

Part 1 ● MRIの"予想外？"な真実

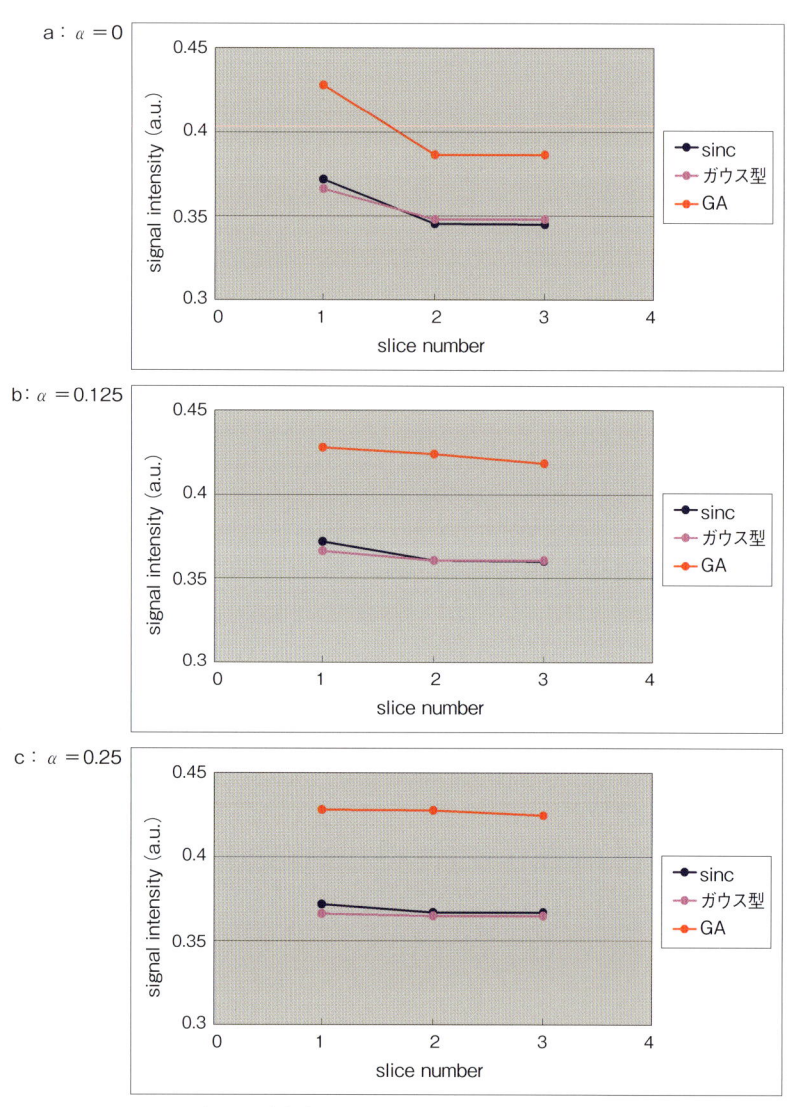

a: $\alpha = 0$

b: $\alpha = 0.125$

c: $\alpha = 0.25$

図3 ギャップ（α）の大きさとスライスの順番に対する
エコー信号強度の変化

●参考文献
1) Crooks, L.E., Arakawa, M., Hoenninger, J., et al. : Nuclear Magnetic Resonance Whole-Body Imager Operating at 3.5K Gauss. *Radiology*, **143**, 169〜174, 1982.

14 MRIにおける最適空間分解能

はじめに

Part1の第8節（32P～）では，MRIにおける空間分解能を取り上げ，それが，どのようなメカニズムで決定されるかを解説した。では，ある被写体を一定の撮像時間内で，最適な空間分解能で撮像したい時，それはどのように決定すればよいだろうか。本節では，MRIにおける最適空間分解能の決定法について解説しよう。

撮像パラメータの決定プロセス

ある被写体を撮像する時，画像コントラストを決定するパルスシーケンスや撮像パラメータ（TR，TEなど）がすでに決まっていれば，次に決定するのは，FOV（撮像視野）とスライス厚であろう。そして，その次に決定すべき重要な撮像パラメータが，マトリックス数である。

FOVをマトリックス数で割れば，画素サイズが決定され，第8節で述べたように，T_2^*がデータ収集時間に比べて長い組織の場合，画素あたりのSNRが約5以上であれば，画素サイズと空間分解能は等しくなる。ところが，撮像が終わらなければ，画素あたりのSNRは決定できないため，通常は，マトリックス数を少なくしたプリスキャンでおおよその画像のSNRを評価し，最終的なマトリックス数を決定する。

マトリックス数は，任意に選択できるシステムも多いが，2のべき乗（128，256，512，1024……）から選ぶことが多い。また，任意に選べる場合でも，画像の管理上，あまり変わったマトリックス数は選択しない方が望ましい。

空間分解能とk空間

図1に，スライス厚3mm，FOVが20.48mm^2，マトリックス数が1024×1024のオクラの断層像を示す。この画像は，TR = 2000 ms，TE = 32 ms，NEX = 16のスピンエコー法を用い，1Tの永久磁石MRマイクロスコープを使用して約9時間で取得したものである。画素サイズは20 μm^{2}であるが，この空間分解能が達成されているかは，後述するように検証が必要である。

図2に，図1の画像のk空間と，その中心から半径rで描いた円を示す。図3は，k空間における信号の波数（図2のrに対応）に対して，

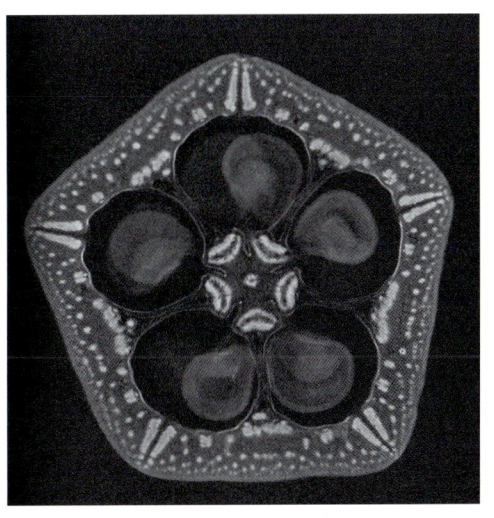

図1　1TのMRマイクロスコープを用いて撮像したオクラの断層像
スライス厚は3mm，FOVは20.48mm^2，マトリックス数は1024×1024，画素サイズは20 μm^2

Part 1 ● MRIの"予想外？"な真実

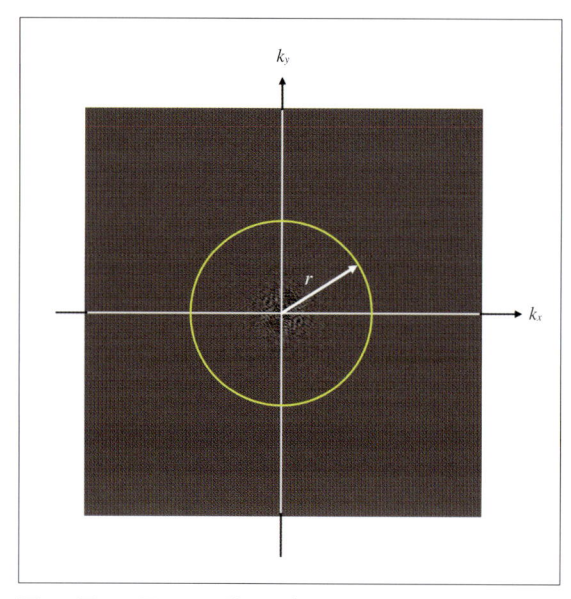

図2 図1に示した画像のk空間
原点を中心として半径 r の円を描いてある。
k_x 方向の最大値は $50000\,\mathrm{m}^{-1}$ である。

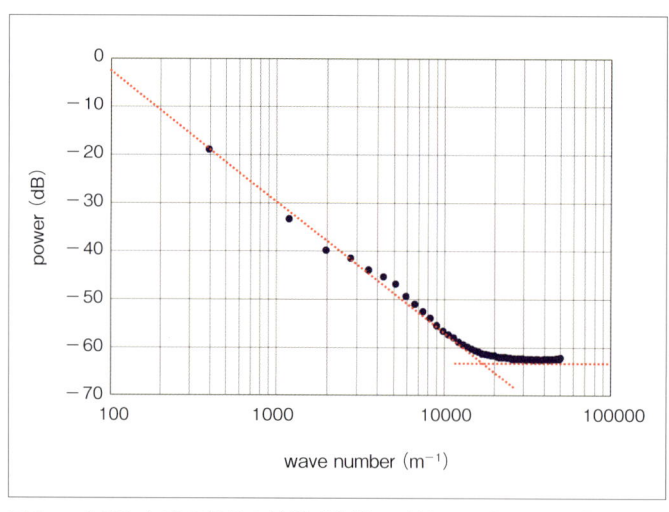

図3 k空間における信号の波数（横軸）に対して，そのNMR信号の平均電力を両対数プロットしたグラフ
斜めの破線は $p \propto k^{-1.4}$ の直線，水平の破線はノイズレベルを示す。

そのNMR信号のサンプル点あたりの平均電力を両対数プロットしたものである（k-powerプロット）[1]。また，斜めの破線は $p \propto k^{-1.4}$ の直線，水平の破線は，通常は熱雑音で決定されるノイズレベル（noise floor）を示す。このようにMRIの画像信号は，noise floorまではよく知られるように，一定の変化を示す[2), 3)]。

空間分解能の最適化

図3に示すように，$20000\,\mathrm{m}^{-1}$ 以上の波数では，信号よりもノイズの方が優勢である。よって，k空間で，それ以上の波数の信号をゼロとすることにより，空間分解能をほとんど低下さ

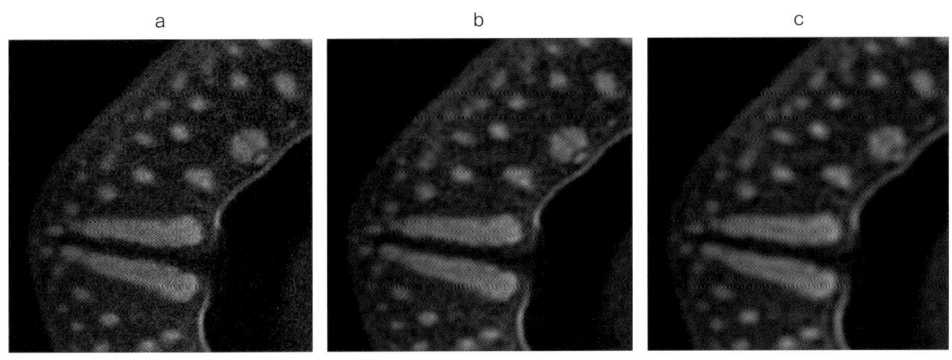

図4 k空間の原点を中心とした円で切り取ったデータを用いて再構成した画像
a〜cにおける円の半径は，50000 m^{-1}，20000 m^{-1}，13333 m^{-1}であり，それぞれ20 μm，50 μm，75 μmの空間分解能に対応する。

せることなく，ノイズを減少させることができる。

図4は，k空間の原点を中心とした半径が50000 m^{-1}，20000 m^{-1}，13333 m^{-1}の円で切り取ったデータから再構成した画像である。それぞれ20 μm，50 μm，75 μmの空間分解能に対応している。このように，**図4 a**から**b**では空間分解能の低下はないが，SNRは顕著に向上しており，微細構造がより明瞭に描出されている。一方，**図4 b**から**c**になると，空間分解能の低下が顕著である。

以上のように，k-powerプロットを用いて，k空間における有効な信号の領域を求めて，その円内のデータを用いて画像再構成を行うことにより，撮像後でも最適な空間分解能を達成することができる。このように，最適空間分解能を達成するためには，撮像後にk-powerプロットを活用すればいいことがわかる。

●参考文献
1) Behin, R., Bishop, J., Henkelman, R.M. : Dynamic Range Requirements for MRI. *Concepts in Mag. Reson.*, **26B**, 28〜35, 2005.
2) Fuderer, M. : The information content of MR images. *IEEE Trans. Med. Imaging*, **7**, 368〜380, 1988.
3) Watts, R., Wang, Y. : K-space interpretation of the Rose model ; Noise l imitation on the detectable resolution in MRI. *Magn. Reson. Med.*, **48**, 550〜554, 2002.

15 進行波MRI

はじめに

2009年2月19日号のNature誌に，"Travelling-wave NMR（進行波NMR）"という標題の論文が掲載され，Nature誌の解説記事でも大きく取り上げられた[1]。この論文は，これまでのNMRおよびMRIとはかなり異なった信号検出方法を初めて試み，しかも，ある条件のもとでは，従来の手法を大きく上回る可能性を示しており，その点では画期的な論文である。本節では，この論文の内容を解説し，その意義を考えてみたい。

NMR信号の検出方法

NMR信号の検出方法としては，これまで，電磁誘導を用いた方法（標準的な方法）[2]，SQUID（超伝導量子干渉素子）を用いた方法，力学的な方法，ホール素子を用いた方法，Farady回転を用いた方法，磁気抵抗素子を用いた方法などが報告されている。しかし，最初に提案された標準的な方法以外は，実用的レベルでは使われていないのが現状である。

よって，NMRにおいて新しい信号検出方法が提案されても，「実用的には使えないだろう」と懐疑的に思ってしまう人が多いのではないだろうか。ところが，Nature誌の論文では，7Tにおいて標準的な手法を上回る画像が提示されており，実用化への期待が高まっている。

近接場相互作用と遠隔場相互作用

この論文では，被写体と相互作用する電磁場として，RFコイル内の電磁場（近接場）ではなく，アンテナから遠く離れた場所における電磁場（遠隔場）を使用している。図1に，近接場の典型例であるRFコイルの中の電磁場と，遠隔場の典型例である平面電磁波を示す。図1に示すとおり，RFコイルの中には振動磁場が

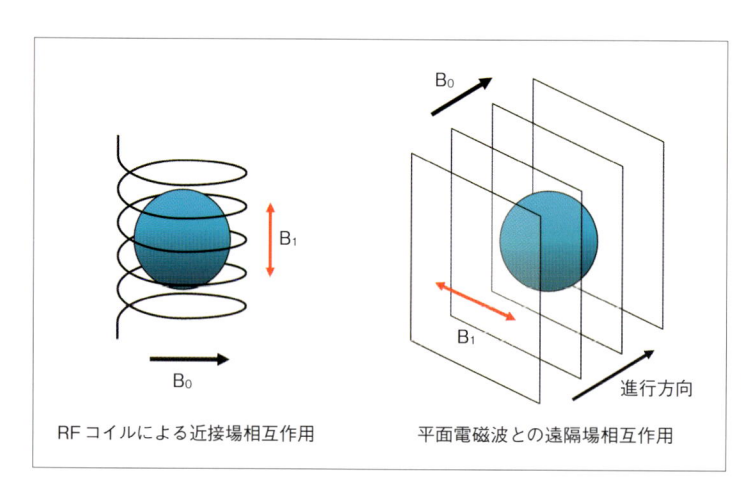

図1 被写体と電磁場との相互作用
B₀方向と平面波の進行方向は一致する。

15●進行波MRI

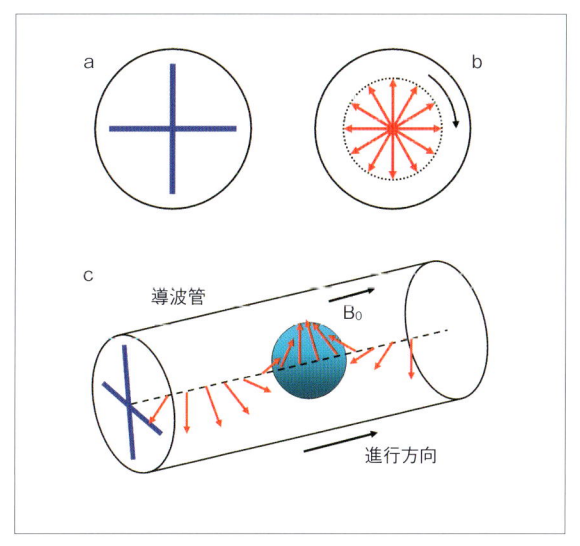

図2　NMR信号検出系の構造
a：円偏光進行波を放射する平面型アンテナ（パッチアンテナ）
b：被写体において生成される回転磁場
c：円形導波管と平面型アンテナから形成される進行波MRIの信号検出系

発生し，これによって核スピンが励起され，アンテナから発射された平面電磁波には，進行方向に垂直な振動磁場が存在し，これによって核スピンが励起される。

平面電磁波を用いても，核スピンの励起が可能であることは直感的に理解できるが，アンテナを用いた場合，励起も検出もRFコイルに比べて効率がきわめて悪く，とても実用化は難しいように思われる。ところが，電磁波を自由空間の平面波とするのではなく，導波管（waveguide）の中に限局することにより，電磁波の照射と信号検出の効率を高めたのが，この論文で提案している方式である。以下では，まず導波管について説明しよう。

導波管とは

導波管とは，主にマイクロ波（0.3〜3000GHz）などを伝えるために使われる金属製の管のことである。断面は，矩形と円形のものがある。電磁波はその中を，断面の形状で決定される電場もしくは磁場の分布を持ちながら伝播していく。導波管は，「特定の周波数以上」の電磁波しか通さない性質を持っており，これはカットオフ周波数と言われている。

円形導波管の直径は，通常，数cm程度であるが，この研究で使用されている円形導波管の直径は58cmもあり，カットオフ周波数はNMR共鳴周波数に近い約300MHzとなっている。

進行波MRIにおける検出系の構造

図2に，この論文で使用されているNMR検出系の構造を示す。このように，検出系はステンレスメッシュでつくられた円形の導波管と，その端に設置された平面型アンテナから形成されており，超伝導磁石（静磁場強度7T，全身用）と勾配磁場コイル内の円筒状の空間の中に収納されている。平面型アンテナ（図2a）は，円偏光の進行波（図2b）を発生し，均一な静磁場中に置かれた被写体に回転磁場を印加する。よって，被写体の核スピンはこの回転磁場によっ

57

て励起される。

このようにして発生した核磁化は，MRIの通常のパルスシーケンスに従って位相エンコード等が行われ，歳差運動する核磁化は電磁波を放出し，その電磁波は同じアンテナで受信される。受信された信号は，RFコイルで受信された信号と同様に検波され，画像再構成に使用される。このようにして，進行波により均一に励起・受信された足の画像が，この論文に掲載されている。

メリット・デメリット

従来のRFコイルを用いたMRIに比べ，進行波を用いたMRIの優位性は，前者では，定在波のために人体内の核スピンを均一に励起できないのに対し，後者では，定在波が発生しないため，均一に励起できることにある。これにより，主に7T以上の全身用MRIで問題となっていた，均一に人体内の核スピンを励起できないという問題点は，根本的に解決できる可能性がある。また，RFコイルを被写体に近接させる必要がないため，MRI装置内における患者の居住性が改良されるという利点も挙げられている。

一方，進行波を用いたMRIには，以下の問題点が考えられる。

まず第1に，この方式は，全身用MRIのサイズでは7T以上の静磁場強度を有するシステムにしか適用できないことである。これは，直径60cm程度の導波管では，300MHzあたりにカットオフ周波数があるためである。

第2に，高周波パワーの効率が悪いことである。すなわち，この研究のシステムでは，進行波で同じフリップ角を得るためには従来のRFコイルに比べ，約4倍のパワーが必要とされている。

第3に，人体と空気の境界などにおいて電磁波の反射があるため，進行波との間に定在波が発生し，均一なRF励起が妨げられるという点である。これに関しては，反射を防ぐための空間的なインピーダンスマッチングが必要と言われている。

第4に，検出感度の問題がある。これは，核スピンの励起と信号の検出には相反関係があるため，励起の効率が低ければ検出感度が低くなる。そこで，励起は進行波で行い，検出は従来のRFコイルで行うというハイブリッドシステムが提案されている。

むすび

進行波MRIは，今後，さまざまな観点から研究されていくと期待される。7T以上の超高磁場MRIにおける標準的な手法になるか否かは，現時点ではわからないが，MRIにおける新しい信号検出方法として，MRI現象の理解にも大きく貢献していくことは確かであろう。

●参考文献
1) Brunner, D., Zanche, N., Fröhlich, J., et al. : Travelling-wave nuclear magnetic resonance. *Nature*, **457**, 994～998, 2009.
2) Bloch, F., Hansen, W., Packard, M. : The nuclear induction experiment. *Phys. Rev.*, **70**, 474～485, 1946.

16 第17回国際磁気共鳴医学会大会（ISMRM）

はじめに

　2009年4月18日（土）から24日（金）まで，ホノルル市のハワイコンベンションセンターで，第17回国際磁気共鳴医学会（International Society for Magnetic Resonance in Medicine：ISMRM）が開催された。この大会は，第17回と称されているが，多くのMRI関係者は，ISMRMは1982年にボストンで開催された第1回のSociety for Magnetic Resonance in Medicine（SMRM）から連綿と続く，磁気共鳴医学における最大の国際会議という認識を持っている（表1，2）。本節では，私見を中心に簡単に内容をお伝えしたい。

表1　SMRMの大会開催地
緑の部分は，北米以外の都市。第12回後，SMRMはSMRIと合併し，SMRMの大会はなくなる。

回　数	開催年	開催地
1	1982	ボストン
2	1983	サンフランシスコ
③	1984	ニューヨーク
4	1985	ロンドン
5	1986	モントリオール
⑥	1987	ニューヨーク
7	1988	アムステルダム
⑧	1989	サンフランシスコ
⑨	1990	ニューヨーク
⑩	1991	サンフランシスコ
11	1992	ベルリン
12	1993	ニューヨーク

＊○印は著者が参加した大会

表2　ISMRMの大会開催地
緑の部分は，北米以外の都市。1994年に，SMRMとSMRIの2つの米国の学会が合併してISMRMがつくられたため，94年には2回の大会が開催された。

回　数	開催年	開催地
1	1994	ダラス
2	1994	サンフランシスコ
③	1995	ニース
4	1996	ニューヨーク
⑤	1997	バンクーバー
⑥	1998	シドニー
⑦	1999	フィラデルフィア
⑧	2000	デンバー
⑨	2001	グラスゴー
⑩	2002	ハワイ
⑪	2003	トロント
⑫	2004	京都
⑬	2005	マイアミ
⑭	2006	シアトル
⑮	2007	ベルリン
⑯	2008	トロント
⑰	2009	ホノルル
⑱	2010	ストックホルム
⑲	2011	モントリオール
⑳	2012	メルボルン

＊○印は著者が参加した大会

Part 1 ● MRIの"予想外?"な真実

ウィークエンドセッション

　本大会の大きな魅力のひとつは，大会前の週末に開かれる教育セッションである。これは，さまざまなテーマで10個くらいのセッションが並行して開かれ，内容も中級から専門家向けまでさまざまであり，最新の知識をアップデートしたり，自分の不確かな理解を解消するのに最適である。ただし残念なのは，セッションの横のつながりがまったくなく，聞きたいセッションがしばしば時間的に重なっていることである。私は，MR Physics for Physicist, MR Engineering, Imaging Strategies, Advanced Neuroimagingなどを聴講したが，かなり満足度の高い講演がたくさんあった。もちろん，期待外れの講演もいくつかあった。

　これらのセッションに参加するに当たっては，できれば，2週間くらい前に公開されるシラバスを読んでおくのが理想的だが，時間がないときは，大会前の金曜日にregistration（登録）を行ってシラバスのCD（最近はUSBメモリとなっている）を貰い，それで予習するのがいいのではないかと思う。

オープニングセッション

　オープニングセッションは，月曜日の朝7時30分から開かれることもあり，本格的なセッションではないので，参加を見合わせる人も多いかもしれないが，MRIの世界的動向を知るためのさまざまな情報が得られるため，興味のある人はぜひ参加するとよいだろう。

　例えば，本大会に提出されたアブストラクトは6052件，採択率は79％，口頭発表は858件，ポスターは2242件，Eポスターは1692件，月曜日朝の時点における出席者は4827名，というような数字を発表してくれる。このような数字は，翌年の投稿などには大変参考になるだろう。

　さて，オープニングセッションの最大のイベントは，Gold Medal受賞者の発表である。今回の受賞者は，かつてのGE社の花形技術者で，現在はONI Medical Systems, Inc.の技術担当副社長であるPeter RoemerとGE社の中央研究所のMRIチームのマネージャーであったJohn Schenckであった。

　Roemerは，active shielded gradient coilとアレイコイルの発明者（の一人）であるが，アレイコイルがMRIにおける最近10年の最大の発明であるパラレルイメージングの基盤技術になったことを考えれば，受賞は遅きに失したものと思われる。また，パラレルイメージングについては，すでにSodicksonとPruessmannが2006年に受賞しているので，これともバランスを欠くものと言えるだろう。ところで，それよりも不思議なのはJohn Schenckの受賞である。彼は，MR safetyの分野や，脳の組織のT2緩和に関する業績はあるものの，GE社における研究チームのマネージメントを除くと，これといった同賞に値する顕著な業績は見られないからである。

　GE社の花形技術者だったが，同社を辞めてベンチャー企業を創業したRoemerと，GE社の中心的マネージャーだったSchenckが同時にGold Medalを受賞したことに，何らかの偶然を感じたのは私だけだろうか。

　なお，オープニングセッション全体を仕切ったのは，現会長のVivian S. Leeだったが，クリアで気の利いたトークで，非常に歯切れも良く，大変心地良いセッションだった。彼女は，M.D., Ph.D., MBAという才媛（と言うのもはばかられるが）で，所属するニューヨーク大学のMedical Schoolの全米ランキングを向上させるのに大変功績があったらしいが，彼女のトークだけでも聞く価値があったと思う。

進行波（travelling wave）MRI

　本大会で一番注目していたのは，前節（56P〜）で解説した"進行波MRI"である。2008年の

大会では，チューリッヒ工科大学のグループからの発表だけだったが，今回は，そのほかにニューヨーク大学，ユトレヒト大学，ライデン大学のグループからの発表があった。いずれも7Tの全身用MRIを用いており，3施設がフィリップス社，1施設がシーメンス社のシステムだった。

さて，2009年2月のチューリッヒ工科大学のグループから発表された*Nature*誌の論文[1]では，アンテナからのRF照射の安全性評価がきちんとできていなかったために，下肢の画像しか発表されていなかったが，本大会では，複数のグループから人体の数値モデルを用いたSARの計算機シミュレーション結果と，それを踏まえた頭部や全身の画像が発表されていた。

これらの研究発表における今回の最大のトピックスは，アンテナから発射された進行波が人体に入る時に，波長が人体内で短縮するために生じる，空気と人体との境界における励起高周波磁場の不均一性に関するものであった。これに関しては，境界におけるインピーダンスマッチングを行うために，人体と同じ誘電率を有する物質を人体周囲に配置するなどの工夫が提案されていた。このほかに，通常のRFコイルとのSNRの比較が行われていたが，励起の効率の低さに伴ったSNRの低下が示されていた。

以上のように，進行波MRIは，まだその特長を十分に生かしている状態ではないが，今後も技術的動向に注目していきたい。

全般的印象

本大会は，2008年9月のリーマンショックに始まる世界経済危機の中で行われ，国内の1メーカーが展示を取り止めたことにも象徴されるように，企業展示会場は，例年よりかなり縮小されたものとなっていた。また，午前中と午後にあったコーヒーブレークのスポンサーがいなかったためか，無料のコーヒーもソフトドリンクもなかった。そのほか，これは日本の特殊事情だが，本大会の最初の期間と第68回日本医学放射線学会総会の開催期間が重なっていたこともあって，日本からの臨床系の参加者は，例年より少なかったように感じた。

以上のように，本大会には強い逆風が吹いていたが，オープニングセッションでも紹介があったように，MRIを含む画像診断技術は，最近30年間のすべての医療技術革新の中でも第一位にランクされる技術であり，しかも，MRIの発展を支えてきたのが本大会であることを考えると，MRIを研究テーマとする者は，あらゆる犠牲を払ってでも参加する価値があると，改めて強く感じた次第である。

●参考文献
1) Brunner, D., Zanche, N., Fröhlich, J., et al. : Travelling-wave nuclear magnetic resonance. *Nature*, **457**, 994〜998, 2009.

17 Reciprocity Principle（相反定理）

はじめに

1976年，オックスフォード大学のDavid Houltは，Reciprocity Principle（相反定理）を用いたRFコイルの感度評価法を提案した[1]。この方法は，それまで半定量的にしか議論されていなかったRFコイル感度の定量的評価を可能とし，80年代以降のMRIの発展に大きく貢献した。

ところが，MRI技術の進歩に伴って，振動磁場の代わりに回転磁場が使用されるようになり，また，共鳴周波数の波長がRFコイルと同程度になってくると，この方法の妥当性に疑問が提起されるようになってきた。そこで本節では，最近再び注目されるようになってきたNMRにおける相反定理について解説したい。

HoultによるRFコイル感度評価法

1976年にHoultが提案したRFコイルの感度評価法は，「図1に示すように，コイルCに単位電流を流し，点Aに磁場$\vec{B}_1$が発生する時，点Aに置かれた磁気モーメント$\vec{m}$の歳差運動によってコイルCに誘起される起電力ξは，

$$\xi = -(\partial/\partial t)(\vec{B}_1 \cdot \vec{m})$$

と表される」というものである[1]。

この式の説明として，論文にはPrinciple of Reciprocityによる，とコメントされているだけで，導出方法に関してはいっさい記載されていない。そこでこの式を，磁気モーメントを微小なコイルと考え，コイル間の相互インダクタンスを用いて説明してみよう[2]。

まず，図1に示すように点Aに微小なコイルAを考え，コイルCとの相互作用を，

$$\Phi_1 = L_{11}I_1 + L_{12}I_2, \quad \Phi_2 = L_{21}I_1 + L_{22}I_2$$

すなわち，

$$\begin{bmatrix} \Phi_1 \\ \Phi_2 \end{bmatrix} = \begin{bmatrix} L_{11} & L_{12} \\ L_{21} & L_{22} \end{bmatrix} \begin{bmatrix} I_1 \\ I_2 \end{bmatrix}$$

と記述する。Φ_1，Φ_2はコイルC，コイルAをそれぞれ貫く磁束，I_1，I_2はコイルC，コイルAに流れる電流，L_{ij}はこれらのコイル系のインダクタンス行列である。なお，L_{11}とL_{22}は自己インダクタンス，L_{12}とL_{21}は相互インダクタンスと呼ばれるものである。

さて，コイルAは十分に小さいため，$L_{22} = 0$とすることができ，そのコイルの面積をS，コイル面の法線方向の単位ベクトルを$\vec{n}$すると，

$$\Phi_2 = (\vec{B}_1 \cdot \vec{n})S = L_{21}I_1$$

となる。$I_1 = 1$（単位電流）であるため，上記の式から，

$$\vec{B}_1 \cdot \vec{n} = L_{21}/S$$

となる。よって，点Aに置かれた磁気モーメント$\vec{m}$が歳差運動する時に，コイルCに誘導される起電力$\delta\xi$は，Faradayの電磁誘導の法則より，

$$\begin{aligned}\delta\xi &= -\partial\Phi_1/\partial t = -L_{12}\partial I_2/\partial t\\&= -(L_{12}/S)(\partial(SI_2)/\partial t)\\&= -(\vec{B}_1\cdot\vec{n})(\partial(SI_2)/\partial t)\\&= -(\partial/\partial t)(\vec{B}_1\cdot\vec{m})\end{aligned}$$

となる。ここで，コイルCに流れる電流は無視できるものとし，$\vec{m}=SI_2\vec{n}$，$L_{12}=L_{21}$（相反定理）とした。このように，相反定理はインダクタンス行列の対称性として使われている。

さて，$\vec{m}$は，静磁場に対して垂直な面内（xy面）で歳差運動する核磁化であることから，最大のNMR信号強度を得るためには，$\vec{B}_1$のxy面内の成分を最大化すればよいことがわかる。これにより，感度の良いRFコイルをつくるためには，単位電流を流した時に，静磁場に対して垂直な方向に，できるだけ強い磁場が発生するような設計にすればよいことになる。この設計方針はきわめてわかりやすく，実験的な一致も良かったため，長い間，RFコイル開発の指導原理となっていた。

RFコイル感度評価法に対する疑問

前項の式の導出からわかるように，磁気モーメントの歳差運動は，B_1に平行に振動する磁気モーメントとして扱われており，また，励起用のRFコイルと受信用のRFコイルは同一のものとされていた。すなわち，振動磁場を用いたシングルコイルであれば，この感度評価法は問題なく適用できた。また，Faradayの電磁誘導の法則を使っていることからわかるように，RFコイルや被写体のサイズが，電磁波の波長と同程度以上になる時に問題となる。電磁波の輻射などは無視されていた。

ところが，1980年代半ば以降，人体の核スピンの励起には，振動磁場ではなく回転磁場を使うことが主流となり，また，ほとんどの場合，送信用RFコイルと受信用RFコイルには，別のものを使うようになってきた。さらに，高磁場化により，比誘電率 ε_r が80程度の人体内では波長が真空中の $1/\sqrt{\varepsilon_r}\approx 1/9$ となるため，人体内では，電磁波の波長と人体のサイズが同程度になってきた。よって，Houltが最初に提案した時の前提条件は満たされないことが多く，このため，彼の感度評価法そのものに疑問が提起されるようになってきた。

これらのさまざまな疑問に答えたのが，2000年に発表されたHoultの論文である[3]。

相反定理に基づくRFコイル感度評価法

2000年の論文でHoultは，改めて相反定理が成立することを示すデモ実験を行い，これに基づいたRFコイルによる回転磁場成分の生成と，歳差運動の検出を定式化した。以下に，その論文の内容を簡単に紹介しよう。

図2に，相反定理の検証に使用した実験装置の構成を示す。このように，彼は，同一サイズの円形コイル（直径約15mm）をネットワークアナライザの出力ポートと入力ポートに接続して，約9cmの間隔で配置し，片方のコイルを直径15.6cmのフラスコの中に設置した。そして，出力ポートに10～500MHzの高周波信号を供給して，フラスコの中に水を入れた場合

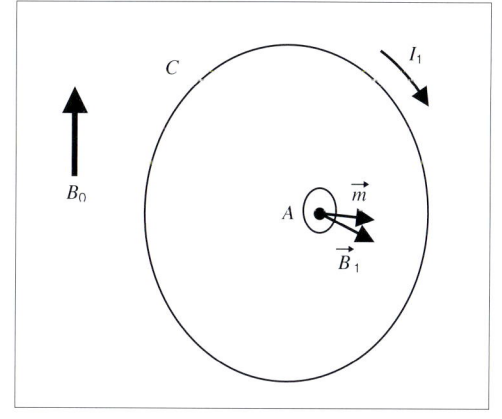

図1 コイルCと，その周囲の任意の点Aに作られる磁場$\vec{B}_1$，および点Aで歳差運動する磁気モーメント$\vec{m}$の関係
$\vec{m}$は振動するものとして取り扱われている。

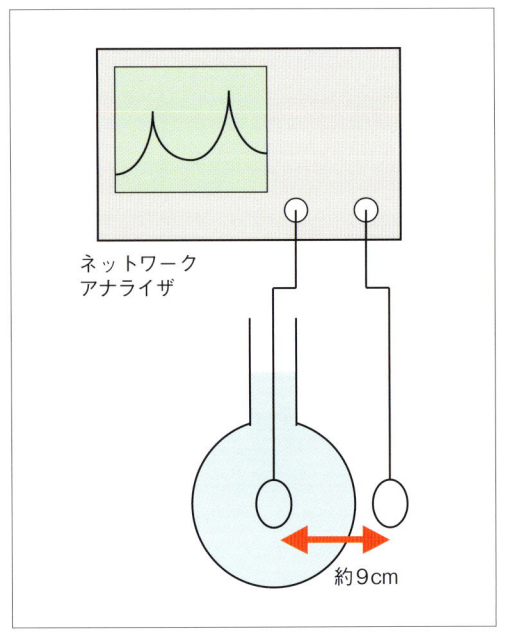

図2 相反定理検証のための実験システム
ネットワークアナライザの出力ポートと入力ポートに，同一サイズのループコイルを接続し，片方のコイルはフラスコの中に配置した。フラスコの中に水を入れた場合と入れない場合に，出力ポートに10〜500MHzの高周波信号を供給し，入力ポートに誘起される信号を観測した。

と入れない場合で，入力ポートに誘導される信号電圧を観測した。

まず，フラスコに水を入れない場合には，10〜500MHzの全領域にわたって，送信側から受信側への平坦な伝送特性を観測した。すなわち，電磁波の波長によらないFaradayの電磁誘導の法則に基づく起電力を観測した。一方，フラスコに水を入れた場合には，約216MHzと約432MHzで電圧のピークを観測した。これは，水の比誘電率が約80であるため，フラスコの中の電磁波の波長は約1/9，すなわち，それぞれ約15.6cm，約7.8cmとなり，フラスコの中で定在波が生成されたためである（誘電共振現象）。

また彼は，これらの実験を入力ポートと出力ポートを入れ替えて行い，まったく同じ波形が観測されることを示した。このようにして，RFコイルを用いたNMR信号検出系においては，電磁波の波長が試料と同じサイズになっても相反定理が成立することを示した。

次に彼は，RFコイルに流れる角周波数 ω の高周波電流が，試料の位置にどのような高周波磁場を発生するか，そして，その高周波磁場が，ω と $-\omega$ 回転座標系でどのように表されるかを計算した。また，その回転磁場で励起される核磁化を求め，その核磁化が歳差運動する時にRFコイルに誘導される電圧を計算した。

以上のようにして，RFコイルの受信感度分布は，そのRFコイルに ω の高周波電流を流した時に生成される，「核磁化の歳差運動の方向とは逆に回転する磁場の強度分布」に比例することを見出した。これは，以前から実験的に示唆されていたものであったが，彼はこれを明確に定式化した。

300MHzにおける実験的検証

以上，紹介したHoultの計算結果は，2002年

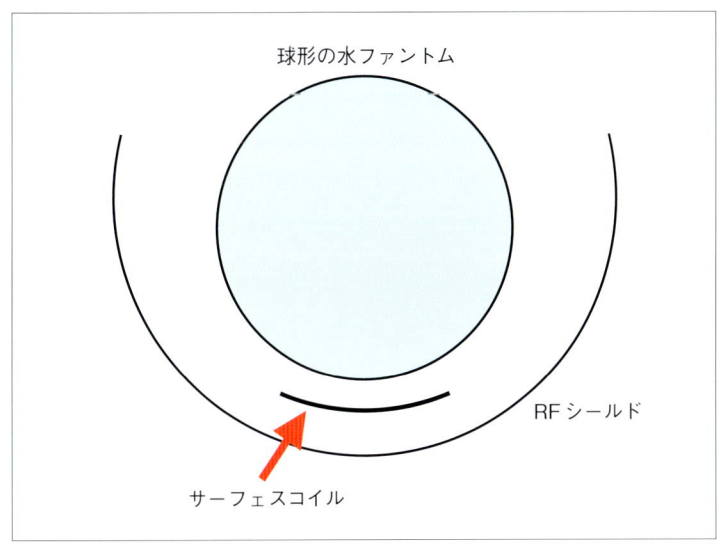

図3　300MHzの共鳴周波数において行われたファントム実験の配置
円筒上に配置された送受信用円形サーフェイスコイルと，
その上に置かれた球形の水ファントム

に発表されたCollinsらの論文によって実証された[4]。彼らは，**図3**に示すように，7T（共鳴周波数300MHz）の超伝導磁石の中に，直径10cmの円形サーフェイスコイル（半径12.75cmの円筒上に配置）を置き，その上に直径16cmの球形ファントム（20mMの生理食塩水入り）を置いた。さらに，そのRFコイルとファントムの下に円筒状の銅板のRFシールドを置いて実験を行った。

彼らは，この系をグラディエントエコー法で撮像するとともに，FDTD（Finite difference time domain：有限差分時間領域法）法を用いて，ファントム内に生成される高周波磁場分布を計算し，Houltの式に従って得られる画素強度分布を計算した。この結果，実験で得られた画像の画素強度分布と，理論的に求められる画素強度分布が一致することが示された。これによって，2000年にHoultが示した方法が，RFコイルの感度分布の計算に使用できることを実証した。

Houltが相反定理に基づいて，1976年に提案したRFコイルの感度計算法が，その後さまざまな批判を受けたことから，2000年に改めて再提案され，これにより，相反定理が電磁波の波長の影響を受ける高い周波数でも有効であることが実証された。

●参考文献
1) Hoult, D.I., Richards, R.E. : The signal-to-noise ratio of the nuclear magnetic resonance experiment. *J. Magn. Reson.*, **24**, 71～85, 1976.
2) 巨瀬勝美：NMRイメージング, 95, 共立出版, 2004.
3) Hoult, D.I. : The principle of reciprocity in signal strength calculations ; A mathematical guide. *Concepts Magn. Reson.*, **9**, 173～187, 2000.
4) Collins, C.M., et al. : Different excitation and reception distributions with a single-loop transmit-receive surface coil near a head-sized spherical phantom at 300 MHz. *Magn. Reson. Med.*, **47**, 1026～1028, 2002.

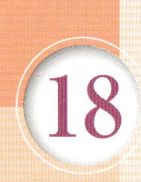

18 MRIにおける ダイナミックレンジ問題（1）

はじめに

　MRIは，画像のフーリエ空間（k空間）における信号計測であるため，MR信号のダイナミックレンジ（dynamic range：DR）に関する問題は，MRIの実用化当初より現在に至るまで，さまざまな状況において議論されてきた。この問題は，MR画像のSNRを決定するきわめて重要な問題にもかかわらず，通常のユーザーがかかわることがほとんどないため，一般的には，ほとんど知られてこなかったのが実情ではないだろうか。そこで，本節と次の2つの節では，この問題とその解決法などについて解説したい。

MRIにおけるDR問題とは

　DRとは，最小信号（雑音）の電力と最大信号の電力の比である。通常はdB（デシベル）で表されるが，ビット数で表すこともある。また，DRには，信号のDRと，機器や素子のDRという二通りの使い方がある。

　さて，MR画像においては，画像ノイズと最大画像強度の比を画像のDRということもあるが，MRIにおけるDR問題とは，k空間における信号のDRに関する問題である。例えば，スピンエコー画像においては，k空間の中心で各画素の核磁化がすべてそろうことにより，きわめて大きな信号が得られるのに対し，k空間の周辺部の信号強度は相対的に低いために，MR信号のDRがきわめて大きくなり，これを正確にデジタル化するには，AD（アナログ／デジタル）変換器のビット数が不足するという問題が生じる（図1）。

　また，DR問題は，AD変換のビット分解能の問題ばかりでなく，RFコイルからレシーバー

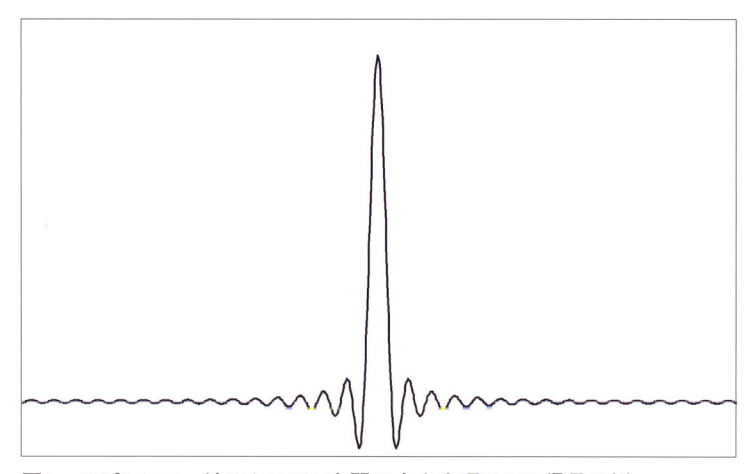

図1　スピンエコー法においてk空間の中心を通るMR信号の例
このように，MR信号はk空間の中心部で非常に強いが，周囲（空間周波数の高い領域）では非常に小さい。このように，MR信号のDRは一般に非常に広大である。

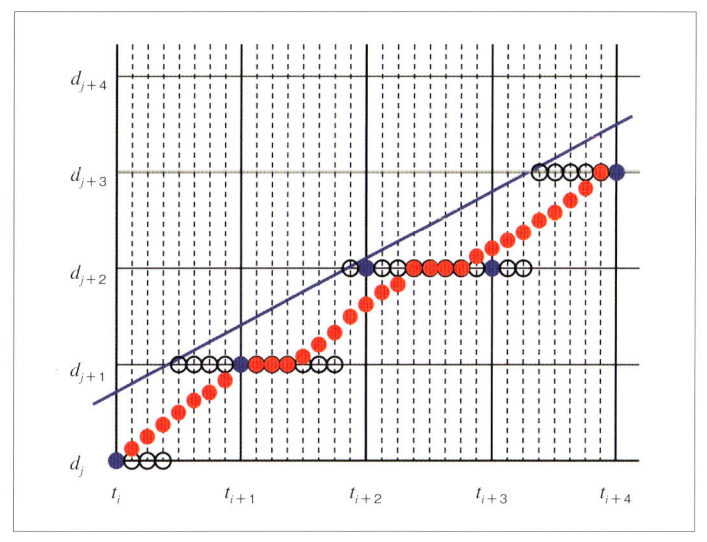

図2　オーバーサンプリングによる量子化誤差の改善の原理
横軸はサンプリング時刻，縦軸は信号強度とそれに対応するデジタル値。青線は信号，●は基本サンプリング周波数によるサンプル点，○はオーバーサンプリングにより追加されるサンプル点，●は，オーバーサンプリングによるデータ点から計算される値の例である（Ex. 移動平均による値）。

への信号伝送や，レシーバーそのものにおいても議論されている。

MRIにおけるDR問題の歴史

MRI装置の開発当初，MR信号は，ラーモア周波数のリファレンス信号（1.5Tでは64MHz）を用いて検波され，その検波信号がAD変換器によりデジタル化されていた（アナログレシーバー方式）。当時より，AD変換器のビット分解能は16ビット程度であり，2D撮像では問題はなかったが，3D撮像ではしばしば不足していた。ところが，この問題があまり顕在化しなかったのは，3D撮像は，主にグラディエントエコー法で行われ，この方法ではk空間の中心においても核磁化の位相がそろうとは限らず，スピンエコー法に比べて，信号のDRが20dB程度（3ビット程度）低下していたからである。また，脂肪抑制法などの技術による不要な信号の抑制も，DR問題を回避するための重要な技術のひとつであった。また，パラレルイメージングも，DR問題の解決に寄与できる技術の

ひとつとも言えよう。

ところが，静磁場強度の増大とともに，MR信号のDRも増大し，3D撮像ばかりでなく，2D撮像でもDR問題が顕在化してきた。そこで，DR問題の解決法として，主に2つの方法が提案され，実施されてきた。1つが，オーバーサンプリングの原理に基づくデジタルレシーバーによる解決であり，もう1つが，k空間の中心部と周辺部でシステムのゲインを変化させる方法である。

オーバーサンプリングによるDR問題の解決

オーバーサンプリングによるDR問題解決の原理を図2に示す。MRIにおける信号サンプリングは，通常，信号に含まれる最大周波数（ナイキスト周波数）の2倍の周波数で行われるが，これをさらにその何倍もの周波数で行う手法を，オーバーサンプリングと呼んでいる。すなわち，この手法においては，時間方向に繰り返し大量に信号サンプリングを行い，時間方向に関して

演算処理を行うこと（デジタルフィルタリングなどの手法）により，量子化の分解能を向上することができる[1]。一般に，N倍のオーバーサンプリングを行う時，DRは$\sqrt{N}$倍向上する。

さて，MRIにおけるデジタルレシーバーでは，RFコイルで検出されたRF信号を，10MHz程度の中間周波数に変換し，その2倍以上の周波数でデジタルサンプリングし，そのデータに対してデジタルフィルタリングを行うことにより，核磁化運動に対応する2チャンネルの信号を得ている[2]。この方式では，サンプリング周波数がアナログレシーバー方式におけるサンプリング周波数の1000倍程度であるため，約32倍，すなわちDRを5ビット程度向上させることができる。

なお，デジタルレシーバー方式は，上記のDR問題の改善だけでなく，正確に90°位相の異なったMR信号が得られること，理想的なローパスフィルタが実現できることなどのメリットも有している。

ところで，DR問題が，AD変換器のビット分解能だけの問題であれば，アナログレシーバー方式でも，AD変換器のビット数だけを，16ビットから24ビット程度まで向上させればいいように思われる。これは，現在のエレクトロニクス技術では不可能な技術ではない。しかし，DR問題は，RFコイルにおける受信，ケーブルにおける伝送，プリアンプにおける増幅，周波数変換など，すべてのコンポーネントがかかわる問題であり，AD変換器だけの問題ではない。また，DR問題は，どのようなシーケンスで，どのような画像を撮像するかという，撮像法にもかかわってくるMRI特有の問題である。

よって，次節は，DR問題を解決するもうひとつの有力な手法である，k空間の中心部と周辺部でシステムのゲインを変化させる方法や，最近話題になっている，RFコイルからの信号伝送とDR問題の関係などについて解説したい。

●参考文献
1) Delsuc, M.A., Lallemand, J.Y., : Improvement of dynamic range in NMR by oversampling. *J. Mag. Reson.*, **69**, 504～507, 1986.
2) Bolenbeck, J., Vester, M., Oppelt, R., et al. : A high-perfoemance multi-channel RF receiver for magnetic resonance imaging systems. Proceedings of the 13th Annual Meeting of ISMRM, p860, 2005.

19 MRIにおけるダイナミックレンジ問題（2）

はじめに

前節は，ダイナミックレンジ（dynamic range：DR）問題を解決する手法として，デジタルレシーバーにおけるオーバーサンプリングについて解説した。本節では，MR信号のDRの評価法，MR信号の非線形圧縮法，k空間の領域に応じて受信ゲインを変化させる手法（デュアルスキャン法など）を紹介する。

MR信号のDRの評価法

第14節（53P～）で紹介したように，MR信号の波数に対して平均電力をプロットすることにより，MR信号のDRを知ることができる。図1は，静磁場強度9.4T（共鳴周波数400MHz）にて，Carnegie Stage 22（受胎後54～56日，体長約2.5cm）のヒト胚子標本を，3Dスピンエコー法で撮像した正中断層像と，そのMR信号のk-powerプロットである。

図1からわかるように，このMR信号は80dB以上のDRを有しており，受信系には80dB以上のDRが必要であることがわかる[1]。一方，トロント大学のグループはk-powerプロットを用いて，7Tにおける化学固定マウスのT_1強調3D全身像のMR信号は，約120dBのDRを持つことを報告している[2]。

以上のように，MR信号や受信系のDRを評価する方法として，k-powerプロットはきわめて有効である[3]。

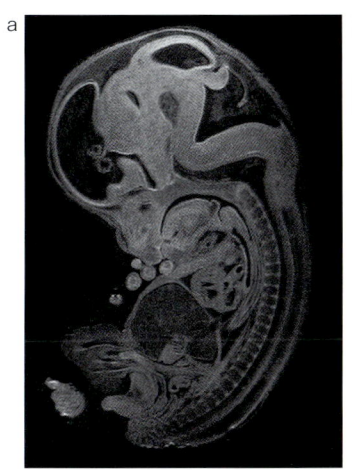

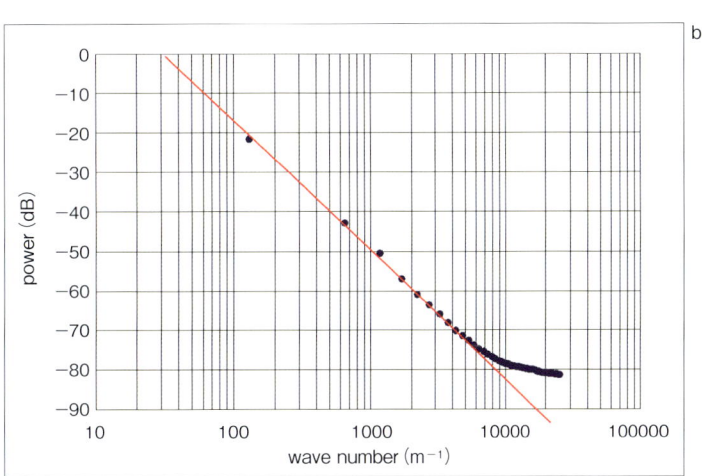

図1　ヒト胚子標本（Carnegie Stage 22）
a：9.4Tにおいて，3Dスピンエコー法を用いて撮像したヒト胚子標本の3D画像データから抽出した正中断層像。3D画像データの画素数は，256×256×512画素。画素サイズは（60μm)^{3}である。
b：k空間データの波数に対する平均パワーのプロット
（試料ご提供：京都大学先天異常異常標本センター・塩田浩平先生）

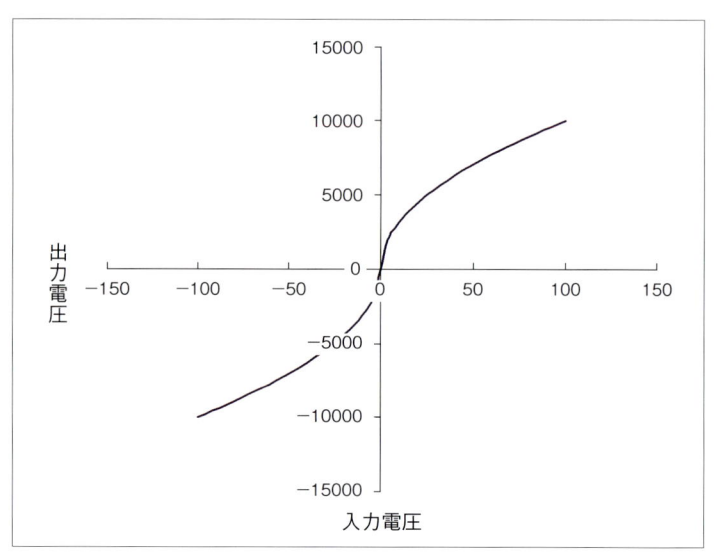

図2　非線形信号圧縮（平方根）における入力電圧と出力電圧の関係

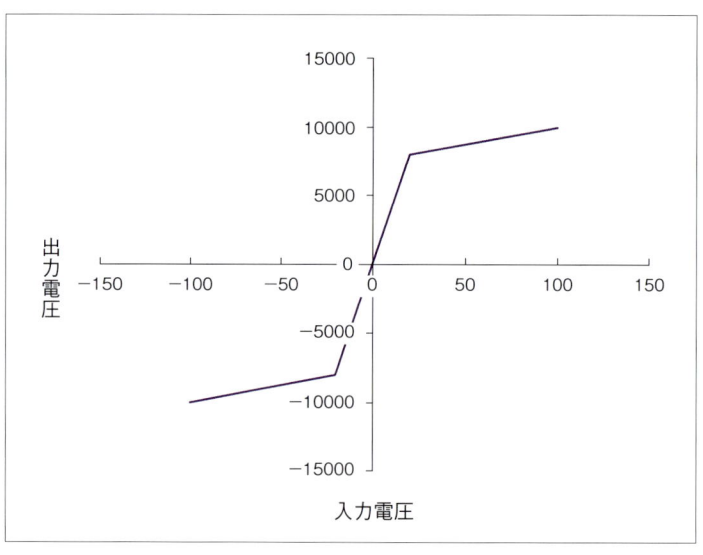

図3　非線形信号圧縮（区分的直線）における入力電圧と出力電圧の関係

信号の非線形圧縮による DRの改善

　さて，エレクトロニクス分野でDR問題を解決する方法のひとつとして，信号の非線形圧縮法がよく知られている。この原理を**図2**に示す。すなわちこれは，小さな信号は振幅を伸張し，大きな信号は振幅を圧縮することにより，DRを向上させる手法である。著者は，1988年にこの原理をMRIに適用し，計算機シミュレーションを用いてその有用性を明らかにした[4]。この方法は，現在，シーメンス社のレシーバーなどに実装されている（非線形関数としては1/3乗の関数が使われている）[5]。

　ところで，**図2**に示す平方根の形状の特性を有する増幅器の代わりに，**図3**に示す区分的に直線的な特性を有する増幅器を考えることがで

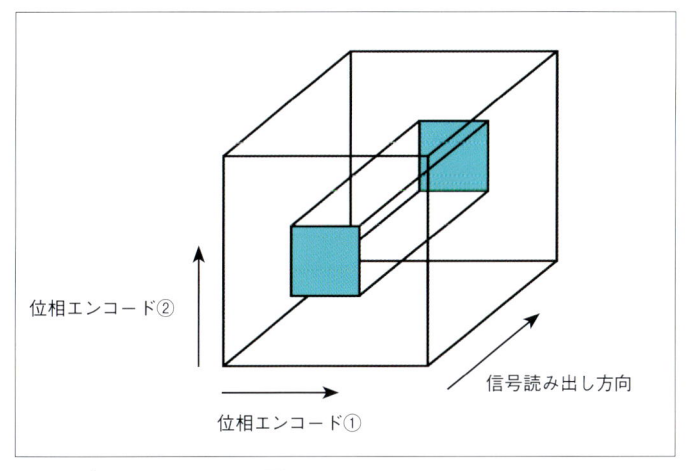

図4 デュアルスキャンの原理
三次元のk空間において，水色の部分（■）は低い空間周波数成分を含む領域であり，周辺部よりも低いゲインで計測する。通常，30dB以上のゲイン差で計測する。

きる。この特性は，k空間の中心部と周辺部を，受信ゲインを変えて計測することにより実現される。これが，次に説明するデュアルスキャン法と呼ばれる手法である[2]。

k空間の領域に応じて受信ゲインを変化させる方法

これまでに述べたように，MR信号の強度は，空間周波数の低周波領域で大きく，高周波領域で小さいという一般的な性質を有している。よって，MR信号をk空間の領域に依存して受信ゲインを変化させて計測することは，有力なDR問題の解決法である[6]。

この方法は，すでにいくつかのメーカーのシステムに実装されているが，このような機能がないシステムでも，レシーバーの入力段に高周波信号減衰器（アッテネーター）を挿入し，図4に示すように，k空間の中央部分とその周辺部分で異なったゲインでデータ収集を行い，デー

タ収集後に信号を合成することによりDRを向上させることができる。通常は，2回に分けて撮像することにより，十分なDRを達成できるため，この方法はデュアルスキャン法と呼ばれている。デュアルスキャン法は，おそらく，最も簡単にDR問題を解決できる方法である。

●参考文献
1) Otake, Y., Haishi, T., Kose, K. : A solution to the dynamic range problem in MRI using a parallel image acquisition. *Concepts in Magn. Reson.*, **29**B, 161～167, 2006.
2) Behin, R., Bishop, J., Henkelman, R. M. : Dynamic Range Requirements for MRI. *Concepts in Mag. Reson.*, **26**B, 28～35, 2005.
3) Watts, R., Wang, Y. : k-space interpretation of the Rose model ; Noise limitation on the detectable resolution in MRI. *Magn. Reson. Med.*, **48**, 550～554, 2002.
4) Kose, K., Endoh, K., Inouye, T. : Quantization Noise Reduction by Nonlinear Amplitude Compression. 7th Annual Meeting of SMRM, San Francisco, 961, 1988.
5) Bolenbeck, J., Vester, M., Oppelt, R., et al. : A high-perfoemance multi-channel RF receiver for magnetic resonance imaging systems. Proceedings of the 13th annual meeting of ISMRM, Miami Beach, 860, 2005.
6) Elliott, M.A., Insko, E.K., Greenman, R.L., et al. : Improved resolution and signal-to-noise ratio in MRI via enhanced signal digitization. *J. Magn. Reson.*, **130**, 300～304, 1998.

20 MRIにおける ダイナミックレンジ問題（3）

はじめに

前節は，MR信号のダイナミックレンジ（dynamic range：DR）の評価法，MR信号の非線形圧縮法，k空間の領域に応じて受信ゲインを変化させる手法（デュアルスキャン法など）を紹介した。本節では，DRをMR信号からではなくMR画像から求める方法を紹介し，臨床画像のDRがどの程度かなどについて紹介しよう。

MR画像による信号のDRの評価

前節（P69～）では，MR信号の波数に対する電力のプロット（k-powerプロット）により，MR信号のDRを求める方法を紹介した。ところが，ユーザーがMR信号を利用することは通常は難しいため，本節では，Gabrらの論文に従って，MR画像から信号のDRを求める方法を紹介しよう[1]。

MR信号のDR（dBで表記）は，最大のMR信号強度を S_m，ノイズを ε として，

$$DR = 20 \cdot \log_{10}\left(\frac{2S_m}{\varepsilon}\right) \quad \cdots\cdots\cdots (1)$$

と表すことができる。対数の中の2というファクタは，信号が正負に振れるためである。さて，MR信号の最大値は，スピンエコー法では，核磁化の位相がすべてそろった時であるため，フーリエ変換の式を利用すると，

$$S_m = \frac{1}{N}\sum_{i=0}^{N-1}\sum_{j=0}^{N-1} A_{ij} \quad \cdots\cdots\cdots (2)$$

と表すことができる。ここで，MR画像としては $N \times N$ 画素の二次元画像を仮定し，各画素の画素強度を A_{ij} とし，信号と画素強度を関係づけるフーリエ変換として，双方の領域でのノイズ強度が等しくなるように正規化を行った。

式（2）を式（1）に代入すると，

$$DR = 20 \cdot \log_{10}\left(\frac{2}{N}\sum_{i=0}^{N}\sum_{j=0}^{N}\frac{A_{ij}}{\varepsilon}\right)$$

$$= 20 \cdot \log_{10}\left(\frac{2}{N}\sum_{i=0}^{N}\sum_{j=0}^{N} SNR_{ij}\right)$$

$$= 20 \cdot \log_{10}\left(2N \cdot \overline{SNR}\right) \quad \cdots\cdots (3)$$

となる。このように，DRは，画素あたりのSNRの平均値（$\overline{SNR}$）に $2N$ を乗じて対数をとったものであることがわかる。なお，三次元画像の場合には，

$$DR = 20 \cdot \log_{10}\left(2N^{3/2} \cdot \overline{SNR}\right) \quad \cdots\cdots (4)$$

となる。このように，DRは画素数が多いほど，また，次元が高いほど大きくなることがわかる。

式（3），式（4）を用いると，MR画像からDRが簡単に計算できるように思われるが，$\overline{SNR}$ は位相補正された実数部画像から計算しなければならないので，絶対値画像である通常のMR画像から計算するためには画素値の補正が必要である。ただ，その補正を行うことにより，ほぼ正確なDRが計算できることが示されている[1]。

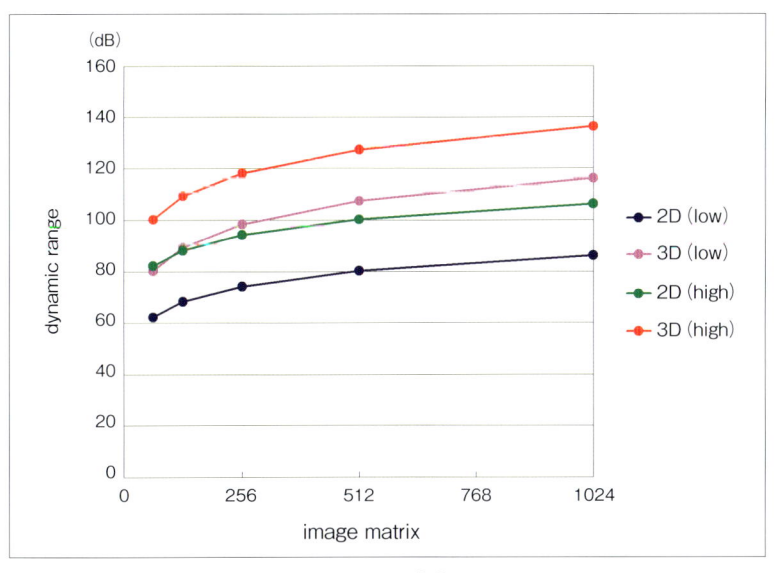

図1 画像マトリックス数に対するDRの変化
2Dと3Dで，SNRの低い場合（＝10）と高い場合（＝100）についてプロットした。

画像マトリックス数とMR信号のDRの関係

式（3）を変形すると，$N \times N$画素の二次元画像に対しては，

$$DR = 20 \cdot (\log_{10} N + \log_{10} \overline{SNR} + \log_{10} 2)$$
.... (5)

N^3画素の三次元画像に対しては，

$$DR = 20 \cdot (1.5 \cdot \log_{10} N + \log_{10} \overline{SNR} + \log_{10} 2)$$
.... (6)

となる。これらをSNRが低い場合（＝10）と高い場合（＝100）に，それぞれNに対してプロットすると図1のようになる。すなわち，SNRが高く，画像マトリックス数が256^3の場合には，約120 dBのDRが必要なことがわかる。

臨床画像におけるMR信号のDR

図2に，3Tの臨床機で撮像した著者の頭部のスピンエコーT_2強調像を示す。この画像は，パラレルイメージングで撮像されているが，も

し単一のRFコイルで撮像したと仮定した時のDRは，上記の式（5）より80 dB前後と計算される。

このように，実際の臨床機で撮像される画像のDRは60～90 dB程度である。また，3Dグラディエントエコー画像のDRでは，3Dスピンエコー画像に比べ，約6.8 dB小さいことが報告されている。これは，グラディエントエコー画像では，k空間の中心でもすべての核磁化が平行になるとは限らないからである。

また，一般的な傾向として，臨床画像では3D画像のDRが，2D画像のDRほどは高くないことも報告されている。これは，臨床用の3D撮像では，短いTR，小さなフリップ角，広いバンド幅が使用される傾向があるため，実際には，DR問題は軽減される傾向にあることによる。

以上のように，DR問題は，通常の臨床撮像においては，ユーザーが意識する必要がないように装置とシーケンスの面で工夫されているが，3Dファントム実験などを行う場合には，大きな問題になることがあるので，MRIでは忘れてはならない重要な問題である。

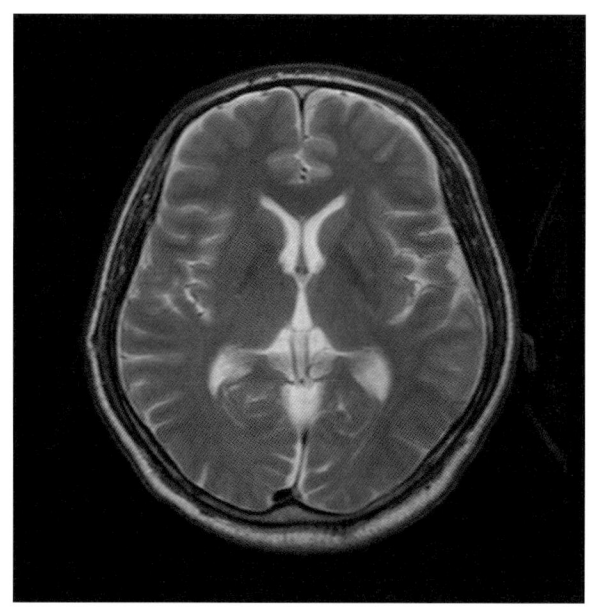

図2 3Tで撮像した頭部T$_2$強調像(TR/TE＝2500ms/90ms)
スライス厚は6mm，画像マトリックス数は512×512，FOVは230mm×230mmである。パラレルイメージングが使用されている。

●参考文献
1) Gabr, R.,et al.: MRI dynamic range and its compatibility with signal transmission media. *J. Magn. Reson.*, **198**, 137～145, 2009.

21 磁気共鳴マイクロスコピー国際会議（ICMRM）

はじめに

現在のNMR/MRIシステムのフロンティア（の1つ）は，超高磁場装置である．すなわち，NMR分光計では，プロトンの共鳴周波数が1GHzに達しようとしており，人体用MRIでは，7〜9.4Tのシステムが少なからぬ研究グループで使用され，さらには11.7TのMRIも開発中である．これらの装置は巨大なサイズを有することから，設置には広大なスペース必要とし，また，非常に高価である．

このような公共事業化（？）しつつあるNMR/MRIに対して，まったく逆の方向をめざしたシステムが，一部の研究者の間で熱心に研究されている．すなわち，できるかぎり小さなサイズを有し，静磁場はしばしば不均一であり，また，静磁場強度もあまり高くない（場合によってはゼロ）NMR/MRIである．本誌の読者は，このようなシステムについてほとんど知る機会がないと思うので，本節から何回かにわたって，このようなexoticなシステムについて紹介したいと思う．

磁気共鳴マイクロスコピー国際会議（ICMRM）

上記のようなexoticなシステムは，磁気共鳴マイクロスコピー国際会議（International Conference on Magnetic Resonance Microscopy：ICMRM）の最近のメインテーマの1つとなっている．ICMRMとは，1991年に，ドイツのHeidelberg（ハイデルベルク）でその1回目と2回目が開催されたことにより，別名Heidelberg Conferenceとも呼ばれ，その後，隔年に開催されている国際会議である．3回目以降は，Heidelbergを離れて世界各地で開催され，第8回は日本（獨協医科大学：栃木県壬生町）で開催された．表1に，その開催地のリストを示す．

この会議のメインテーマは，広い意味でのnon-clinical MRIであり，研究テーマは必ずしもMR microscopyに関するものだけではないが，ほかに適切な会議の名称がないという理由から，この名前がずっと使われている．また，第4回目の会議では，直径150m（cmではない）

表1　磁気共鳴マイクロスコピー国際会議（ICMRM）の歴史

回　数	開催年	開催地
第1回目	1991年	Heidelberg（ドイツ）
第2回目	1993年	Heidelberg（ドイツ）
第3回目	1995年	Würzburg（ドイツ）
第4回目	1997年	Albuquerque（アメリカ）
第5回目	1999年	Heidelberg（ドイツ）
第6回目	2001年	Nottingham（イギリス）
第7回目	2003年	Snowbird（アメリカ）
第8回目	2005年	Mibu/Utsunomiya（日本）
第9回目	2007年	Aachen（ドイツ）
第10回目	2009年	Yellowstone（アメリカ）
第11回目	2011年	Beijing（中国）
第12回目	2013年	Cambridge（イギリス）

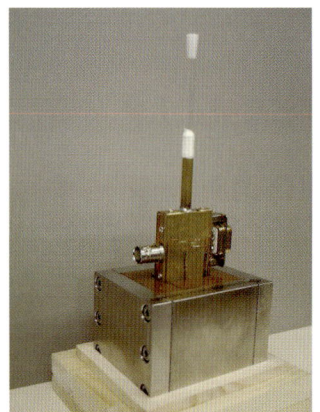

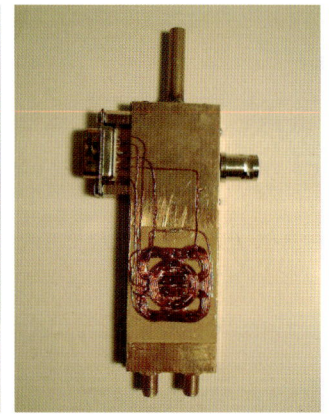

Part 1 ● MRIの"予想外？"な真実

a：永久磁石とイメージング用プローブ　b：イメージング用プローブ
図1　静磁場強度1.0T，ギャップ7.5mmの永久磁石を用いた MRIの検出部分（1999年開発）

のサーフェイスコイルを用いた地下水の地球磁場下NMRなどが発表されたこともあり，"MR macroscopy"という洒落た名前も併行して使われていた。ただし，この名称はその後使われてはいない。

このように，この会議では，いかに変わった，誰もチャレンジしたことがないNMR/MRIシステムや計測手法を開発するか，ということが最も価値のあることとされている。その意味で，非常に野心的な会議とも言える。そこで，以下に，そのようないくつかのシステムを簡単に紹介したい。

超小型永久磁石を用いたシステム

ナノサイズの強磁性粒子を利用し，疾患に関連した微生物や細胞などを，NMRを利用して検出しようという試みが，いくつかのグループにより行われている[1), 2)]。計測対象が小さいために，検出コイルには高い感度が要求され，ソレノイド型や平面型のマイクロコイルが使用されている。また，医療用検査装置をめざし，小型永久磁石を使用した，コンパクトなシステムも提案されている[3)]。

図1に，1999年ごろに著者の研究室で使用していた，ギャップ7.5mm，静磁場強度1.0Tの永久磁石と，そのイメージング用プローブを示す。また，図2に，これを用いたスピンエコー信号を示す。このように，小さな永久磁石を用いた場合は，静磁場均一領域を確保することは難しいが，最近，この困難を解決し，1kg以下の永久磁石を用いたプロトンの高分解能スペクトルが得られている[4)]。

One sided magnetを用いたシステム

次に紹介するのは，磁石の片側だけに共鳴磁場が存在するone sided magnet（片側開放型磁石）を用いたNMRシステムである。通常のNMR/MRIでは，試料は磁石の中に置かれるが，このシステムでは試料は磁石の外に置かれる。すなわち，試料を磁石の漏洩磁場の中に置いている。このため，磁石よりも大きなサイズの試料が計測可能という，非常に大きなメリットがある。

これが実用化されている有名な例は，石油探査である。すなわち，地中に深く掘った直径10cm程度のボアホールの中に，NMRセンサー

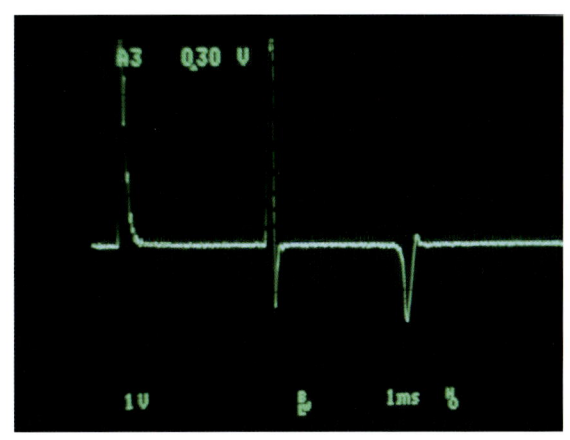

図2　図1の装置で取得した硫酸銅水溶液の
　　　スピンエコー信号

を挿入し，数千 m の地下までの石油や水の分布を連続的に調べることが可能となっている。また，同じようなアイデアで，漏れ磁場を有する小型磁石と検出用RFコイルを組み合わせて一体型にし，物質表層のNMR計測を行うNMR MOUSE (NMR MObile Universal Surface Explorer) というハンディな装置も実用化されている[5]。

地球磁場を用いたNMR装置

この会議では，地球磁場を用いたNMR装置とこれを用いた計測結果が，ニュージーランドのグループから継続的に発表されている。もともとこの装置は，南極におけるNMR実験に使用するために開発されたが，その後，南極以外の地域でも計測できるように改良され，製品化も行われた。この装置の用途の1つは教育用とされているが，もし，この装置が使いこなせれば，教育的効果は絶大であると思われる。

小型永久磁石を用いた
コンパクトMRI

著者の研究室では，この会議において，試料のサイズに最適な大きさで，均一な静磁場を有する永久磁石を利用したコンパクトなMRIシステムを継続的に発表している。このような永久磁石が利用できるのは，国内に優れた永久磁石メーカーが存在するためであるが，欧米諸国では，このような永久磁石がほとんど利用できないこともあって，この分野はわが国のほぼ独壇場となっている。

むすび

以上，ICMRMで発表されている内容に関して簡単に紹介したが，次節からは，もう少し詳しく解説していきたい。

●参考文献
1) Lee, H., Sun, E., Weissleder, R. : Chip-NMR biosensor for detection and molecular analysis of cells. *Nature Medicine*, **14**, 869〜874, 2008.
2) Sillerud, L.O., McDowell, A.F., Adolphi, N.L. et al. : ^{1}H NMR Detection of superparamagnetic nanoparticles at 1 T using a microcoil and novel tuning circuit. *J. Magn. Reson.*, **188**, 74〜82, 2006.
3) T2 Biosystems, Inc. : The Nano DX. http://www.t2biosystems.com/Site/ScienceTechnology/TheNanoDx/tabid/106/Default.aspx
4) McDowell, A., Fukushima, E. : Ultracompact NMR ; ^{1}H spectroscopy in a subkilogram magnet. *Appl. Magn. Reson.*, **35**, 185〜195, 2008.
5) Eidmann, G., Savelsberg, R., Blümler, P., et al. : The NMR MOUSE, a Mobile Universal Surface Explorer. A122, 104〜109, 1996.

22 永久磁石を用いた超小型NMR装置

はじめに

本節は，磁気共鳴マイクロスコピー国際会議（ICMRM）における1つのトピックスである，永久磁石を用いた超小型NMRについて解説するが，その前にまず，このような装置が開発されるに至った技術的背景や時代的流れについて考えてみたい。

超小型NMR出現の技術的背景

超小型NMR装置が出現してきた技術背景としては，次の3つが考えられる。

第1は，小型で高磁場の永久磁石が作られるようになったことである。この技術的源流には，1964年に提案されたHalbachによるリング型磁石がある[1]（図1）。この磁石は，もともと，加速器のビーム集束用の磁石として提案されたが，その後，ヨーク（磁気回路）を持たない永久磁石として広く応用されるに至った[2]。ただし，これを実現するための磁性材料（NdFeB系材料），設計技術，製造技術の発展を待って，ようやく21世紀に実用的なものが完成した。

第2は，微量サンプルの計測を目的としたマイクロコイルの発展である。NMRは，使用する量子エネルギーが低いこともあって，他の分析的手法に比べて感度が低く，このため，計測には比較的多量の試料を必要とする。すなわち，信号検出に最低限必要とされる核スピ

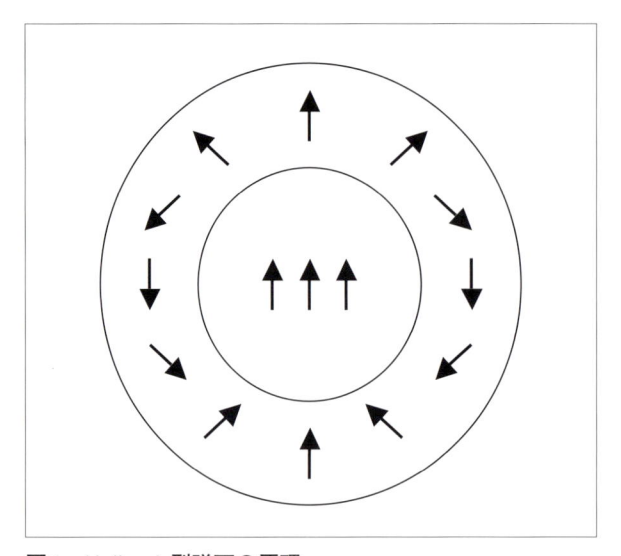

図1 Halbach型磁石の原理
強い残留磁化を持つ材料で製作すると，空孔には強い磁場が発生する。空孔を小さくすると，5T程度の磁場を発生することもできる。

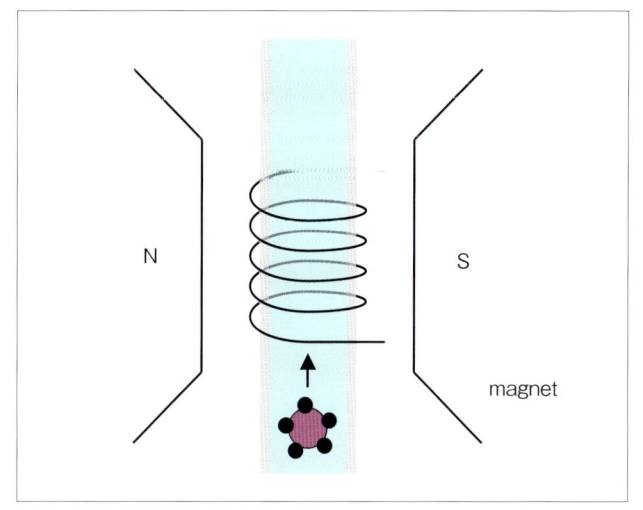

図2 信号検出部分のイメージ
磁性微粒子で標識された検査対象の細胞は，キャピラリの中を流れてマイクロコイルの感度領域を通過し，NMR信号を変化させる．

ンの量は，プロトンでは10^{14}個程度であると言われている（古い教科書には10^{15}個と書かれていた）。これは，H_2Oの体積に換算すると1.5pℓ（ピコリットル），画素サイズで言えば約$(10\mu m)^3$である。この画素サイズは，当然ではあるが，MRマイクロスコピーにおける空間分解能の限界とほぼ一致している。

さて，検出感度を向上させる方法として，最も有効なのは静磁場強度を向上させることであるが，これには多大なコストを要し限界もある（＜21T）ため，それとは別のアプローチとして，微小化した検出コイル（マイクロコイル：通常，直径が1mm以下のコイルを指す）の使用が90年代に提案された[3]。ただし，この手法を用いても，検出感度の向上はせいぜい二桁程度である。

第3は，生体内に導入できる超常磁性酸化鉄超微粒子（superparamagnetic iron oxide nanoparticle：SPION）の出現である。この微粒子を，検査対象とする細胞やバクテリアなどに選択的に結合させると，その周囲の水の緩和時間（T_1, T_2, もしくはT_2^*）の変化により，NMRもしくはMRIを用いて，それらの存在を検出することができる。

すなわち，前に述べたように，NMRの信号検出には少なくとも10^{14}程度のプロトンスピンが必要とされるが，検査対象に適度な量の磁性超粒子を結合させることにより，その検査対象の大きさが，たとえ$10\mu m$以下のサイズであっても，その周囲の水の緩和時間変化に伴う信号変化（$100\mu m$程度の周囲の領域にまで及ぶことが知られている）で，その存在を検出することができる。

以上のような技術的背景のもと，以下に紹介する2つの米国のベンチャー企業より，超小型永久磁石を用いた医療検査用NMR装置が提案されている。技術の詳細は不明であるが，公表論文と今回のICMRM 2009で発表された範囲で解説しよう。

nanoMR社の装置

nanoMR社は，米国ニューメキシコ州の中心都市であるアルバカーキに，ニューメキシコ大学やNew Mexico Resonanceにおける研究成果を活用して創設された会社である。彼らのNMR検出装置の原理は，図2に示すように，磁性微粒子で標識した検査対象（腫瘍細胞や

バクテリアなど）を，細いキャピラリの中を水とともに流し，その周囲の水の緩和時間変化に伴う信号変化を，永久磁石の中に設置したマイクロコイルで検出しようというものである[4]。

これまで，静磁場強度1Tのヨークレス型永久磁石を用い，外径170μm，内径100μmのキャピラリに，直径25μmの銅線（6μm厚のエナメル被覆あり）を用いて，4ターン，長さ148μmのマイクロコイルを巻き，その中の1.2nℓ〔ナノリットル：(100μm)^3〕の水から，ワンショットでSNR＝10程度のNMR信号を得ることに成功している[5]。よって，条件がそろえば，磁気標識された10μm程度の生物試料をNMRで検出することが可能と思われる。

なお，上記の実験では，ギャップ60mm，重量約200kgの永久磁石が使われていたが，その後，5mmギャップで1kg以下の重量を有する磁石でも，2.1nℓの試料に対し，同様の結果が得られている[6]。

以上のように，要素技術は完成に近いと思われるが，試料の準備，供給，検出能の評価も含めたシステム化が可能であるかが，非常に興味深いところである。

T2 biosystems社の装置

T2 biosystems社は，マサチューセッツ工科大学（MIT）やマサチューセッツ総合病院（MGH）などのボストン周辺の研究機関の成果を基に，ボストン市の対岸にあるケンブリッジ市内に創設された会社である。この会社の小型NMR装置は，会社の名前にあるように，T_2を短縮させる磁性ナノ粒子を用いて検査対象を検出しようというものである[7]。

この会社のNMR装置では，ソレノイド型のRFコイルではなく，平面型のRFコイルが使用されており，試料が近接した時の水のT_2変化を，CPMG法で検出する手法が採用されている。非常にコンパクトで魅力的なデザインの製品イメージがHP上に公開されているが[8]，実際にどのような性能が発揮されているかに関しては不明な点も多い。ただし，T2 biosystems社は，NMRのさまざまな可能性にチャレンジしているので，今後の動向を注目していきたいと思う。

●参考文献
1) Halbach, K. : Nucl. Instrum. Methods, **169,** 1～10, 1980.
2) http://www.hitachi-metals.co.jp/prod/prod03/pdf/momri.pdf
3) Webb, A.G. : *Prog. Nucl. Magn. Reson. Spectrosc.*, **31,** 1～42, 1997.
4) Sillerud, L.O., McDowell, A.F., Adolphi, N.L., et al. : ^{1}H NMR Detection of superparamagnetic nanoparticles at 1T using a microcoil and novel tuning circuit. *J. Magn. Reson.*, **181,** 181～190, 2006.
5) McDowell, A.F., Adolphi, N.L. : Operating nanoliter scale NMR microcoils in a 1 tesla field. *J. Magn. Reson.*, **188,** 74～82, 2007.
6) McDowell, A., Fukushima, E., : Ultracompact NMR ; ^{1}H spectroscopy in a subkilogram magnet. *Appl. Magn. Reson.*, **35,** 185～195, 2008.
7) Lee, H., Sun, E., Weissleder, R. : Chip-NMR biosensor for detection and molecular analysis of cells. *Nature Medicine*, **14,** 869～874, 2008.
8) http://www.t2biosystems.com/Site/ScienceTechnology/TheNanoDx/tabid/106/Default.aspx

23 小型永久磁石を用いた高分解能イメージング（1）

はじめに

　本節と次節で2回にわたって，著者の現在の中心的な研究テーマである，小型の永久磁石を用いた高分解能イメージングについて紹介しよう。

MRIにおける永久磁石の位置づけ

　NMRやMRIにおいて，永久磁石の超伝導磁石に対する優位性は，コンパクト性，開放性，移動可能性，そして，寒剤が不要なことなどである。

　一方，永久磁石の超伝導磁石に対する欠点は，静磁場強度の上限（最高2T程度）と静磁場の安定性である。静磁場強度の限界に関しては，第22節（78P～）で紹介したヨークレス型磁気回路を使用することにより，5T程度の静磁場を実現したとの報告もあるが，均一領域が非常に狭く，NMRやMRIにおいて使用するのは難しいようである。

　さて，静磁場の安定性は，主に永久磁石材料の残留磁束密度の大きな温度依存性によるものである[1]。特に，わが国で開発された，世界最強の永久磁石材料であるNdFeB（ネオジム・鉄・ボロン）系の材料では，その温度係数が−1000ppm/K程度であるため，応用上，きわめて大きな問題となっている。

永久磁石の静磁場の温度安定性

　永久磁石がつくる静磁場の温度安定性を議論する場合，まず，その磁石の応用分野を明確にしておかなければならない。というのは，高分解能スペクトルを取得する場合やイメージングを行う場合，緩和時間を計測する場合などにおいて，それぞれ要求される温度安定性が異なるからである。

　すなわち，プロトンの高分解能スペクトルを取得する場合には，通常，計測時間内に0.1ppm程度の静磁場の安定性が要求される。これは，静磁場強度の温度係数が−1000ppm/Kである永久磁石においては，0.1mK（1/10000℃）以内の温度安定性が必要なことを意味する。ところが，イメージングを行う場合には，"画素あたりの信号帯域"に対応する静磁場の安定性があればよい。

　さて，画素あたりの信号帯域 Δf は，サンプルの T_2^* と静磁場不均一性 ΔB で決定される。すなわち，

$$\frac{1}{\pi T_2^*} < \Delta f, \quad \frac{\gamma \Delta B}{2\pi} < \Delta f$$

を満たす必要がある。ただし，右の式は，後で述べるように，かなり緩い条件である。

　典型的な生体試料において，T_2^* は数ms以上あるため，この点からは，Δf は100Hz程度以上ということになる。一方，後述する1T（10^4G）の小型永久磁石において，静磁場不均一性は10ppm程度であるため，ΔB は0.1Gと

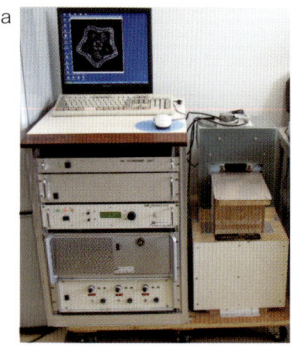

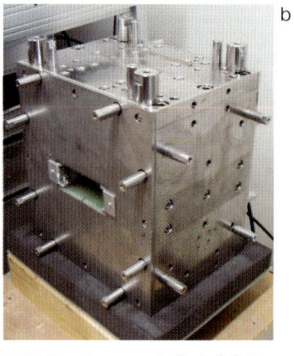

Part 1 ● MRIの"予想外?"な真実

図1 小型ヨークレス永久磁石を用いたMRIの全容(a)と永久磁石(b)
システム全体は,幅120cm,奥行き60cmのスペースに設置されている(a)。bの永久磁石は,断熱のカバーを外した時の様子である。

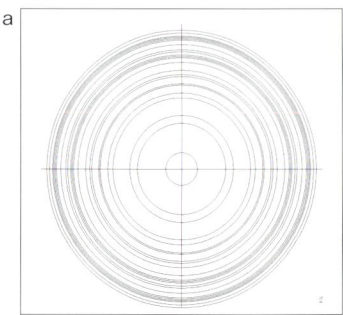

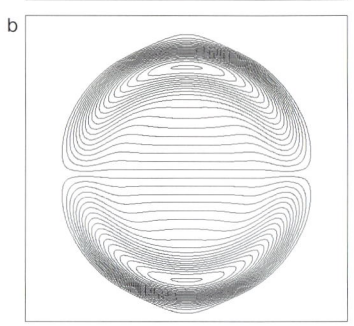

図2 勾配コイルの電流パターン
G_z (a) と G_x および G_y (b)。実際の直径は約70mmである。

なり,これからはΔfは400Hz以上あればよいということになる。ただし,ΔBが問題となるのは,主に画像歪みに対してであるので,もし,画像全体にわたる画像歪みとして,補正などが可能な数画素程度の歪みを許せば,Δfは100Hz程度でも問題はない。

なお,画素あたりの帯域を広くすることにより,画像歪みはかなり小さくできるが,画素あたりのSNRは帯域の平方根に反比例して減少するため,この点においては不利になる。

以上のように,静磁場強度1Tの場合,画素あたりの帯域を100Hzに設定すると,これは静磁場均一性として約2ppmとなるので,計測時間内に要求される静磁場強度安定性としても2ppmとなる。そして,これは,静磁場強度の温度係数が-1000ppm/Kの永久磁石を用いた場合,温度に換算すると2mK(1/500℃)の安定性が要求される。

この温度安定性を長期間にわたって実現するためには,磁石を完全に断熱するか,あるいは,磁石をある種の流体に浸し,その流体を温度制御して循環させる手法などを必要とするが,それでは,永久磁石の開放性やポータビリティという特性が失われてしまう。

そこで,通常の断熱材を使って断熱し,NMRロックをうまく組み合わせることにより,1Tの小型永久磁石で,20μmくらいの分解能を実現することに成功したので,それを以下に紹介しよう。

小型永久磁石を用いたMRI

図1に,小型ヨークレス永久磁石を用いたMRIの全容と永久磁石を示す。このように,システム全体は非常にコンパクトで,居室に置くこともできる。永久磁石は日立金属社製で,静磁場強度は1.04T,ギャップは40mm,均一性は20ppm(直径20mm球),サイズは幅23.8cm,高さ25.2cm,奥行き18.4cm,重量約85kgである。この磁石は,厚さ30mmのポリウレタンフォームと厚さ2mmのFPRで断熱されている。

勾配コイルとしては,図2に示すようなコイルパターンのものを,遺伝的アルゴリズム(半田晋也氏による)とターゲットフィールド法でそれぞれ設計し,直径0.4mmの被覆銅線で作製してギャップ内に固定した。勾配コイルと磁

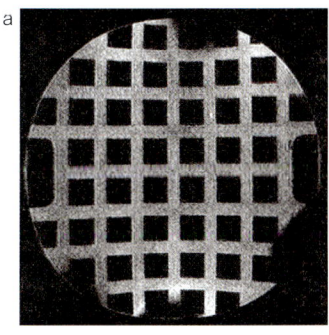

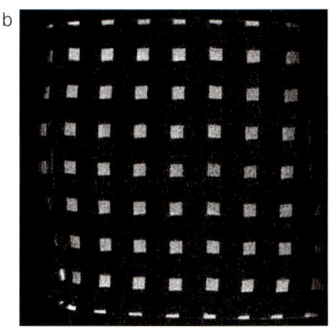

図3 三次元ファントムの横断像（a）と矢状断像（b）
FOVは25.6mm×25.6mm，画素サイズは（100μm)^{3}である。

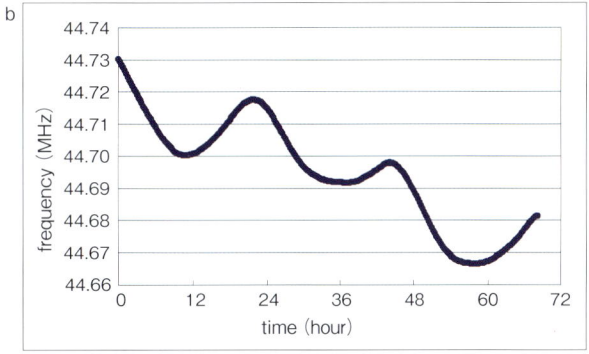

図4 約3日間にわたって連続的に計測した室温と磁石温度（a），共鳴周波数（b）
磁石温度が上昇すると，共鳴周波数は減少する。

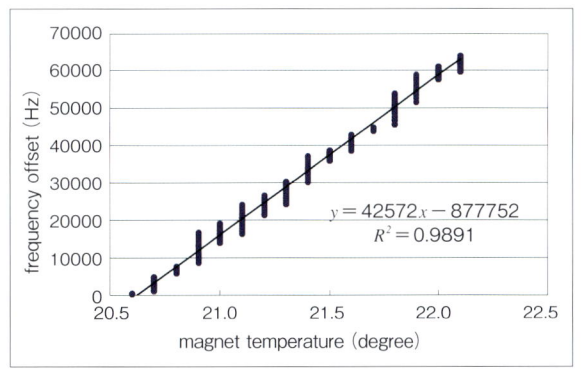

図5 磁石温度と共鳴周波数変化（減少）の相関
この直線は，静磁場の温度係数が－950ppm/Kであることを示す。

石のポールピース間は，厚さ2mmのFRPで断熱した。RFコイルは，直径23mmと直径28mmのものを作製した。

図3に，静磁場均一性と勾配磁場の直線性を評価するために撮像した，三次元格子ファントムの画像を示す。この画像は，画素あたりの信号帯域を195Hzとして撮像したが，周辺部以外は顕著な画像歪みは見られていない。

図4に，約3日間にわたって連続的に計測した，室温，磁石温度，共鳴周波数の変化を示す。そして，磁石温度と共鳴周波数変化（減少）との相関を図5に示す。このように，磁石温度と共鳴周波数変化は相関係数0.9945と1対1の変化を示すが，図4に示すように，室温変化と磁石温度変化には，時間的な遅れと3倍程度の大きさの違いが存在する。磁石を断熱した場合に，なぜこのような現象が観測されるのかについては，別の実験を行って詳細に解析したので，その結果と考察，そして，それを踏まえた高分解能撮像に関しては，次節で紹介しよう。

●参考文献
1) 日立金属ホームページ
http://www.hitachi-metals.co.jp/prod/prod03/p03_01.html

Part 1 ● MRIの"予想外？"な真実

24 小型永久磁石を用いた高分解能イメージング (2)

前節のあらすじ

前節はまず，永久磁石を用いたMRIでは磁石の温度制御が重要であることを示し，特に，小型で高磁場（1T）のMRIではかなり難しい問題であることを述べた。そして，1Tの小型永久磁石を使ったMRIシステムの構成を紹介し，磁石を断熱材などで断熱した時には，磁石温度の変動は室温の変動に比べて約1/3となり，しかも，磁石温度の昼夜変動の周期は，室温の昼夜変動の周期に対して時間的に遅れることを示した。そこで，本節では，この現象を明らかにするために行った実験と，その結果を踏まえて行った高分解能イメージングを紹介したい。

断熱材がない時の永久磁石の温度変化

図1に，断熱材を取り外した状態で，約3日間にわたって連続的に計測した，室温，磁石

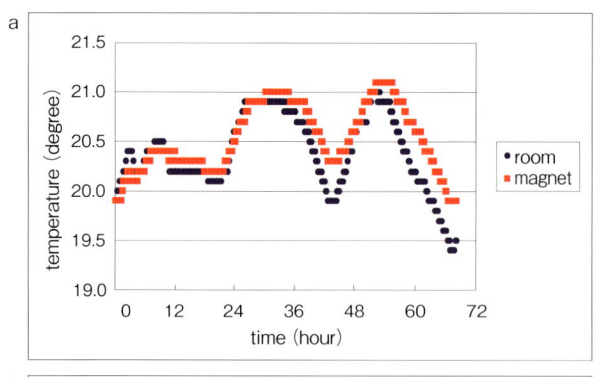

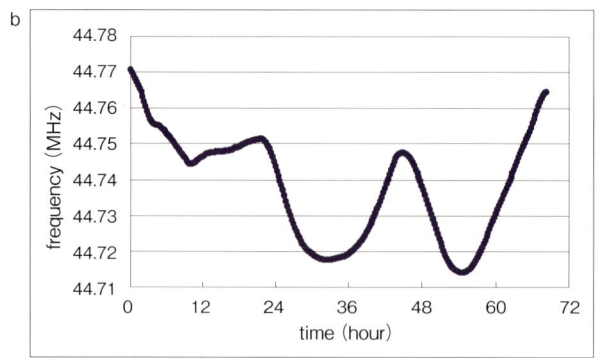

図1 約3日間にわたって連続的に計測した室温と磁石温度 (a)，共鳴周波数 (b)
磁石温度が上昇すると，共鳴周波数は減少する。

24 ● 小型永久磁石を用いた高分解能イメージング（2）

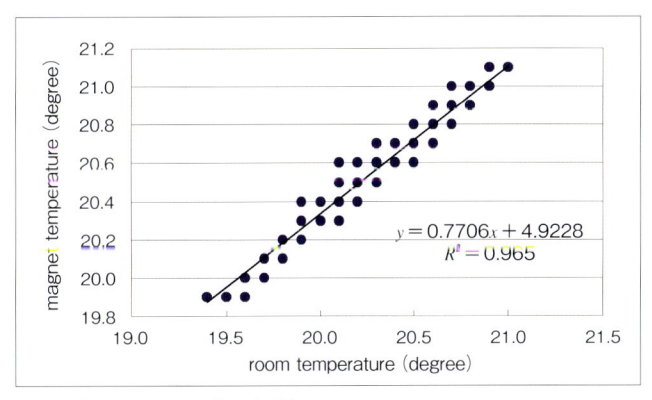

図2　室温と磁石温度の相関
磁石の温度変化は，磁石温度に対して約80%である。

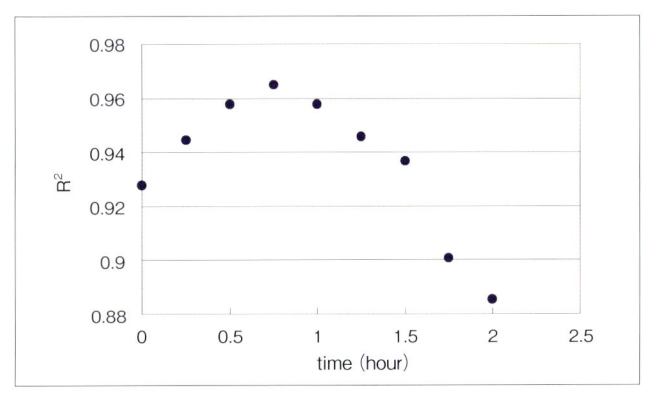

図3　室温と磁石温度の計測時間差に対する相関係数の変化
45分くらいのところにピークがある。

温度，共鳴周波数を示す。この3日間のうち，最初の日は曇りであったが，2, 3日目は晴れであったため，昼夜ではっきりと上下する温度変化が観測された。このように，断熱材がない場合には，磁石温度は室温とほぼ同時に変化し，しかも変化の大きさも同程度であった。

図2に，室温と磁石温度の計測時間の差に対する，それらの温度間の相関係数（R^2）の変化を示す。このように，約45分のところにピークが現れる。図3に，その時間遅れが45分の時に，室温に対して磁石温度をプロットしたものを示す。回帰直線の式からわかるように，室温変動量に対する磁石温度の変動量は約77%であった。

この現象を，数学的に定式化して評価したので，以下にそれを紹介する。

磁石の温度変化の定式化

ある温度環境の中に置かれた永久磁石は，ニュートンの冷却法則を用いて，以下のように表すことができる。

$$\frac{dQ}{dt} = -\alpha S(T - T_e) \quad \cdots\cdots\cdots\cdots (1)$$

ここで，Q, T, Sは永久磁石の熱エネルギー，温度，表面積であり，T_eは周囲の空気の温度（室温），αは永久磁石の（表面）熱伝達係数，tは時間である。

永久磁石の熱容量Cが温度に依存しないとすれば，$Q = CT$と表されるので，式（1）は，

$$C\frac{dT}{dt} = -\alpha S(T - T_e) \quad \cdots\cdots (2)$$

となり，温度 T の時間に関する一次の微分方程式となる。ここで，定常解を求めるために，室温が一定の振幅で1日の周期で変化すると仮定して，

$$T_e = a\sin(\Omega t) \quad \cdots\cdots (3)$$
$$T = b\sin(\Omega t + \phi) \quad \cdots\cdots (4)$$

とおく。ここで，$2a$ は室温の1日の変化量，Ω は1日の周期，$2b$ は磁石温度の1日の変化量，ϕ は磁石の温度変化の時間遅れを，1日の周期運動の位相で表したものである。式(3)，(4)を，式(2)に代入して定常的な解を求めると，

$$\frac{b}{a} = \frac{\alpha S}{\sqrt{(C\Omega)^2 + (\alpha S)^2}} \quad \cdots\cdots (5)$$

$$\phi = -\arctan\left(\frac{C\Omega}{\alpha S}\right) \quad \cdots\cdots (6)$$

となる。

式(5)，(6)に，永久磁石の仕様から決まる値，$C = 37000\,\text{J/K}$，$\Omega = 86400^{-1}/\text{s}$，$S = 0.257\,\text{m}^2$，そして文献値として $\alpha \sim 5\,\text{W}/(\text{m}^2\text{K})$ とおくと，

$$\frac{b}{a} = 0.77 \quad \cdots\cdots (7)$$

$$\phi = -18.6° \quad \cdots\cdots (8)$$

となる。ここで，$-18.6°$ の位相遅れは約75分に対応する。これらの値は，表面熱伝達係数 α が空気の流れなどで大きく変化することを考慮すると，前の節で示した実験的な値とかなり一致していると言える。

さて，前節で紹介したように，磁石を断熱した時には，磁石温度の変動量は室温の変動量の1/2.7であった。そこで，式(5)からこの時の α を計算すると，$\alpha = 0.66\,\text{W}/(\text{m}^2\text{K})$ となる。このように，断熱材を使用することにより，表面熱伝達係数が断熱していない時に比べて約1/8になっていることがわかる。

永久磁石の温度変動とNMRロック

表面熱伝達係数を小さくすること（断熱すること）には限界があるので，積極的に温度制御を行わないかぎり，これ以上温度変動を抑えることは難しい。また，精密な温度制御を行うためには，磁石全体をある種の流体に浸す必要があるが，これは永久磁石の磁場空間の開放性，コンパクトさという長所を損なってしまう。この問題を解決するため，温度変動による共鳴周波数の変動に送受信系の発振周波数を追従させ，常に共鳴条件を確保しながら計測を行うNMRロックを使用した。

本システムにおけるNMRロックでは，一定の時間間隔で試料全体のFIDを観測し，その周波数をフーリエ変換によって求め，その周波数がゼロになるように送受信系のシンセサイザの発振周波数を補正している。これにより，長期間にわたって共鳴条件を確保しながら計測することができるが，タンク回路は，通常，鋭い共振型の周波数特性を有するため，NMR信号の振幅や位相が計測中に変化する可能性がある。

図4は，水ファントム（直径8mm）のスピンエコー信号を3分間隔で約26時間にわたって計測し，その振幅と位相を，磁石温度に対してプロットしたものである。このように，共鳴周波数（磁石温度）の変化に従い，タンク回路の共振特性を反映した信号の振幅と位相変化が観測されるが，通常の画像では問題ない程度の変化であった。

NMRロックを用いた高分解能イメージング

さて，前節で示したように，断熱した場合の

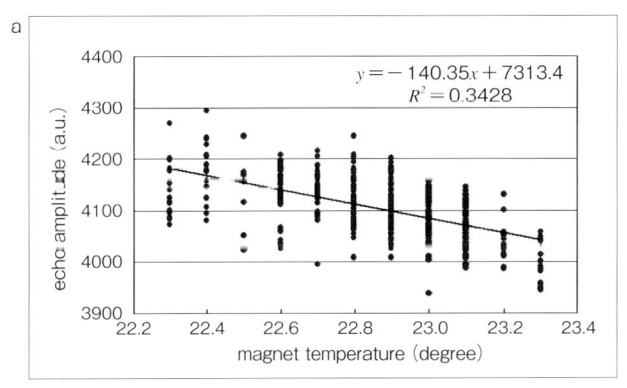

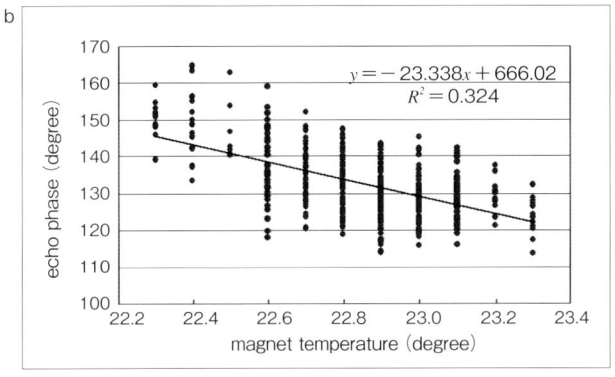

図4 磁石温度に対するスピンエコー強度のプロットとスピンエコーの位相のプロット
磁石温度に対するスピンエコー強度のプロット（a）は，温度変動とともに約3％変化する。磁石温度に対するスピンエコーの位相のプロット（b）は，温度変動とともに約25°変化する。

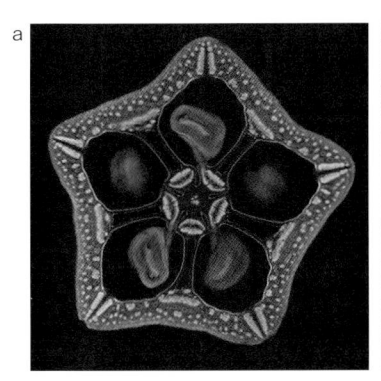

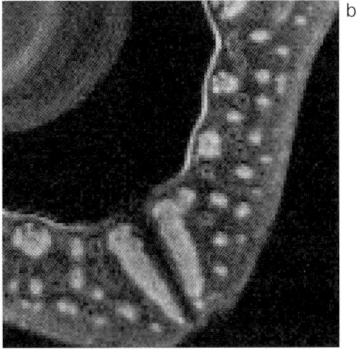

図5 NMRロックを用いて撮像したオクラの断層像
a：オクラの断層像。スライス厚1mm，画像マトリックス数512×512，画像視野20.48mm×20.48mm，画素サイズ（40μm）^{2}，TR＝1000ms，TE＝32ms，NEX＝64。
b：4倍拡大した画像。計測時間は約9時間。

磁石の温度変化の最大値は8時間あたり0.7℃，すなわち，1分あたりの共鳴周波数変化に換算すると約60Hz/minとなる。これにより，画素あたりの周波数帯域が100Hz程度であれば，1〜2分間隔でNMRロックを用いる必要があることがわかる。

図5に，画素あたりの信号帯域が約98Hzの時に，70秒間隔でNMRロックを用いて撮像し

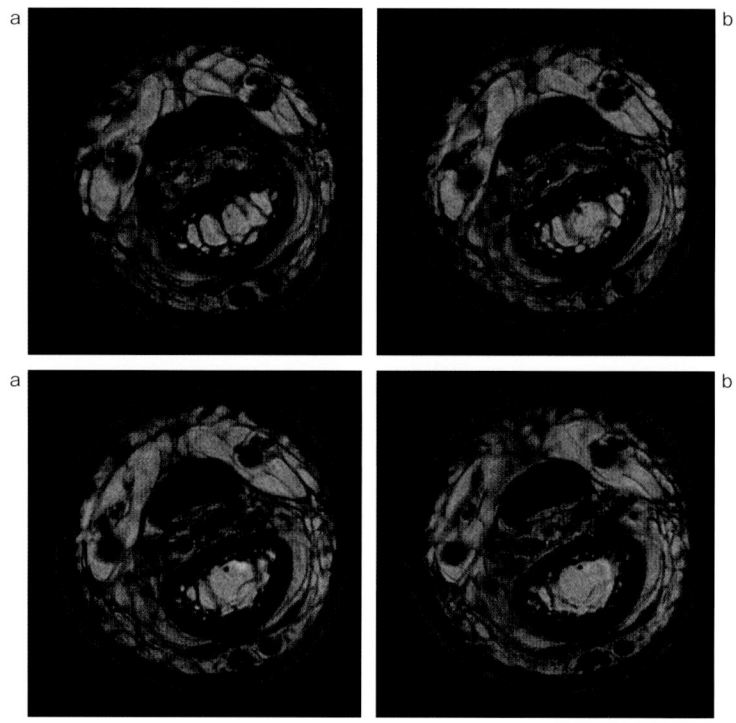

Part 1 ● MRIの"予想外?"な真実

図6 中指の3DSE画像から選択した4枚の連続する断層像
画像マトリックス数256×256×32, 画像視野 (20.48mm)^3, 画素サイズ80μm×80μm×0.8mm, TR=200ms, TE=12ms。計測時間は約28分。

たオクラの断層像を示す。1画素までの分解能が実現されていることがわかる。

また，図6には，画素あたりの信号帯域が約195Hzの時に，約53秒間隔でNMRロックを用いて撮像した中指の三次元画像から選択した連続する断層像を示す。このように，指を入れた場合には磁石の温度上昇が考えられるが，NMRロックの間隔を短くすることにより，画素サイズまでの分解能を実現することが可能となった。このような撮像が可能となったのは，撮像シーケンスの中に多様なタイミングでNMRロックが挿入できる，PC上で動作するデータ収集ソフトウエア[1]を使用したことによる。

● 参考文献
1) Sampler6. Tsukuba, MRTechnology.

Part 2

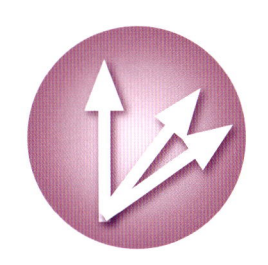

MRIはどのように発展してきたか！

Part 2 ● MRIはどのように発展してきたか！

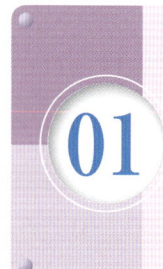

01 イントロダクション

はじめに

　1973年にMRIが提案されてから，約40年が経過した。この間のMR技術の発展は誠に目覚ましく，現在のMRIの全貌をとらえることは，個人的能力を超えるところまで来ている。一方，私が，1981年に物理系の大学院博士課程を修了して就職し，MRIの研究開発をスタートさせたときは，10編ばかりの原著論文を読めば，MRI技術の全貌をおぼろげながらもとらえることができた。この間のMRIの飛躍的発展を如実に示す画像を図1に示す。これらの画像は，私が日本最初の臨床機（0.12 T）を開発していた時の画像（図1 a）と，2008年に，最新の3T MRIで撮像したほぼ同じ部位の画像である（図1 b）。

　さて，このような現状で，MR技術の全体像をとらえるためには，何冊かの教科書やレビュー論文を読むだけでは不十分であり，やはり，原点（原典）に立ち返り，原著論文を組織的に，時代を追って丹念に読んでいくのが近道ではないかと考える。ところが，原著論文をじっくり読むことは非常に時間がかかり，特に若い学生諸君にとっては，しばしば大変つらい作業であろう。

　そこで，この作業のハードルを少しでも下げるために，現在のMR技術を作り上げた歴史的論文を組織的にピックアップし，特定のテーマに沿って面白く紹介することにした。論文の選択に関しては，その重要性だけでなく，その客観的指標である引用回数に注目したが，これらは，引用回数が数百回前後の大論文（なかには1000回を超えるものもある）がほとんどである。以下に，Part 2全体の概要を紹介するが，論文の後に示す数字は，2011年初頭における引用回数である。

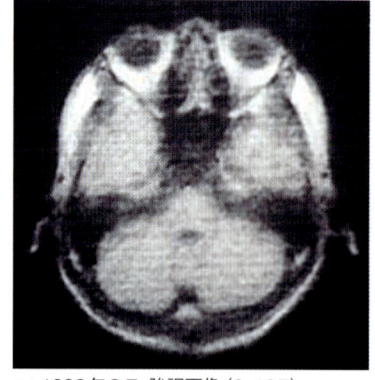

a：1982年のT₁強調画像（0.12 T）　　b：2008年のT₁強調画像（3T）
図1　1982年に国内初の臨床機（0.12 T）で撮像した著者の頭部断層像と，2008年に最新の3T MRIで撮像したほぼ同じ部位の画像
　　　ただし，1982年にはT₁強調画像という言葉はなかった。

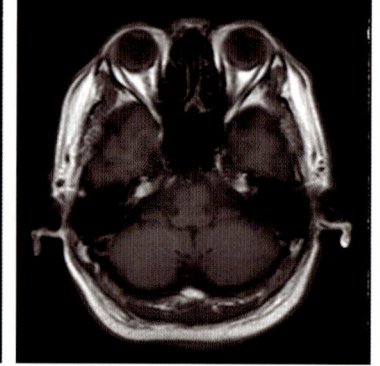

第2～6節の内容

第2節は，まず「MRIのビッグバン」と題して，MRIを提案した1973年のLauterburの論文（1330）と，同じく，MRI開発に決定的な影響を与えた1971年のDamadianの論文（828）を紹介する。この2人は，同じ大学の所属であったが，ノーベル賞受賞直後の有名な事件も含め，かなり確執があったようである。

第3節は，「Mansfieldの業績」と題して，Lauterburと同時にノーベル賞を受賞したMansfieldの業績について紹介する。彼のMRIに対する貢献にはさまざまなものがあるが，その中から1974年の選択励起法の論文（153）と，1977年のEPI (echo planar imaging) の論文（513）を紹介する。

第4節は，「MRIの実用手法の確立」と題して，1975年のErnstらのFourierイメージングの論文（558）と，実用的イメージング手法（spin warp法）を確立した1980年のEdelsteinの論文（565）を紹介する。

第5節は，「MRIを支える基礎技術（1）：スピンエコー」と題し，1950年のHahnのスピンエコーの論文（2985），1954年のCarrとPurcellの論文（3026），そして，CPMG（Carr-Purcell-Meiboom-Gill sequence）で有名な1958年のMeiboomとGillの論文（引用回数不明）を紹介する。これらは，MRIの論文ではないが，現在でも価値を失わない大変有益な論文である。

第6節は，「MRIを支える基礎技術（2）：RFコイル」と題し，MRIにおけるRFコイル設計の基礎となった1976年のHoultの論文（859）と，ボリュームコイルの標準となったBirdcageコイルを提案した1985年のHayesの論文（385）を紹介する。

第7～12節の内容

第7節は，「初期の臨床トライアル」と題し，マルチスライス・マルチエコーの標準的臨床撮像法の確立に大きな影響のあった1981年のCrooksの論文（W.I.P.のためか引用回数不明）と，STIR (short TI inversion recovery) など，inversion recoveryの臨床応用に道を開いた1985年のBydderの論文（333）を紹介する。

第8節は，「ケミカルシフト？」と題し，CSI (chemical shift imaging) の一般的方法を提案した1982年のBrownの論文（726）と，水・脂肪分離画像法を提案した1984年のDixonの論文（766）を紹介する。

第9節は，「グラディエントエコー法」と題し，グラディエントエコー法の端緒を切り拓いた1986年のHaaseのFLASH (fast low angle shot) の論文（721）と，FISP (fast imaging with steady precession) の最初の提案となった1986年のOppeltの論文（引用回数不明）を紹介する。

第10節は，「高速スピンエコー法」と題し，FSEの基礎であるRARE (rapid acquisition with relaxation enhancement) を提案した1986年のHennigの論文（1044）と，FSE (fast spin echo) の普及へとつながった1990年のMulkernの論文（179）を紹介する。

第11節は，「RFコイルの技術革新」と題し，アレイコイルを提案した1990年のRoemerの論文（620）と，高温超伝導体を用いたRFコイルを初めて報告した1993年のBlackの論文（148）を紹介する。

第12節は，「拡散イメージング」と題し，拡散計測の記念碑的論文となった1965年のStejskalの論文（3715！）と，画素内の不規則な分子運動（流動）の本質をとらえ，ADC (apparent diffusion coefficient) として表現したLe Bihanの1986年の論文（1149）を紹介する。

Part 2 ● MRIはどのように発展してきたか！

第13〜18節の内容

第13節は,「MR Angiographyの古典」と題し,位相を用いたMRAを提案した1986年のDumoulinの論文 (319) と,流入効果を利用したMRAを提案した1988年のLaubの論文 (232) を紹介する。

第14節は,「勾配コイルを支えた技術」と題し,磁場計算に,target field法という逆問題的手法を初めて提案した1988年のTurnerの論文 (88) と,勾配コイル技術に画期的進歩をもたらした,1986年のMansfieldの遮蔽型勾配コイルの論文 (109) を紹介する。

第15節は,「EPIの実用化」と題し,それまでの常識を打ち破り,2Tにおいて胸部のEPI画像を取得した1987年のRzedzianの論文 (109) と,MansfieldのグループによるEPIの成果である1991年の論文 (265) を紹介する。

第16節は,「functional MRI」と題し,小川誠二先生の1990年のBOLD (blood oxygenation level dependent) 効果の論文 (1810) と,1992年の最初のfMRI実験の論文 (1690) を紹介する。

第17節は,「拡散テンソルの誕生」と題し,拡散テンソルの重要性を初めて指摘した1994年のBasserの論文 (1070) と,ネコの脳の拡散テンソル画像を示して,拡散テンソルの有用性を示した1996年のBasserの論文 (1146) を紹介する。

第18節は,「MRIの救世主？」と題し,MRIにおける感度の問題を根本的に解決する超偏極の手法を用い,^{129}Xeを用いた画像を初めて報告した1994年のAlbertの論文 (486) と,hyperpolarized ^{3}Heを用いた画像を初めて報告した1995年のMiddletonの論文 (259) を紹介する。

第19〜24節の内容

第19節は,「パラレルMRI」と題し,パラレルMRIの事実上の出発点となった1997年のSodicksonの論文 (836) と,パラレルMRIの主流となったSENSEを報告した1999年のPruessmannの論文 (1666) を紹介する。

第20節は,「造影MRAと非造影MRA」と題し,造影MRAを提案した1994年のPrinceの論文 (579) と,非造影MRAを提案した2000年のMiyazakiの論文 (39) を紹介する。

第21節は,「非デカルト座標系におけるサンプリング」と題し,スパイラルスキャンの提案を行った1986年のAhnの論文 (185) と,プロペラの提案を行った1999年のPipeの論文 (187) を紹介する。

第22節は,「高磁場への挑戦」と題し,4Tの全身用MRI開発を報告した1992年のSchenckの論文 (50) と,8Tの全身用MRI開発を報告した1998年のRobitailleの論文 (56) を紹介する。

第23節は,予備とし,それまでに紹介できなかったり,見落としていた重要論文〔例えば,SWI (Susceptibility-weighted imaging) など〕を紹介する予定である。

第24節は,2年間にわたる連載を振り返った感想と,可能であれば,次のシリーズへの展望を述べたいと考えている。

02 MRIのビッグバン

はじめに

"現在のMRI"は，1973年のLauterburの論文により始められた[1]。すなわち，現在のMRIには，ほぼ例外なく，均一静磁場と線形勾配磁場が使用されるLauterburの方式が用いられている。

Lauterburと同様に，現在のMRIの発展に大きな貢献のあったMansfieldは，彼と一緒にノーベル賞を受賞している。ところが，MRIの発展に非常に大きな影響を与えたDamadianには，その3人目の席が与えられることはなかった。この事情に関しては後述するが，本節では，同じ大学（State University of New York : SUNY）に所属し，ほぼ同時期にMRIの発展に大きく貢献したLauterburとDamadianの論文を紹介したい。

Lauterburの論文[1]
（引用回数1330回）

上述のとおり，現在のMRIは，1973年3月6日発行の*Nature*誌に発表された"Image Formation by Local Interactions : Examples Employing Nuclear Magnetic Resonance"というタイトルの論文に始まる。この題目から明らかなように，Lauterburは，場所に依存した"局所的相互作用"があり，それを何らかの方法で検出できれば，その相互作用に関与する物質を画像化できるということを提案し，その一例としてMRIの実験結果を示した。

図1に，この論文で行われた実験配置の主要な部分を示す。このように，試料は，内径4.2mmの試験管（NMR用5mm管）に重水（D_2O）を満たし，その中に軽水（H_2O）を満たした内径1mmの2本のキャピラリを配置したものである。キャピラリの周囲を重水で満たした理由は，論文には記載がないが，キャピラリの発生する双極子磁場による静磁場の不均一性を除去するためと思われる。ただし，この配置は，MRIが同位体（^1Hと^2D）の分布を分離して画像化することができることを示す好例にもなっている。

さて，使用した装置も論文には記載がないが，電磁石を用いたNMR分光計であるVarian社のA-60（共鳴周波数60MHz：ベストセラーになった分光計）である。勾配磁場に関しても記載がないが，おそらくZシムの電流を均一条件からずらして発生し，試料を回転して投影スペクトルを得たものと思われる。スペクトルは，当然であるが，continuous wave（CW）法で得られたものである。Lauterburは，SUNYの化学教室にあった共用のA-60を夜中に専有し，この実験を行ったと言われている。

Lauterburは，図1に示した3個の投影データと，その図の左右方向の投影データの合計4個のデータを用い，プロトンの画像再構成（20×20の画像マトリックス）を行った。論文に掲載されているプロトンの分布は明瞭なものとは言えず，論文のレフェリーからの評価は低かったようである。

また，この論文の2番目の実験として，片方のキャピラリを$MnSO_4$の水溶液に入れ替え，

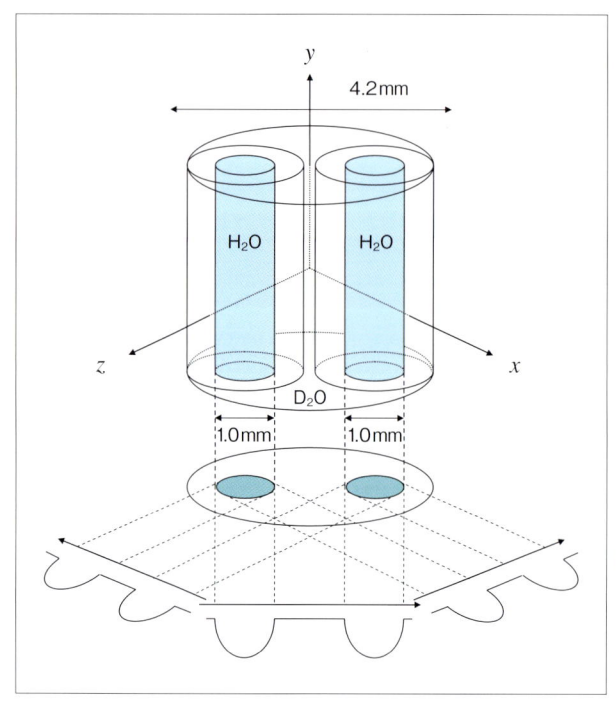

図1　Lauterburの実験の配置図（概念図）
H₂Oの入った2本のキャピラリは，外側の試験管の外壁に接しており，その周囲にはD₂Oが満たしてある。スライス方法に関しては，論文には記載がない。
（Lauterburの論文を参考に作成）

RFパワーを増大させた時のT_1による画像コントラストの変化を報告している。そして，この実験の興味ある応用が，当時すでに話題になっていた悪性腫瘍の画像化であることを述べている。ただし，悪性腫瘍のプロトンのT_1が，正常組織のそれに比べて長くなる事実に関しては，後述のDamadianの論文[2]ではなく，その後に発表された，ラットの in vivo の悪性腫瘍に関する実験を報告したWeismanらの論文[3]のみを引用している。これは，Lauterburが"Damadian's measurements had been done on the company's demonstration pulsed NMR spectrometer earlier that year, but I had not paid much attention, thinking that the controls were inadequate and the publicity overdone"と述べているように[4]，Damadianのデータをあまり信用していなかったことによるものと思われる。

さて，Lauterburの論文は，この種の革新的な論文の例に漏れず，当初，レフェリーの評価は必ずしも高くはなかったようである。しかし，現在は，MRIの端緒となった論文として，Nature誌の歴史にも残るものと非常に高く評価されている。

Damadianの論文[2]（引用回数880回）

Damadianは，1971年に，米国のScience誌に"Tumor Detection by Nuclear Magnetic Resonance"というタイトルの論文を発表した。彼の論文は，ラットの正常部位と悪性腫瘍部位から摘出した組織のプロトンのT_1とT_2を計測し，悪性腫瘍の組織のプロトンの緩和時間が，正常組織のそれらに比べ，顕著に延長することを述べたものである。

悪性腫瘍としては，Walker sarcomaという筋肉の腫瘍と，Novikoff hepatomaという肝臓の腫瘍を用い，それぞれに対応する正常組織（筋肉と肝臓）のプロトンの緩和時間との比較を行っている。図2は，この論文に報告されているこれらの緩和時間データをグラフにしたものである。このように，このグラフを見るかぎり，悪性腫瘍では，T_1とT_2が顕著に延長している

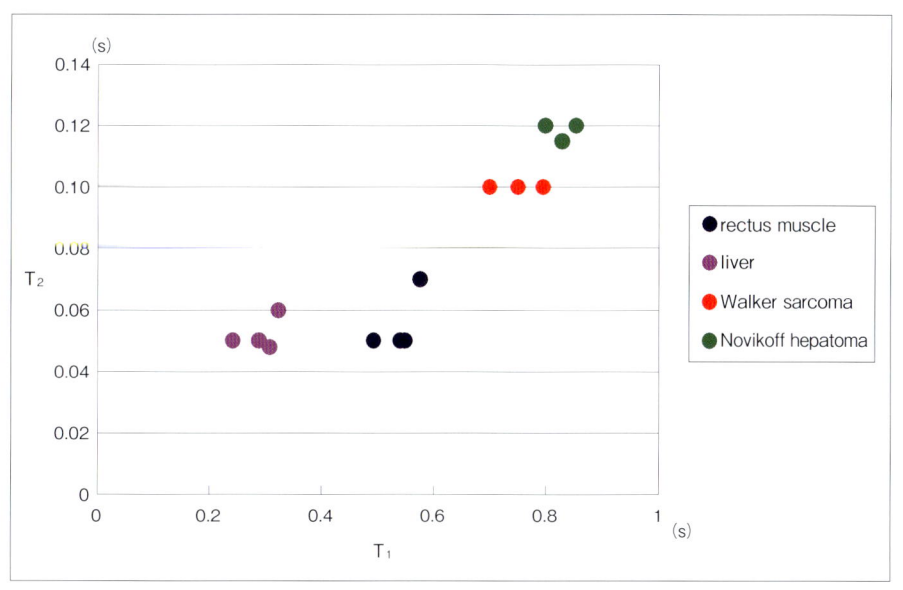

図2 ラットの筋肉と肝臓における正常組織と悪性腫瘍の緩和時間の変化
（Damadianの論文のデータから作成）

ことがわかる。

さて，この計測は，Varian社の電磁石（24 MHz）と，Nuclear Magnetic Resonance Specialties Corporationという企業のPS-60 AWというパルスNMR分光計を用いて行われたものである。T_1計測には，inversion recoveryを用いたnull method法，T_2計測には変形Carr-Purcell法が使用されているが，T_2計測の精度や有効数字にはかなり問題があるように思われる。

悪性腫瘍のプロトンの緩和時間が正常組織のそれに比べて延長する理由として，Damadianは，組織に含まれる水の構造化が，腫瘍組織において正常組織に比べ弱まることを述べている。そして，この手法が，悪性腫瘍の検出に有用であることを述べているが，この論文ではそのための診断装置には触れていない。なお，そのような装置は，この論文発行の約1年後に出願された米国特許[5]で提案された。この特許の図面には，人体全身を磁石の中に入れ，集束したRFビームにより，ヘリカル状に人体をスキャンする装置が描かれている。ただし，Lauterburが"speculative patent"と述べているように[4]，この特許には，人体内の緩和時間をマッピングする具体的な方法は記述されておらず，また，記載された方法により，それが可能になるとはとても思われない。

LauterburとDamadianのその後

Lauterburは，当時すでにNMR分野の著名な研究者であり，さまざまな学会などにも積極的に参加したこともあって，1991年のノーベル化学賞受賞者のErnstをはじめ，多くの研究者から支持され，MRIソサエティの中心的人物としての地位を確立した。そして，さまざまな国際的な賞を受賞し，ノーベル賞受賞も時間の問題と言われていた。

一方，Damadianはその後，Fonarという会社を設立し，主に永久磁石を用いたMRIの開発を行った。そして，1972年に出願した特許をもとに，ほとんどのMRIメーカーと訴訟を行い，特にGE社からは，1997年に1億2870万5766ドルを勝ち取っている。そして，Damadianは，このような経緯もあり，学会などに出席することはほとんどなく，また，Fonarの装置も

Part 2 ● MRIはどのように発展してきたか！

ごく限られた施設にしか納入されなかった。

ノーベル賞事件

　2003年10月6日，スウェーデンのカロリンスカ医科大学より，2003年のノーベル医学生理学賞が，米国イリノイ大学のLauterber博士と英国ノッティンガム大学のMansfield博士に贈られることが発表された。Lauterburの受賞は当然と思われ，Mansfieldの受賞は，やや難しいのではないかという見方もあったが，受賞結果は多くの人々から快く受け入れられることになった。ところがなんと，翌日の*New York Times*紙，*Washington Post*紙，*Los Angels Times*紙に，Damadianを支持するグループが，今回のノーベル医学生理学賞にDamadian氏を除外したのは恥ずべき間違いである（The Shameful Wrong That Must Be Righted）という全面広告を出したのである。

　実は，ノーベル賞選考委員会では，Damadianの取り扱いに関して以前から，水面下でさまざまな検討をしていたようで，結局,以下の3点が，Damadianを選考から除外することになった理由だと言われている。

(1) 悪性腫瘍のプロトンの緩和時間が，正常組織のそれに比べて延長するという報告は，必ずしもDamadianのオリジナルではない。

(2) 2003年のノーベル医学生理学賞の受賞理由である「磁気共鳴を用いたイメージング技術の発展」に，Damadianは大きな影響を与えたかもしれないが，貢献したわけではない。

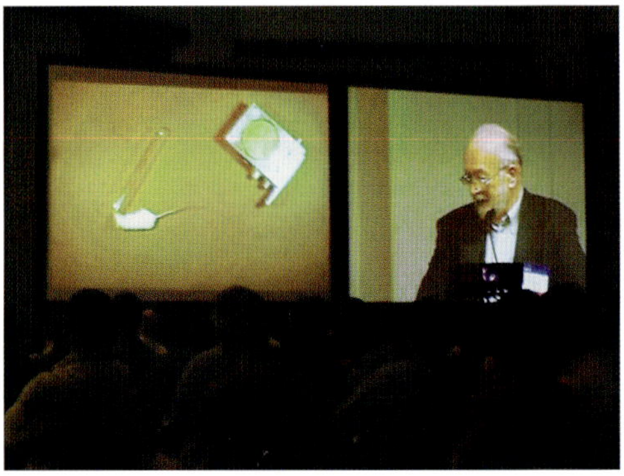

図3　2002年にホノルルで開催されたISMRMにおいて，MRIの30周年を記念して行われたLauterburの講演のシーン

(3) プロトンの緩和時間で，悪性腫瘍と正常組織を鑑別できるとは限らない。

　さて，1973年にMRIが提案されてから，2003年にMRIにノーベル賞が与えられるまで，約30年もの期間を要した。このように長期間を要したのは，上記のようなDamadianの問題があったためと言われているが，LauterburとMansfieldの健康問題が浮上してくるに従い，ノーベル賞委員会は，授賞を急いだとも言われている。図3に，2002年の国際磁気共鳴医学会（ISMRM）において，MRIの30周年を記念して行われたLauterburの講演の様子を示す。彼は，これから約1年後にノーベル賞を受賞するが，その4年後に亡くなった。

むすび

　さて，次節は，Lauterburと一緒にノーベル賞を受賞したMansfieldの業績について紹介したい。

文　献

1) Lauterbur, P.C. : Image Formation by Local Induced Interactions ; Examples Employing Nuclear Magnetic Resonance. *Nature*, **242**, 190～191, 1973.
2) Damadian, R. : Tumor Detection by Nuclear Magnetic Resonance. *Science*, **171**, 1151～1153, 1971.
3) Weismann, I.D., Bennet, L.H., Maxwell, Sr., L.R., et al. : Recognition of Cancer *in vivo* by Nuclear Magnetic Resonance. *Science*, **178**, 1288～1290, 1972.
4) Lauterbur, P.C. : One Path out of Many ; How MRI Actually Began. Encyclopedia of Nuclear Magnetic Resonance, Grant, D.M., Harris, R. K. eds., West Sussex, John Wiley & Sons Ltd, 445～449, 1996.
5) US Patent 3,789,832. Apparatus and method for detecting cancer in tissue.

03 Mansfieldの業績

はじめに

　本節では，2003年にPaul C. Lauterburと一緒にノーベル医学生理学賞を受賞した，英国ノッティンガム大学のSir Peter Mansfieldの論文と業績を紹介する。

　MansfieldのMRIに関する業績は多岐にわたっているが，その代表的なものは，①Lauterburと独立にMRIを提案したNMR diffraction[1]，②選択励起によるスライス選択[2]，③超高速イメージング法であるエコープラナーイメージング（echo planar imaging：EPI）[3]，そして，④アクティブシールド型勾配磁場コイル[4]である。今回は，選択励起とEPIについて解説するが，彼の業績を理解するためには彼の研究経歴を知る必要があるので，まず，それについて解説しよう。

Mansfieldの研究経歴

　Mansfieldは，1933年にロンドンで生まれ，62年に，ロンドン大学で固体NMRのsolid echoに関する研究でPh.D.を取得した。その後，イリノイ大学で2年間ポスドクとして研究し，64年にノッティンガム大学にLecturerとして採用された。彼は，着任後すぐに，多数のRFパルスを出力できる高出力のNMR装置を開発し，マルチパルスを用いた固体のNMRで目覚ましい業績を挙げた。この業績に関しては，MREV-8という固体のline narrowingシーケンスに名前が残されている（Mは彼の頭文字）。

　このように，彼は固体NMR分野の出身で，しかもマルチパルスを活用していたことが，NMR diffractionや，多重エコー発生が基礎となるEPIの提案につながったと思われる。そして，EPIの提案には，以下に解説する選択励起法も大きな影響を与えている。

選択励起法（引用回数153回）

　勾配磁場とソフトRFパルスを用いた空間的な選択励起法は，1974年，Allen N. Garrowayらによって開発された[2]。彼は，コーネル大学でPh.D.を取得し，Mansfieldが開発した固体におけるマルチパルスNMR法を修得することを目的として，1972年にMansfieldのポスドクとなった。

　Garrowayは，MansfieldのNMR diffractionの話と，LauterburのNMR imagingの話を聞いて，自分はMRIで何ができるかを考え，液体の流れの分布を計測することを試みた。そして，そのために，水が流れるパイプの1断層面以外の部分を銅箔でシールドし，その面内のプロトンスピンを90°パルスで飽和させ，しばらく待った後にその断面を90°パルスで再び励起して，パイプに垂直な勾配磁場を加えながら信号観測を行った。このようにして，放物線状の流れ場（ポアズイユ流）を反映した投影像を得ることに成功した[5]。

　彼は，この研究をきっかけとして，銅箔で断層面以外の部分をシールドする方法ではなく，勾配磁場とソフトパルスを用いて特定断面を励起する選択励起法を思い付いた。その後，彼は，

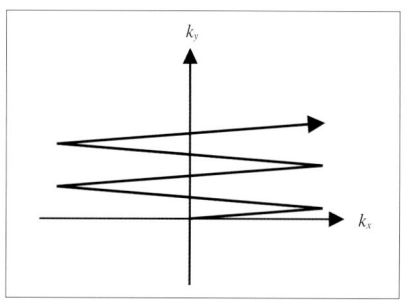

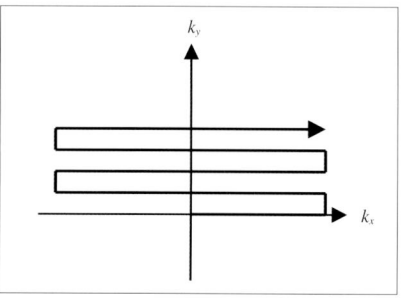

a：オリジナルのEPIのkトラジェクトリ
b：改良型のEPIのkトラジェクトリ

図1　Ljunggrenの論文に記載されたオリジナルのEPIと改良型のEPIのkトラジェクトリ

　この手法をイメージングの手法に適用し，二次元画像を得ることにも成功した。

　この方法は，後にスライス法の主流となったが，1970年代後半に，David HoultとMansfieldの間で有名な論争が行われ[6),7)]，スライス選択後の反転勾配磁場パルスの必要性が認識されることとなった。

EPI（引用回数513回）

　Mansfieldは，1977年にEPIの論文を発表した[3)]。ところが，この論文では，EPIの定式化がなされているのみであり，EPIの実験はIan L. Pykettらによって行われ，ファントム画像は1978年に初めて報告された[8)]。この論文も281回引用されている。

　さて，1977年の論文は，EPI初出の論文として500回以上引用されているが，まともに読んだ人は少ないのではないだろうか。というのは，Mansfieldは，この論文でEPIを実空間で記述したが，この説明は非常にわかりにくく，EPIが初めて広く理解されたのは，1983年のStig Ljunggrenの論文[9)]におけるEPIのk空間での説明によるからである。

　すなわち，Mansfieldは，勾配磁場の繰り返し反転によるエコートレインの周波数スペクトルが，空間的に離散的なものになり，そのスペクトルに対し，最初の勾配磁場に直交した弱い勾配磁場を印加することでそのスペクトルが広がり，これにより二次元画像が取得できることを示した。一方，Ljunggrenは，この操作をk空間で記述し，Mansfield提案のEPIの欠点を指摘するとともに，改良型EPIを提案した[9)]（図1）。この事情は，私もリアルタイムでよく覚えているが，Mansfield自身も"Except at Nottingham, EPI languished worldwide but received a slight impetus when Ljunggren published his paper in 1983 on the comparison of NMR imaging methods using the rediscovered k-space approach"と述べているように，彼の論文を評価している[10)]。ただし，rediscoveredというところが，Mansfieldらしいところである。

EPIの実用化とその後

　EPIは，Mansfieldの弟子であるPykettとRichard R. Rzedzianによって，1987年に2Tの全身用MRIに実装され[11)]，さまざまな意味で大きなインパクトを与えた。1993年には，GE社とシーメンス社もようやく1.5Tの臨床機にEPIを実装するようになった。Mansfieldが述懐しているように，EPIは，その時代の技術の15年も先を行く手法であった。そして，彼は，その15年の間に出てきた勾配エコーを用いた高速イメージング法を，"In the intervening

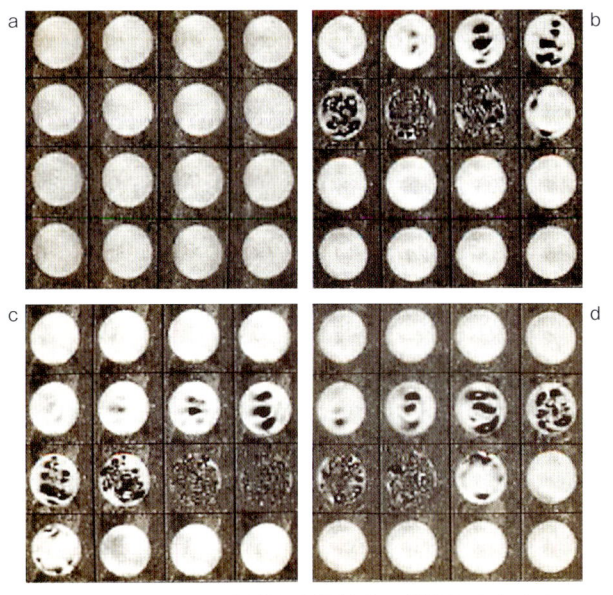

図2 EPIによって可視化した円管内の乱流塊(パフ)の実数部の断層像
TR＝150msで連続撮像。パイプの内径は9mm。
a：レイノルズ数が2000の層流領域
b〜d：レイノルズ数は2250であり、乱流塊が含まれている。進行方向に回転軸を持つ縦渦が、位相シフトで可視化されている。

period, newcomers to the business began to rediscover low rf angle techniques and applied them to the process of speeding up the slower MRI methods"と揶揄している[10]。

Mansfield, Garrowayと私

Mansfieldは、1989年の秋に開催された第14回日本磁気共鳴医学会大会に招聘され、初来日した。私は、プログラム委員の一員として彼の招聘に関与したが、私自身はちょうど、EPIを用いて円管内の乱流塊(パフ)を計測しているところだったので、取れたての画像[12](図2)を名刺の裏に貼って、懇親会で彼にその名刺を渡した。彼は、そのデータに大変興味を持ってくれて(実は、彼も同じような測定を行っていたが、乱流が間歇的に発生する現象は知らなかったようである)、帰国後しばらくして、EPIの本を執筆するからいくつかデータを送ってくれないか、という手紙をよこしてくれた。ただし、その後、事情があって出版は延期され、別の形で出版されたが[13]、私の論文はいくつか引用してもらった。

Garrowayは、奥様が日本人ということもあってしばしば来日され、筑波大学にも何回か来ていただいた。そして、私は、彼が望んで果たし得なかった、選択励起法を使って二次元のポアズイユ流を計測すること[14]、さらに、乱流における瞬間的速度場をEPIで計測すること[15]を果たすことができた。そのようなこともあって、かなり親しくさせていただいたが、ある日彼に、「選択励起のパテント[16]で収入はありますか？」と聞いたら、かなりの収入があると話していた。確かに、それだけの価値がある大変な技術である。

Garrowayは，Mansfieldのところで2年間のポスドクを終え，米国に戻ってからは海軍の研究所に勤め，MRIとは離れた分野で活躍していたが，その2年間で歴史に残る偉業を成し遂げたと言えるだろう．

むすび

さて，次節は，現在のMR撮像法に直接つながるフーリエイメージングと，スピンワープ法を提案した論文を紹介しよう．

文献

1) Mansfield, P., Grannell, P.K. : NMR 'diffraction' in Solids. *J. Phys.*, C6, L422〜426, 1973.
2) Garroway, A.N., Grannell, P.K., Mansfield, P. : Image Formation in NMR by a Selective Irradiative Process. *J. Phys.*, C7, L457〜462, 1974.
3) Mansfield, P. : Multi-planar Image Formation using NMR Spin Echoes. *J. Phys.*, C10, L55〜58, 1977.
4) Mansfield, P., Chapman, B. : Active Magnetic Screening of Gradient Coils in NMR Imaging. *J. Magn. Reson.*, **66**, 573〜576, 1986.
5) Garroway, A.N. : Velocity measurements in flowing fluids by NMR. *J. Phys.*, D7, L159〜163, 1974.
6) Hoult, D.I. : Zeugmatography ; A Criticism of the Concept of a Selective Pulse in the Presence of a Field Gradient. *J. Magn. Reson.*, **26**, 165〜167, 1977.
7) Mansfield, P., Maudsley, A.A., Morris, P.G., et al. : Selective Pulses in NMR Imaging ; A Reply to Criticism. *J. Magn. Reson.*, **33**, 261〜274, 1979.
8) Mansfield, P., Pykett, I.L. : Biological and Medical Imaging by NMR. *J. Magn. Reson.*, **29**, 355〜373, 1978.
9) Ljunggren, S. : A Simple Graphical Representation of Fourier-based Imaging Methods. *J. Magn. Reson.*, **54**, 338〜343, 1983.
10) Mansfield, P. : A Personal View of my Involvement in the Development of NMR and the Conception and Development of MRI. Encyclopedia of Nuclear Magnetic Resonance, Grant, D.M., Harris, R. K. eds., West Sussex, John Wiley & Sons Ltd., 478〜481, 1996.
11) Rzedzian, R.R., Pykett, I.L. : Instant Images of the Human Heart Using a New, Whole-Body MR Imaging System. *Am. J. Roentgenol.*, **149**, 245〜250, 1987.
12) Kose, K. : NMR Imaging of Turbulent Structure in a Transitional Pipe Flow. *J. Phys.*, D23, 981〜983, 1990.
13) Schmitt, F., Stehling, M. K., Turner, R. : Echo Planar Imaging ; Theory, Technique and Application. Berlin, Springer-Verlag, 1998.
14) Kose, K., Satoh, K., Inouye, T., et al. : NMR Flow Imaging. *J. Phys. Soc. Jpn.*, **54**, 81〜92, 1985.
15) Kose, K. : Instantaneous Flow-Distribution Measurements of the Equilibrium Turbulent Region in a Circular Pipe using Ultrafast NMR Imaging. *Phys. Rev.*, A44, 2495〜2504, 1991.
16) US Patent 4,021,726 ; Image formation using by nuclear magnetic resonance.

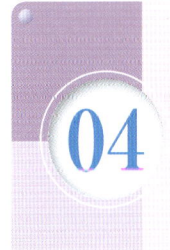

04 MRIの実用手法の確立

はじめに

　本節では，MRIの標準的パルスシーケンスであるspin warp法を提案したWilliam Edelsteinの論文と，その基礎となったRichard ErnstのFourier imagingの論文を紹介する。

Ernstの経歴

　Ernstは，1933年にスイスのチューリッヒ近郊の小都市で生まれた。前号で紹介したMansfieldと同年の生まれである。彼は，チューリッヒ工科大学（ETH：Einsteinの出身校としても有名）の化学科を卒業し，さらにその大学院でNMRの研究を行い，博士号を取得した。そして，その直後の1963～68年の5年間を，米国の有名NMR装置メーカーであるVarian社で過ごした。この間，彼は，同社の有名な技術者であるWeston Andersonと一緒に，ノーベル化学賞の受賞理由の1つとなるパルス・フーリエ変換NMRを開発した。これを報告した論文は，有力学術誌である*Journal of Chemical Physics*誌に投稿されたが，二度rejectされ，その後，*Review of Scientific Instruments*誌に掲載された[1]。

　さて，彼は，1968年にVarian社を辞めて母校ETHのスタッフになったが，しばらくは目立った成果を上げることができなかった。ところが，ベルギーの物理学者であるJean Jeenerが1971年に提案した，二次元NMRに本格的に取り組み始めてから，二次元NMRに関する豊富な研究成果を上げ始めた。この二次元NMRの研究成果は，上記のパルス・フーリエ変換NMRの業績と併せ，Ernstに1991年のノーベル化学賞を単独受賞させることとなった。なお，二次元NMRの最初の実験例が，現在のMRIの基礎となっているFourier imagingである。

Fourier imagingの論文[2]（引用回数558回）

　1974年に出版されたこの論文[2]は，"NMR Fourier Zeugmatography"という論文の標題からもわかるように，1973年のLauterburの論文の直接的な影響を受けている。このため，この論文の最初のパラグラフは，P.C. Lauterbur has recently describedという文で始まり，次のパラグラフも，Lauterbur's methods is based onという文で始まり，さらに次のパラグラフも，A modification of the Lauterbur techniqueで始まるというように，パラグラフの冒頭の文の主語が，すべてLauterburを含むという，大変興味深いものとなっている。

　さて，この論文で提案されたパルスシーケンス（図1）では，勾配磁場を高速に（時間ゼロで）スイッチングし，FIDの後方で信号サンプリングを行う。そして，図1に従ってNMR信号の位相を定式化すると，NMR信号が核磁化分布のフーリエ成分として，k空間のデカルト座標系で取得されることが示される。

　このようにこの論文は，MR画像が，多次元フーリエ変換によって画像再構成されるということを示し，現在のMRIの基礎を築いた。ところが，①勾配磁場の立ち上がり時間をゼロとすること

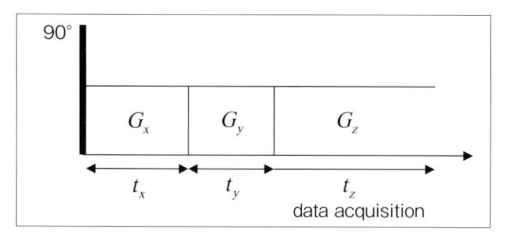

Part 2 ● MRIはどのように発展してきたか！

図1 Fourier imagingのパルスシーケンス

は実験上不可能である，②励起パルスから信号読み出しまでの時間が変化するため，静磁場不均一性の影響が位相エンコードごとに変化する，③スライス方法が明示されていない，という実用上の欠点があった。これらの欠点をすべて解決し，実用的なパルスシーケンスを確立したのが，後に紹介するEdelsteinの論文である。

Edelsteinの経歴

Edelsteinは，1965年にイリノイ大学の物理学科を卒業し，ハーバード大学の大学院（物理学）に進学した。ハーバード大学では，NMR発見のメンバーの1人であるRobert Poundに師事し，修士号を2年で取得できたが，博士号の取得にはそれから7年を要した。なお，Poundは当時，一般相対論を実験室内で検証する実験に成功していた。Edelsteinは，学位取得後，1974年から3年間，グラスゴー大学の重力波の研究グループでポスドクを行い，それが終了した1977年から3年間の契約で，アバディーン大学でMRIの開発に携わることになった。

当時，アバディーン大学は，ちょうど人体用MRIを開発するための予算を取得しており，Edelsteinはそのためのポスドクとして採用されたのである。Edelsteinは，NMR実験の経験はなかったものの，NMRの発見者の薫陶を受けていたことは，歴史の偶然（幸運）であろう。Edelsteinは，そのグループのボスであるJohn Mallard教授のもとで，Jim Hutchison講師と一緒にMRIの開発に勤しんだ[3]。

このグループでは，磁石（空芯電磁石）をOxford Instrumentsから購入したものの，他の主要なユニットはすべて，EdelsteinとHutchisonと1人のテクニシャンで製作した。また，当初，磁石は300ガウスで使用する予定であったが，その共鳴周波数（1280 kHz）はAMラジオの周波数と重なるため，その影響を受けない400ガウス（共鳴周波数1700 kHz）で使うこととなった。このため，磁石の発熱が大きな問題となり，この問題を解決するために彼らは非常に苦労した。ところが，その苦労が実り，このMRIは，世界で初めて明瞭なbodyの断層像を生み出し，世界に大きなインパクトを与えた。なお，Edelsteinは，この成果を出した直後に，ポスドクの契約が切れたこともあり，6年ぶりに米国に戻り，GE社の中央研究所に入った。

Spin warp法の論文[4]（引用回数565回）

この論文[4]は，1980年5月に投稿され，同年7月に出版されたが，まさに，1970年代のMRIの研究成果を集大成したものであった。図2に，spin warp法のシーケンスを示す。

このように，spin warp法は，Garrowayらが開発した選択励起法と，Ernstらが開発したFourier imaging法を組み合わせたものである。ところが，実はこのシーケンスは，MansfieldのEPIの論文がヒントになって考案されたものである[5]。すなわち，Edelsteinは，このEPIの論文を見て，位相エンコード勾配磁場を一定の強度で加え続けるのではなく，リード勾配をスイッチングする際に，短いパルス（blip pulse）として加えるべきであることに気づき，このアイデアの特許を申請した[6]。spin warp法は，このblip-EPIの変形であり，1個の勾配エコーに対し，振幅変化を伴う位相エンコード勾配磁場を加えたものとなっている。

さて，spin warp法は，同一の読み出し勾配磁場のもとで，一定のタイミングで信号サンプリングを行うため，勾配磁場の非線形性や静磁

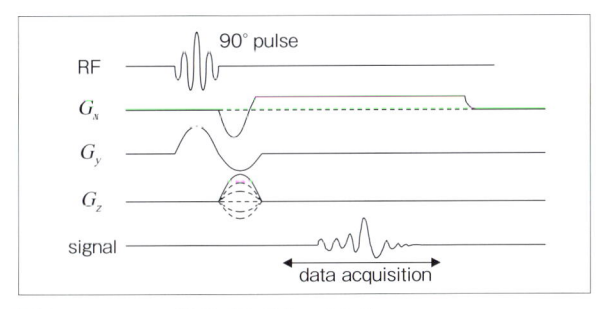

図2　spin warp法のパルスシーケンス

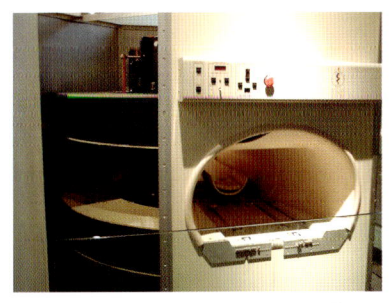

図3　ロンドンのサイエンスミュージアムに展示してあったアバディーン大学の歴史的なspin warpマシン
鉛直方向に配置されていた4コイルの電磁石のうち，両端のコイルは散逸している．

場の不均一性の影響が画像歪みにはなるものの，画像のボケにはならない．これが，Lauterburのprojection法に対する大きな優位性となり，spin warp法がMRIの標準的パルスシーケンスとなった．

ところで，spin warp法という言葉に，多くの人は違和感を持ったかもしれない．だが，これは，Edelsteinが宇宙物理学を専門としていたことと無関係ではない．すなわち，位相エンコードにより，スピンの位相がよじれることをEdelsteinは，宇宙の時空の歪みを表現する言葉であるwarpと呼んだのである[3]．

ErnstとEdelsteinのその後

Ernstは，Fourier imagingの論文を出してからはほとんどMRIには関心を持たず，"本業"に専念して，1991年のノーベル化学賞を単独受賞した．Edelsteinは，アバディーン大学からGE社の中央研究所に"栄転"し，同社のMRIシステム事業の立ち上げ，birdcage coilの開発，phased array coilの開発などで中心的な役割を果たした．そして，2001年にGE社を退職してからは独立し，MRIの仕事もしていたが，ごく最近は，「光速に近い速度で宇宙旅行すると，宇宙空間に遍在する水素原子が高速で宇宙船に衝突して，宇宙飛行士はその放射線被ばくで死亡するであろう」という内容の発表を米国物理学会で行い，大きな話題となった[7]．なお，Edelsteinらがアバディーン大学で開発したMRIは，かつて，ロンドンのサイエンスミュージアムに展示してあり，2001年に，私はそこを訪れた時に見て大変感動したことを覚えている（図3）．

むすび

さて，次節は，MRIの基礎を支え，いまだに示唆に富む，Hahnのスピンエコーの論文やCarrとPurcellのマルチパルスの論文などを紹介しよう．

文献

1) Ernst, R.R., Anderson, W.A. : Application of Fourier transform spectroscopy to magnetic resonance. *Rev. Sci. Instrum.*, **37**, 93〜102, 1966.
2) Kumar, A., Welti, D., Ernst, R.R. : NMR Fourier Zeugmatography. *J. Magn. Reson.*, **18**, 69〜83, 1975.
3) http://www.mri.jhu.edu/~edelstei/Edelstein.Aberdeen.pdf
4) Edelstein, W.A., Hutchison, J.M.S., Johnson, G., et al. : Spin Warp NMR Imaging and Applications to Human Whole-Body Imaging. *Phys. Med. Biol.*, **25**, 751〜756, 1980.
5) Mansfield, P., Pykett, I.L. : Biological and Medical Imaging by NMR. *J. Magn. Reson.*, **29**, 355〜373, 1978.
6) US Patent No. 4,451,788 : Methods of producing image information from objects.
7) Edelstein, W.A., Edelstein, A.D. : Speed Kills ; Highly Relativistic Spaceflight Would be Fatal for People and Instruments. American Physical Society April Meeting 2010, Washington, DC, 2010.

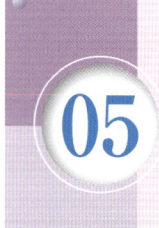

05 MRIを支える基礎技術（1）：スピンエコー

はじめに

　前節は，MRIの実用的パルスシーケンスとなったspin warp法を提案したEdelsteinの論文を中心に紹介した。spin warp法の考え方は，MRIのパルスシーケンスの根幹をなしているが，実際には，スピンエコー法と組み合わせて広く使用されている。また，1990年代半ば以降は，ほとんどの臨床撮像に高速スピンエコー法が使われている。よって，これらの技術を理解する場合，その基礎となったHahnの論文[1]，CarrとPurcellの論文[2]，そして，MeiboomとGillの論文[3]は必読の論文である。本節では，これらスピンエコー法の基礎となった論文を紹介する。

Hahnの経歴[4]

　Erwin Hahnは，1921年に米国で生まれ，大学卒業後は第二次世界大戦中であったため，海軍でレーダーやソナーの技術者として2年間ほど働いた。その後，1946年にイリノイ大学の大学院に入学し，物理学を専攻した。彼の指導教員は理論物理学者であったが，彼にNMRをやるように勧めた後，sabbaticalで不在となったため，Hahnは独力で研究に取り組むことになった。そして，当時のイリノイ大学には，NMRの専門家は誰もいなかったため，彼は，ハーバード大学のNMRグループのNMR装置のコピーを作ることから研究を始めた。これに，彼の海軍時代の経験が役立ったことは言うまでもない。

　彼は，NMR装置を組み立てた後，しばらくはプロトンの信号を観測して楽しんでいただけであったが，その後，緩和時間の計測と核スピンの章動（nutation）の観測を行うために，ダブルパルスの実験を始めた。そして，さまざまな条件下で実験を行っていく間に，ダブルパルスの後のスピンエコー信号を発見した。当初，彼は，この信号は何かのエラーであると思い，それを除去するための努力を重ねたが，最終的にはそれが本物の信号であることを確信するに至った。これが，歴史的なスピンエコーの発見で，1949年夏のことであった。

Hahnのスピンエコーの論文[1]（引用回数2985回）

　この"Spin Echoes"という簡潔なタイトルの論文は，1950年，スピンエコー発見の翌年に公表された。この論文には，90°-90°パルスによるEight Ballエコーの説明（図1），スピンエコーによるT_2の計測，stimulated echoの発生（図2），分子拡散のスピンエコー信号への影響，化合物におけるJ coupling効果のスピンエコー信号への影響など，多彩な実験結果が報告されている。

　さて，スピンエコーの説明は，現在の教科書では，ほとんどの場合90°-180°パルスで行われるが，Hahnが発見したスピンエコーでは，2つのRFパルスは同一のものであったため，一番説明しやすかったのは90°-90°パルスの場合であった。なお，この説明は，スピンエコー発見のニュースを聞いたハーバード大学のEdward

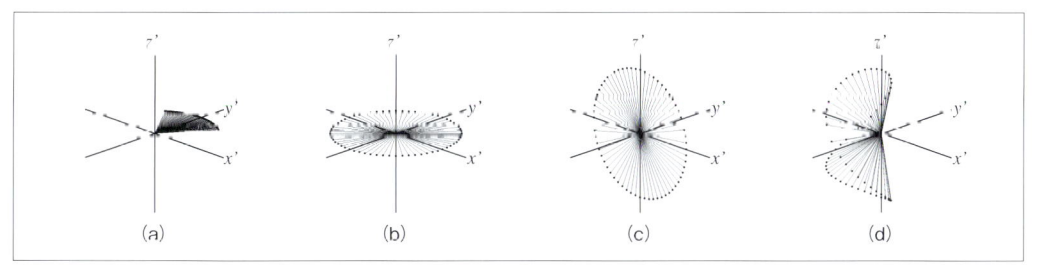

図1　Eight Ball エコーの発生のメカニズム
aの前に90°励起パルスがあり、bとcの間に、90°パルスによる励起がある。Hahnの実験では、2つのRFパルスの位相連続性は保たれていないが、説明を容易にするために、論文の図面ではそれが仮定されている。

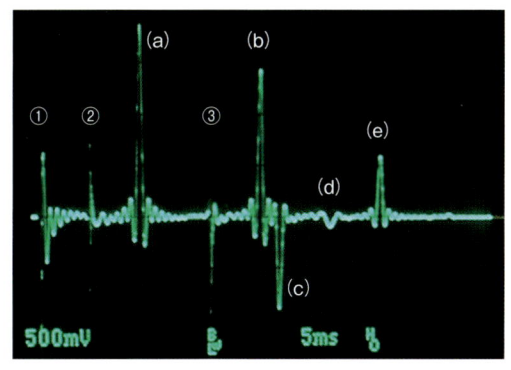

図2　stimulated echo
①、②、③がRFパルスで、aがスピンエコー、bがstimulated echoである。cはaの③によるスピンエコー、dは②と③によるスピンエコー、eは①と③によるスピンエコーである。このように、一般に3個のRFパルスにより、5個のエコーが発生する。

Purcell（ノーベル賞受賞者）がHahnに書いた手紙によるものである[4]。

この論文は、スピンエコー現象を発見しただけでなく、そのT_2計測、拡散係数計測などへの応用を切り開き、NMRばかりでなく、MRIにも決定的な影響を与えた。

Carrの経歴とCarr-Purcellの論文[2]（引用回数3026回）

Herman Carrは1924年に米国で生まれ、1948年にハーバード大学を卒業してその大学院に進み、PurcellのもとでNMRの研究を始めた。そして、大学院2年目の1949年11月に、Hahnのスピンエコー発見の歴史的ニュースをきっかけに、スピンエコー現象を研究することになった。そして、それから約5年間の研究成果が、CarrとPurcellの歴史的大論文にまとめられている。

この論文には、後世に多大な影響を与えたいくつもの成果が記されているが、それらは、① 90°-180°パルスを用いたスピンエコーの観測、②複数の180°パルスを用いたパルスシーケンス（Carr-Purcell法）による、分子拡散に影響されないT_2計測法の提案、③ T_1計測のためのinversion recovery法の提案、④流速や拡散係数を計測するための勾配磁場印加法の提案、の4つに要約される。

これらの4つの成果の中で最も注目すべきは、やはり、90°-180°パルスを用いたスピンエコーであろう。このアイデアは、Carrが、他の大学院生にスピンエコー発生のメカニズムを説明していたときに、90°-90°パルスによる説明よりも、90°-180°パルスによる説明の方が、はるかに簡

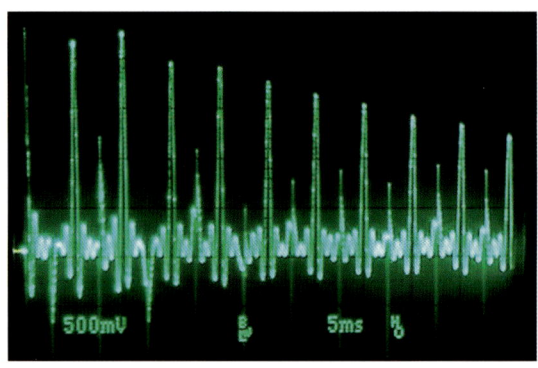

図3 CPMGのシーケンス
1番目と3番目のエコーは，180°パルスの設定エラーもしくは不均一性のため，偶数番目のエコーより小さめとなっている。偶数番目のエコーだけを見ると，指数関数的に減少しているのがわかる。

単であることに気づいたことにより生まれたとのことである[5]。また，Carrが，このアイデアをPurcellに話したところ，"Elegant!"と誉められたそうである。次に，Carr-Purcell法を実用的手法に高めた，MeiboomとGillの論文を紹介しよう。

Meiboom-Gillの経歴と論文[3]（引用回数不明）

Saul Meiboomはベルギー生まれの物理学者で，第二次世界大戦前にエルサレムに移住し，戦後は，イスラエルの世界的に有名な研究機関であるWeizmann Instituteで研究を行った[6]。彼は，Felix Bloch（ノーベル賞受賞者でWeizmann Instituteの理事も務めていた）の勧めで，1954年にスタンフォード大学のBlochの研究室に半年ほど滞在し，そこで開発された最新のNMR装置の設計図をイスラエルに持ち帰った。この設計図をもとに，1954年11月から6か月をかけてNMR装置が作られ，55年には，世界最先端のNMR装置がイスラエルに再現された。

Meiboomの大学院生であったDavid Gillは，水のT_2異常を調べるために，水のT_2を計測していたが，そのためのCarr-Purcellシーケンスの調整の難しさに悩まされていた。彼は，その調整の難しさが，180°パルスのパルス幅の不完全性によるものと考え，それを補正するために，180°パルスの位相を1個おきに反転することを思いついた（変形Carr-Purcell法）。ところが，Meiboomはすぐに，180°パルスの位相を一定とし，90°パルスの位相を90°ずらすことで同じ効果が得られることに気づいた。彼らは，このアイデアに従って実験を行い，1958年に論文を発表した。

彼らの論文では，彼らの方法がオリジナルのCarr-Purcell法に対し，①すべてのRFパルスの位相がコヒーレント（位相連続）である，②90°パルスの位相が，180°パルスの位相に対し90°ずれている，という2点だけで異なっていることを述べている。すなわち，Carr-Purcellの論文では，RFパルスの位相がコヒーレントであるかのように図示してあるが，これは説明をわかりやすくするためであり，もともと，CarrとPurcellの実験では，RFパルスはコヒーレントではなかったのである！

このようにして，Carr-Purcell法は，MeiboomとGillによる改良により標準的T_2計測法の地位を確立し，CPMG法と呼ばれ，現在も広く使用されている（図3）。そして，1985年に提案されたRARE（高速スピンエコー法）の基礎にもなっている。

Hahn, Carr, Meiboomのその後

Hahnは，イリノイ大学で2年間のポスドクを行った後，スタンフォード大学のBlochの研究室でポスドクを行い，その後，IBM Watson研究所に入所してスピンエコーメモリの研究に関係した後，34歳でU.C. バークレーの教授に就任した。彼は1991年に引退したが，現在でも健在である。

Carrは，ハーバード大学で学位を取った後，ラトガース大学に職を得て1987年まで在籍した。2003年のLauterburとMansfieldのノーベル医学生理学賞の受賞の際には，Carrも受賞すべきであったという意見も出た。トロントで開催された2008年のISMRMでは，CarrのLauterbur Lectureが予定されていたが，講演の1か月前にCarrは亡くなった。

Meiboomは，1958年にWeizmann Instituteから米国のBell研究所に移り，86年に引退するまで，NMRで多くの業績を上げた。

むすび

さて，次節は，今回紹介した論文と同様にMRIの基礎を支える，HoultのRFコイルの論文と，HayesらのBirdcageコイルの論文などを紹介しよう。

文 献

1) Hahn, E.L. : Spin Echoes. *Phys. Rev.*, **80**, 580〜594, 1950.
2) Carr, H.Y., Purcell, E.M. : Effects of Diffusion on Free Precession in Nuclear Magnetic Resonance Experiments. *Phys. Rev.*, **94**, 630〜638, 1954.
3) Meiboom, S., Gill, D. : Modified Spin-echo Method for Measuring Nuclear Relaxation Times. *Rev. Sci. Instrum.*, **29**, 688〜691, 1958.
4) Hahn, E.L. : Pulsed NMR-A Personal History. Encyclopedia of Nuclear Magnetic Resonance, Grant, D.M., Harris, R.K., eds., West Sussex, John Wiley & Sons Ltd., 373〜378, 1996.
5) Carr, H.Y. : Early Years of Free Precession Revisited. Encyclopedia of Nuclear Magnetic Resonance, Grant, D.M., Harris, R.K., eds., West Sussex, John Wiley & Sons Ltd., 253〜260, 1996.
6) Luz, Z. : The Early Days of NMR in Israel. Encyclopedia of Nuclear Magnetic Resonance, Grant, D.M., Harris, R.K., eds., West Sussex, John Wiley & Sons Ltd., 465〜470, 1996.

Part 2 ● MRIはどのように発展してきたか！

06 MRIを支える基礎技術（2）：RFコイル

はじめに

1973年のPaul LauterburによるMRIの提案がきっかけとなって，70年代半ばごろから，人体撮像のための大型のNMRイメージング装置の開発が始まった。すなわち，それまでNMR装置は，1cm程度の大きさのサンプルを対象としていたが，その数十倍のサイズを持つ人体を対象としたMRI装置が開発の目標となった。この時大きな問題となったのがRFコイルである。というのは，人体を収容できる大型の磁石は，当時すでに粒子加速器などの分野では実現されており，勾配コイルに関しても，サイズはともかく，70年代前半までにはその原理は確立されていたからである。これに対し，それまで人体のサイズのRFコイルに関しては，まったくと言っていいほど技術的な検討は行われていなかった。

そこで，本節では，人体用RFコイルを開発する際の指導原理を与えたDavid Houltの2つの論文[1, 2]と，全身用RFコイルの標準となった，Cecil Hayesのbirdcage coilを提案した論文[3]を中心に紹介したい。

HoultのRFコイルの論文[1]（引用回数859回）

Houltは，1973年にオックスフォード大学の生化学教室のSir Rex Richards教授のもとで学位を取り，現在は，カナダの国立研究機関で活躍している研究者で，MRIハードウエアの神様とも言うべき存在である。彼は，RFコイルばかりでなく，NMRレシーバなどへの造詣も深く，そのレビュー論文[4]は，NMR研究者のバイブルとして長く使用されている。また，ISMRMのハードウエアのセッションにおいて，気に入らない講演にはマイクを使わず大声で，皮肉たっぷりの質問（ヤジ）を浴びせかけることでも有名である。

さて，彼はオックスフォード大学時代に，ごく初期の超伝導NMR分光計の開発に携わり，そこで，電磁石から超伝導磁石へと静磁場強度が約3倍向上したにもかかわらず，期待されるほどNMR信号のSNRが向上しなかったことから，NMRのRFコイルの検出感度を定量的に解析し，この論文を執筆することになった。というのは，それまでNMRで使われていたRFコイルは，ほとんどがソレノイドコイルであったため，そのSNRに関しては，filling factor（サンプルの充填度）などだけで決まるとされていたが，超伝導磁石で使われる鞍型コイルはソレノイドコイルと形状が異なるため，この議論が適用できなかったからである。

彼の論文のポイントは，以下のとおりである（図1）。まず，任意の電流ループ（RFコイル）を考え，そのループに単位電流（例えば1 A）を流した時に，コイルの近くのある点に発生する磁場 $\vec{B_1}$ を考える。そこに置かれた核磁化 $\vec{m}$ が歳差運動する時に，RFコイルに誘起する電圧は，次式のとおりである。

$$V = -\frac{\partial}{\partial t}\left(\vec{B_1} \cdot \vec{m}\right)$$

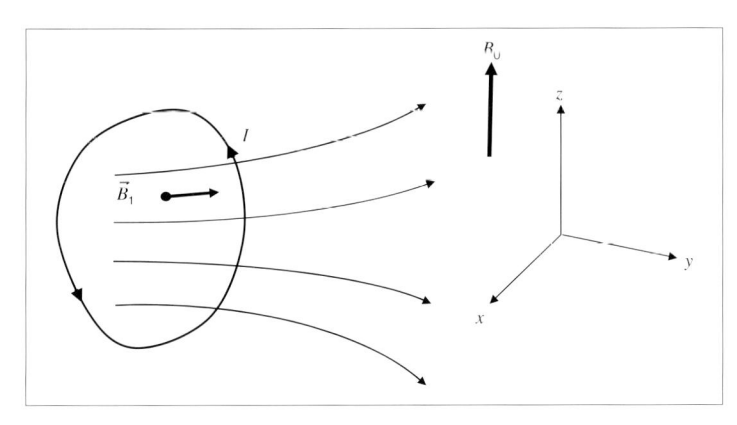

図1 任意のRFコイルがつくる高周波磁場とその座標系

　Houltは，この式を用いて，ソレノイドコイルと鞍型コイルの達成するSNRをそれぞれ計算し，鞍型コイルのSNRが同じサイズのソレノイドコイルの約1/3であることを示した。

　このようにして，Houltは当初の目的を達成することができたが，それだけでなく，この定式化は，人体用MRIにおいてさまざまな形状や大きさのRFコイルを開発する上での重要な指導原理となったのである。

人体のNMR信号検出感度に関する論文[2]（引用回数474回）

　上述のRFコイルの論文が出てから3年後に，HoultはLauterburと一緒に，人体を対象としたNMR実験におけるNMR信号のSNRに関する論文を公表した。この論文において彼は，RFコイルの中に置かれた，人体のような電気的な損失の大きいサンプルに対するNMR信号の計算を行い，以下の2つの重要な結論を得た。
① RF磁場の人体内への浸透を考慮すると，人体のMRIは10MHz以下で行うべきである。
② 1MHz以上，もしくは大きなサイズのサンプル（人体）のMRIにおいては，サンプルの電気伝導度は，RFコイルで検出される主なノイズ源となる。

　これらの結論は，現実とは少し異なる仮定があるため，現在においては正しくない部分もあるが，人体用MRI装置の開発においてきわめて大きな影響を与えてきた。

Hayesのbirdcage coilの論文[3]（引用回数385回）

　上述のHoultの結論を一部修正し，高磁場（1.5T以上）におけるMRIの可能性を切り開いたのが，1985年に公表されたHayesらによるbirdcage coilの論文である。

　さて，Hayesは，1973年にハーバード大学の物理学科を卒業し，学位取得後，ユタ大学を経由して，82年の初めにミルウォーキーのGE Medical Systems社に入社した。彼がGE社に入社した時，Technicare社（その後GE社に買収された）が，0.15Tの常伝導磁石を用いたMRIで先行し，UCSF（カリフォルニア大学サンフランシスコ校）が，0.35Tの超伝導磁石を用いたMRIで，非常にクリアな画像を出して大きな話題になっていた。一方，GE社は，これらの先行するグループから立ち後れており，Hayesは，RFコイル作製の経験などを買われて同社に入社した。

　Hayesの回想によると[5]，birdcage coil開発の直接のきっかけは，1982年3月にミルウォーキーのある病院で行われた，UCSFの放射線科主任教授であるAlexander Margulisによる0.35TのMRIに関する講演であり，Hayesは，その講演の夜，一晩中考えて，birdcage coilの基本的な部分を完成させたそうである。その後，彼は，GE社の中央研究所のメンバーなどと協力して，1.5Tにおけるbirdcage coilを完

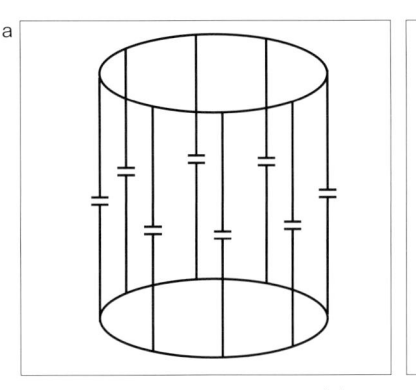

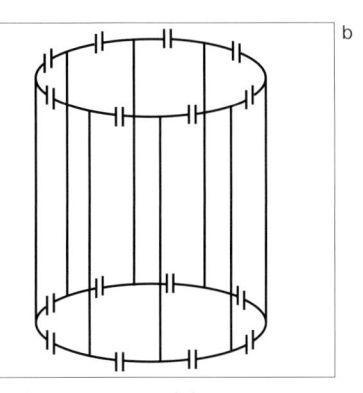

図2 ローパス型birdcage coil (a) とハイパス型birdcage coil (b)

成させた。

　birdcage coilは，円筒上を円筒軸に平行に流れる無限に長い電流分布が，その円周方向の方位角を θ として，$\sin\theta$ に比例して変化する時，その円筒内に，円筒軸と垂直な方向に均一な磁場が発生するという原理に基づいている。Hayesらは，この電流分布をつくるために，キャパシタとインダクタ（コイル線）を組み合わせ，図2に示すようなコイルを考案した。そして，1.5 T（64 MHz）における全身用と頭部用のコイルを作製し，静磁場強度に比例するSNRを持つ人体のNMR信号を観測した。

　birdcage coilは，高磁場（1.5 T）でも均一なRF磁場を発生する全身用のRFコイルが作製可能であることを示したが，この技術は，1980年代に行われた低磁場（0.35 T）と高磁場（1.5 T）の優位性の論争（field strength wars）に決着をつけ，1.5 T MRIを臨床機のスタンダードとして確立させたという点で，大変意義深いものであった。また，このコイルは，「人体用MRIは10 MHz以下で行うべきである」というHoultのご託宣を破るものであったが，これは，人体を均一な生理食塩水と近似した仮定が，現実的ではなかったことによるものである。

　birdcage coilは，現在でも1.5 Tでは送信コイルとして標準的な地位を得ており，3 Tでは，修正はあるものの，原理的には同様のものが使用されている。

むすび

　さて，次節は，趣を変え，「初期の臨床トライアル」と題し，マルチスライス・マルチエコーの標準的臨床撮像法の確立に大きな影響のあった1982年のCrooksらの論文と，STIRなど，inversion recoveryの臨床応用に道を開いた1985年のBydderらの論文を紹介しよう。

文献

1) Hoult, D.I., Richards, R.E. : The Signal-to-Noise Ratio of the Nuclear Magnetic Resonance Experiment. *J. Magn. Reson.*, **24**, 71～85, 1976.
2) Hoult, D.I., Lauterbur, P.C. : The Sensitivity of the Zeugmatographic Experiment Involving Human Samples. *J. Magn. Reson.*, **34**, 425～433, 1979.
3) Hayes, C.E., Edelstein, W.A., Schenk, J.F., et al. : An Effiecient, Highly Homogeneous Radiofrequency Coil for Whole-Body NMR Imaging at 1.5 T. *J. Magn. Reson.*, **63**, 622～628, 1985.
4) Hoult, D.I. : The NMR receiver ; A description and analysis of design. *Progress in Nuclear Magnetic Resonance Spectroscopy*, **12**, 44～77, 1978.
5) Hayes, C.E. : The Development of the Birdcage Resonator ; A Historical Perspective. *NMR Biomed.*, **22**, 908～918, 2009.

07 Field strength war

はじめに

1970年代の終わりごろに，英国のノッティンガム大学とアバディーン大学から，常伝導電磁石を用いた人体のMR画像が報告されたが，80年代に入ると，MRI開発の中心は米国に移り，しかも，磁石には超伝導磁石が使われるようになった。そこで勃発したのが，0.35Tと1.5Tのどちらの磁場がMRIに最適であるかという，いわゆるfield strength warである。

今回は，前節の予告とは少し異なるが，0.35T MRIを初めて報告したLawrence Crooksらの論文[1]と，1.5T MRIの可能性を報告したPaul Bottomleyらの論文[2]を紹介し，現代のMRIを理解する上では必須の知識であるfield strength warについて，その背景などを説明したい。

Crooksらの0.35T MRIの論文[1]（引用回数364回）

1975年9月，カリフォルニア大学サンフランシスコ校（UCSF）放射線科の主任教授であったAlexander Margulisは，同科の核医学部門の物理学者であるLeon Kaufmanから，当時，研究が立ち上がりつつあったMRIの開発の提案を受けた[3]。その提案に感銘を受けたMargulisは，資金を集め，カリフォルニア大学バークレー校（UCB）の電子工学科からポスドクと大学院生を雇い，MRIの開発を始めた。この研究に76年から参加したのが，UCB出身のCrooksである[4]。

Crooksは当初，バリアン社製の10cmギャップの鉄心電磁石を使って，ラット撮像用のMRIを開発した。この磁石は，0.35T（プロトンの共鳴周波数15MHz）で最適な均一性が達成されるように設計されていたため，彼は，この磁場強度でラットの実験を行い，いくつかの論文を公表した。

この実験結果をもとに，Kaufmanは，大手製薬会社のファイザー社に全身用MRIの開発の資金提供を求めた。そして，Crooksは，その磁石としてOxford Instruments社から超伝導磁石（最高磁場0.5T？）を導入した。この磁石は，同じ製品が，すでに英国のEMI社に納入され，Hammersmith病院において0.15Tで稼働していたが，Crooksらは，いろいろと検討した結果，それまでラット用のMRIで使用していた磁場と同じ0.35Tで使用することにした（EMI社の開発責任者のI.R. Youngによると，彼らの磁石は当初，EMI社では0.26Tで稼働しており，病院では0.15Tからスタートして，0.05Tずつ磁場を上昇させる予定であったが，臨床が始まっていたので，それができず0.15Tのまま使っていたそうである[5]）。

すなわち，前節で紹介したHoultとLauterburの論文[6]によると，全身のMR撮像は10MHz以上では困難であり，また，Bottomleyらの論文[7]によると，生体と同様の導電率を持つ均一な円筒状の物体においては，10〜30MHzの間では高周波ロスが増大することが示されていたが，Crooksは，失敗覚悟で15MHzという高い共鳴周波数を選択したのである。

結果的には，この決断が大成功につながり，UCSFの0.35Tにおける全身のクリアなMR画像は，1981年11月の北米放射線学会（RSNA）でも報告され，マルチスライス・マルチエコー法の実現とともに，MRIのコミュニティに大きなインパクトを与えた。また，その後，この装置を用いてさまざまな臨床例が報告されたため，この装置は，MRIの臨床における方向性を決定づけたと言っても過言ではない。

Bottomleyらの1.5T MRIの論文[2]（引用回数165回）

GE社は，X線CTとの比較から，当初，MRIの可能性に関しては非常に懐疑的であった。このため，MRI研究の本格的スタートは，1980年8月にBottomley，同9月にWilliam Edelsteinを中央研究所に採用してからであった。よって，GE社は，UCSFに比べると，MRI開発のスタートは約4年遅れていた。ところが，BottomleyとEdelsteinは，それぞれノッティンガム大学とアバディーン大学における全身用MRI開発の中心人物であり，しかも，ともにきわめて優秀であった（Bottomleyは21歳で大学を卒業し，25歳で博士号を取得）[8]。

そして，彼らがGE社に入社した頃には，Oxford Instruments社から最高磁場2Tの全身用超伝導磁石が提案されており，彼らは早速，その磁石をオーダした。ところが，この磁石が安定に使用できる磁場は1.5Tであったため，彼らは1.5TをMRI用の磁場として選択した。このように，1.5Tの磁場が選択されたのは，磁石側の要因によるものであった。しかも，Bottomleyらは，研究のスポンサーであるGE社の医療機器事業部からは，1.5Tでスペクトロスコピーなどの実験を行った後に，磁場を下げて，0.35T（！）でプロトンのイメージングを行うように要請されていたのである[9]。

さて，その超伝導磁石の納入予定は，発注後約1年半であったため，彼らはその磁石が来るまでの間に，Walker社から0.12Tの常伝導磁石を導入して，全身用MRIシステムを構築した。英国での経験を有していた彼らにとって，この作業は格好のトレーニングだったに違いない。そして，このシステムは，1981年10月のMRIのウッドストックと呼ばれるWinston-Salemでの学会で報告され，82年8月には，ペンシルバニア大学病院に臨床研究のため移設された。

一方，実際に1.5Tの超伝導磁石が納入されたのは1982年5月末であり，この磁石は2ppm/hという磁場ドリフトを伴っていた。すなわち，1時間に1画素程度の共鳴周波数の減衰があった。Bottomleyは，磁場を変える手間が省けるとジョークを飛ばしていたが，彼らは何とか1982年11月22日に，1.5Tで頭部の画像を取得することに成功した。そして，RSNAを目前に控えて画像の改良に取り組もうとしたが，修理のための交換用のRFアンプが磁石に吸引されてしまい（！），その結果，磁石はクエンチを起こして，翌83年の1月までは実験ができなくなってしまった。このため，GE社は，1982年のRSNAには，このかろうじて撮れた1.5Tの画像と，医療機器事業部で直前に取得した0.3T（！）の画像を展示したのみであった。なお，このRSNAでは東芝からは，図1に示す画像が展示されていた。

このようなトラブルを経て，彼らがようやくクリアな頭部画像の撮像に成功したのは1983年2月，軀幹部の画像の撮像に成功したのは83年3月であった。標記の論文は，1983年7月に投稿された，1.5Tにおける頭部画像と，^{31}P，^{13}Cの局所スペクトルを報告した論文である。この論文では，1.5Tにおける頭部画像のSNRが0.12Tにおけるそれの約11倍であることや，1台のMRIでプロトンの画像診断と，^{31}Pや^{13}Cを用いた代謝物の評価ができることなどが示された。

このようにして，GE社は，2年遅れの1983年に，ようやくUCSFと同じ土俵に立つことができた。

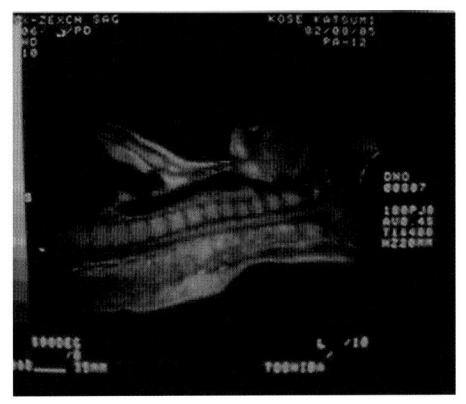

図1　1982年のRSNAの東芝社のブースで展示された著者の正中断面像
1982年8月5日に，0.12Tの常伝導電磁石で撮像した．送受信RFコイルは著者が自作．このRSNAで，GE社は数日前に撮れた1.5Tの頭部画像を展示したが，翌83年に論文投稿されたものに比べると，かなり画質は悪かったらしい．

Field strength war

field strength warとは，1983年に始まった，GE社とDiasonics社（UCSFが開発したMRIの製造販売会社）との間の，1.5Tと0.35TのどちらがMRIとして最適な磁場であるか，という論争である．主に，磁気共鳴医学会（SMRM：ISMRMの前身学会の1つ）が舞台となり，GE社側はBottomleyとEdelstein，Diasonics社側は，KaufmanとCrooksが中心となってさまざまな論争が行われたが，スペクトロスコピーの可能性やコストパフォーマンスの問題，緩和時間変化の問題，ケミカルシフトアーチファクトの問題，安全性その他の問題などが，それらの企業の営業方針とも絡み，一時は泥仕合に近い状況になった．私は，1984年8月のニューヨークで開催されたSMRMで，その論争の一端を垣間見たが，まだ決着にはほど遠い状況であった．

なお，他社の多くは，0.5Tの磁場強度を持つ普及型の超伝導MRIを製品化し，1.5T MRIはハイエンドマシンと位置づけ，その論争の行方を見守っていた．そして，1989年に，Diasonics社が東芝社に買収されたこともあって，この論争は終了した．すなわち，この論争にGE社が勝利したのである．ところが，低磁場MRI（0.2～0.4T）は，永久磁石などを用いたオープン性を生かしたシステムへと進化を遂げ，GE社も，オープン型の低磁場MRI（0.2T）を販売するに至った．

Field strength warのその後

field strength warの収束後，1.5T MRIは，MRIの（ハイエンドの）標準機としての地位を確保したが，^{31}Pや^{31}Cのスペクトロスコピーに活用されることはなかった．そして，2000年代に入ると，1.5T MRIは3T MRIに，ハイエンド機としての地位を脅かされることになった．そして，小規模ではあるが，1.5Tと3TのMRIのどちらがコストパフォーマンスに優れているかという，第2のfield strength war（？）が起きた．

さて，現在，最も注目を浴びているのが，7T MRIの臨床機としての有用性の議論である．そして，9.4T MRIも稼働しており，11.7T MRIも，近々稼働予定と言われている（図2）．このように，現在もより高い磁場をめざし，絶え間ない挑戦が続いている．

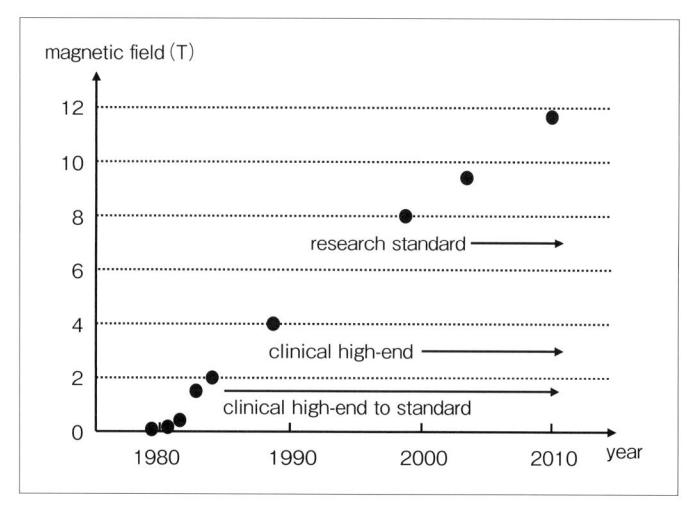

Part 2 ● MRIはどのように発展してきたか！

図2　人体用MRIの静磁場強度の変遷
1980年に報告されたアバディーン大学のMRIの静磁場強度は0.04Tであったが，2011年に，その約300倍の強度を持つ11.7Tの人体用MRIの超伝導磁石が，米国のミネソタ大学に導入されたが，現在は10.5Tで稼働している模様である。

むすび

さて，次節は，「ケミカルシフト？」と題し，chemical shift imaging（CSI）の一般的方法を提案した1982年のBrownの論文（726回）と，水・脂肪分離画像法を提案した84年のDixonの論文（766回）を紹介する。

文献

1) Crooks, L.E., Arakawa, M., Hoenninger, J., et al.: Nuclear Magnetic Resonance Whole-Body Imager Operating at 3.5K Gauss. *Radiology*, **143**, 169〜174, 1982.
2) Bottomley, P.A., Hart, H.R., Edelstein, W.A., et al.: Anatomy and Metabolism of the Normal Human Brain Studied by Magnetic Resonance at 1.5 Tesla. *Radiology*, **150**, 441〜446, 1984.
3) Margulis, A.R.: How NMR Was Started at University of California, San Francisco（UCSF）. Encyclopedia of Nuclear Magnetic Resonance, Grant, D.M., Harris, R.K., eds., West Sussex, John Wiley & Sons Ltd., 484〜485, 1996.
4) Crooks, L.E.: Field Strength Selection for MR Imaging. Encyclopedia of Nuclear Magnetic Resonance, Grant, D.M., Harris, R.K., eds. West Sussex, John Wiley & Sons Ltd., 269〜271, 1996.
5) Young, I.R.: EMI's Venture into NMR-An Industrial Saga. Encyclopedia of Nuclear Magnetic Resonance, Grant, D.M., Harris, R.K. eds., West Sussex, John Wiley & Sons Ltd., 724〜728, 1996.
6) Hoult, D.I., Lauterbur, P.C.: The Sensitivity of the Zeugmatographic Experiment Involving Human Samples. *J. Magn. Reson.*, **34**, 425〜433, 1979.
7) Bottomley, P.A., Andrew, E.R.: RF Magnetic Field Penetration, Phase Shift and Power Dissipation in Biological Tissue; Implications for NMR Imaging. *Phys. Med. Biol.*, **23**, 630〜643, 1978.
8) Bottomley, P.A.: The Development of High-Field NMR Imaging. Encyclopedia of Nuclear Magnetic Resonance, Grant, D.M., Harris, R.K. eds., West Sussex, John Wiley & Sons Ltd., 237〜239, 1996.
9) Hayes, C.E.: The Development of the Birdcage Resonator; A Historical Perspective. *NMR Biomed.*, **22**, 908〜918, 2009.

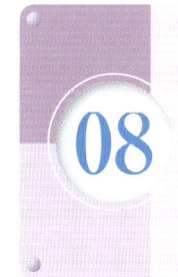

08 ケミカルシフト？

はじめに

 1970年代の終わり頃に，スピンエコーとFourier imagingを用いた撮像手法が確立されると，次に研究の対象として注目されたのが，ケミカルシフトを分離して画像化を行う，いわゆるchemical shift imaging（CSI）である。CSIに関しては，複数の研究者から論文発表がなされたが[1),2)]，最も早く提案され，特許[3)]などの点からもそのオリジナリティが確立されたのが，本節で紹介するTruman Brownらの論文である。

 一方，Brownらの方法によるCSIは，水と脂肪のプロトンの分離においては実用性に乏しかったため，別のアプローチからこれらを画像化する方法が，1984年にThomas Dixonによって提案された[4)]。本節では，これら2つの論文を紹介しよう。

BrownらのCSIの論文[1)]
（引用回数726回）

 この論文の著者であるBrownは，マサチューセッツ工科大学において，低温物理の分野でPh.D.を取得し，1971年，Bell Telephone Laboratoryに入所した。入所後，しばらくしてNMRを用いた研究に携わり，functional MRIの発明者である小川誠二先生との共著論文もいくつか報告している。

 この論文のアイデアは，彼が単独の発明者として1980年3月6日に特許申請され，その特許図面の中には，82年に投稿・出版された標記論文の実験結果も掲載されている[3)]。よって，もっと早く論文が投稿されてもよかったと思われるが，実は，この特許が成立したのが1982年3月9日であり，論文投稿の日付は，その翌日の82年3月10日となっている。なぜ，このようにしたのか不明であるが（公開を避けていたのだろうか？），実験結果の一部は，1980年3月に米国で行われた，Experimental NMR Conference（ENC）ですでに報告されていたようである。

 さて，彼はこの論文で，CSIのパルスシーケンスとして，励起パルスの後に勾配磁場で空間的な位相エンコードを行い，その後，勾配磁場を切ってNMR信号のサンプリングを行う方法を提案している。そして，この手法の有効性を実証するために，内径1.5mmの2本の細管の中に，それぞれ0.2M（モル）の無機リン（化合物名は不明）とフラクトース6リン酸の水溶液を入れ，8.4Tの超伝導磁石の中のRFプローブの中に，それらの中心軸をy方向に2.5mm離して設置し，撮像実験を行った。そして，y方向に64回の位相エンコードを行い，エンコードステップと時間軸方向に関してそれぞれFourier変換を行って，y方向の位置と周波数（ケミカルシフト）方向に関して^{31}Pの二次元分布を得た。

 彼らは，このようにしてCSIの原理を実証し，さらに，2Tの静磁場を用いて脳内のリン代謝物を撮像する思考実験を行い，2cm^{3}程度のボクセルからの^{31}Pの信号を用いて，10分程度で代謝物の画像化が可能であることを結論した。この予測は，それから10年以上後に行われた

115

1.5Tにおける実験で実証されている。

さて，CSIは，二次元の空間分布計測に対しても三次元のデータセットが必要になるため，計測には長い時間がかかる。よって，計測時間を短縮するため，EPIを応用した，いわゆるEPSI (echo planar spectroscopic imaging) 法がしばしば使用されている[5]。

Dixonの水脂肪分離画像の論文[4]（引用回数766回）

MRIでは，撮像手法やパルスシーケンスは，その頭文字を取って名前がつけられることが多いが，それが人の名前で呼ばれるのは，Dixon法がほぼ唯一の例ではないかと思われる。他の例にならうと，この方法は，water-fat separation techniqueや，論文のタイトルであるsimple proton spectroscopic imagingの頭文字を取って，WFST法やSPSI法などと呼ばれても不思議はないが，彼がその名称を主張しなかったこともあり，いつの間にかDixon法と呼ばれるようになった。

さて，この手法は，通常の生体組織では水のプロトンと脂肪に含まれるメチレン基($-CH_2-$)のプロトンが大多数を占めるため，CSIでそれらを分離して画像化するのは，きわめて効率が悪いことから開発されたものである。この手法は，グラディエントエコーとスピンエコーを同じタイミングで発生させて水（W）と脂肪（F）の和画像（$W+F$）(in-phase画像)を取得し，次に，そのタイミングをそれらの共鳴周波数差の逆数の半分の時間差だけずらすことにより差画像（$W-F$）(opposed phase画像)を取得して，これらの2枚の画像の和と差から，水と脂肪の画像を取得することを原理としている。

Dixon法の原理は単純明快だが，この方法は，2つの困難な問題を含んでいる。1つは，静磁場の不均一性の問題であり，不均一性は，撮像領域全域にわたって水と脂肪のケミカルシフト差（3.5ppm）以下でなければならない。もう1つが，画像の符号の問題である。すなわち，MR画像は，受信系の位相が回転することや，RF磁場の位相が人体内で変化することなどにより，ほぼ例外なく絶対値で表示されるので，opposed phase画像では符号が正しく表示されるとは限らない。

例えば，水，植物油（CH_2が多数含まれる），水と植物油の混合物の3種類の液体が入ったファントムを使って，in-phase画像とopposed phase画像を取得すると，それぞれ，図1のaとbのようになる。そして，これらの画像を用いて和と差の画像を計算すると，図1のcとdのようになる。これからわかるように，opposed phase画像（図1 b）で負になると期待される植物油の画像は絶対値で表示されるため，ケミカルシフトの広がりによりやや強度が減少した正の画素強度として示される。よって，差画像（図1 d）では，水の画像はほぼ消失するものの，植物油の画像はその減少した強度差が表示され，opposed phase画像（図1 b）において強度が減少した混合物が，一番高い強度で表示されている。

以上のように，理想的な水と脂肪の分離画像を得るためには，静磁場不均一性の補正と，画像の符号の問題を解決しなければならない。これらの問題の解決に関しては，（勾配）エコーを3か所のタイミングで計測する3 point Dixon法などが提案されている[6]。

ところで，Dixonはこの実験を，シーメンス社の0.35Tの超伝導MRIを用い，特別な静磁場シミングは行わずに腹部の良好な画像を得ている。1984年，私は，ニューヨークで開催されたSMRMに初参加してシーメンス社のブースに立ち寄った時に，この手法の展示を見た。最初は，いったい何をやっているのかまったく見当がつかなかったが，しばらくしてそのアイデアが理解でき，大変感銘を受けた思い出がある。

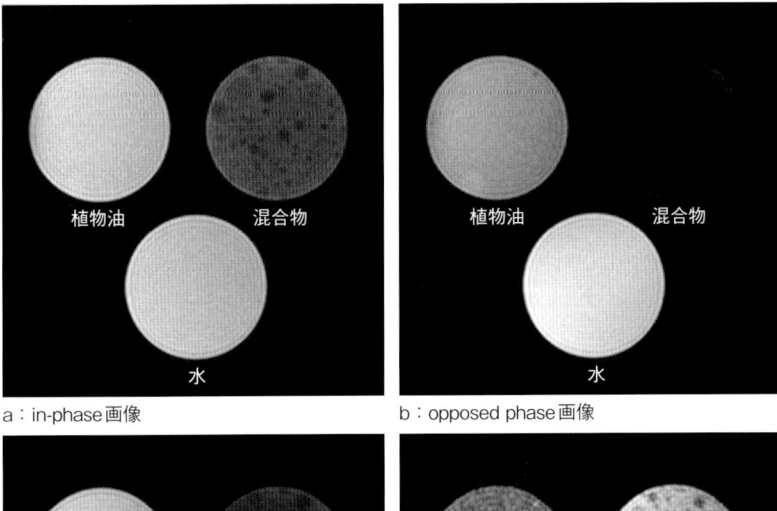

a：in-phase画像 b：opposed phase画像

c：和画像 d：差画像

図1 0.3Tの静磁場で撮像した，水，植物油，それらの混合物の画像
ファントムは，直径30mm，高さ36mmの円柱状の容器に入ったものである。FOVは8cm×8cm，スライス厚は2.5mm。3Dスピンエコー法（TR/TE=400ms/24ms）で撮像し，水と植物油の境界面を含むスライス面を表示している。opposed imageの撮像では，180°パルスのタイミングのみを5.7ms速めている。差画像（d）において水の信号は消失するが，植物油の信号は，ケミカルシフトによる分散効果のため中程度の画素強度で描出されている。いずれも絶対値画像で表示している。

むすび

さて，次節は，高速イメージングの普及などに多大な寄与があった，グラディエントエコー法に関するHaaseらとOppeltらの論文を紹介しよう。

文献

1) Brown, T.R., Kincaid, B.M., Ugurbil, K.：NMR chemical-shift imaging in 3 dimensions. *Proc. Natl. Acad. Sci. USA*, **79**, 3523〜3526, 1982.
2) Maudsley, A.A., Hiral, S.K., Perman, W.H., et al.：Spatially resolved high resolution spectroscopy by "Four-Dimensional"NMR. *J. Magn. Reson.*, **51**, 147〜152, 1983.
3) Brown, T.R.：Nuclear magnetic resonance imaging in space and frequency coordinates. USP 4, 319, 190, 1982.
4) Dixon, W.T.：Simple proton spectroscopic imaging. *Radiology*, **153**, 189〜194, 1984.
5) Mansfield, P.：Spatial-mapping of the chemical-shift in NMR. *J. Phys.*, D 16, L235〜L238, 1983.
6) Glover, G.H., Schneider E.：Three-point Dixon technique for true water/fat decomposition with B0 inhomogeneity correction. *Magn. Reson. Med.*, **18**, 371〜383, 1991.

09 グラディエントエコー法

はじめに

1980年代前半には，カリフォルニア大学サンフランシスコ校（UCSF）などにより，spin echo Fourier imaging法を用いたマルチスライス・マルチエコーのMRIシステムが確立され，多くのメーカーから臨床用MRIが発売された。これにより，多くの研究者・技術者は，MRIの技術開発はその主要な部分においては完成したと感じていた（MRIの歴史では，このような状況は何度も生み出されてきた）。

ところが，1985年前後に，グラディエントエコー法と高速スピンエコー法が提案され，その後，MRIは高速化の時代に突入していった。本節では，その端緒を開いたJens FrahmとAxel Haaseらのグループによる FLASH の論文[1]と，Arnulf Oppeltらによる謎の多いFISPの論文[2]を紹介する。

Haase らのFLASHの論文[1]（引用回数721回）

Frahm（1951年生まれの物理化学者）に率いられたゲッティンゲンのMax Plank InstituteのMRIグループは，1984年2月，Bruker社の2.35T，40cmボアの超伝導磁石を備えた研究用MRIを導入し，MRIの実験的研究を開始した。そして，研究テーマの1つとして彼らは，stimulated echoを用いたイメージング法の開発に取り組んだ[3]。この研究は，局所MRSの有力な手法であるSTEAM（STimulated Echo Acquisition Mode）法として結実するが，当時は，高速イメージング手法として有力視されていた。

ところが，この研究から，1985年2月，彼らは，小さなフリップ角を持つRFパルスを高速に繰り返し印加しながら撮像を行うFLASH（Fast Low Angle SHot）法のアイデアに到達した。いまから見れば，非常に単純なアイデアのようであるが，彼らは試行錯誤の末，これに到達したのである。そして，FLASH法で最初に得た画像は，TR = 15ms，128 × 128画素，撮像時間が1.92秒という，当時としてはEPIを除くと画期的に高速な画像であった。彼らは，そのアイデアの特許申請を行うとともに，磁気共鳴医学会（SMRM：1985年8月ロンドンで開催）への抄録を投稿した[4]。

彼らは，SMRMでの発表をインパクトのあるものにしようと考え，論文投稿はSMRMでの発表後に予定していたが，さまざまなルートから情報が漏れ，SMRMでは複数の企業ブースでFLASHによる撮像例がすでに展示してあった。また，その年には，フィリップス社のグループも独立に同じアイデアに到達しており，1985年10月には，Fast Field Echoの発表を行っている。ただし，FLASHの特許申請が早かったこともあり，高速化を主眼としたグラディエントエコー法は，Frahmらのグループがプライオリティを得ている（1991年，FrahmとHaaseは，SMRMのGold Medalを受賞した）。

さて，標記の論文は，FLASHの発明後に，このグループから投稿されたいくつかの論文のうちの代表的な論文である。Haaseによると，

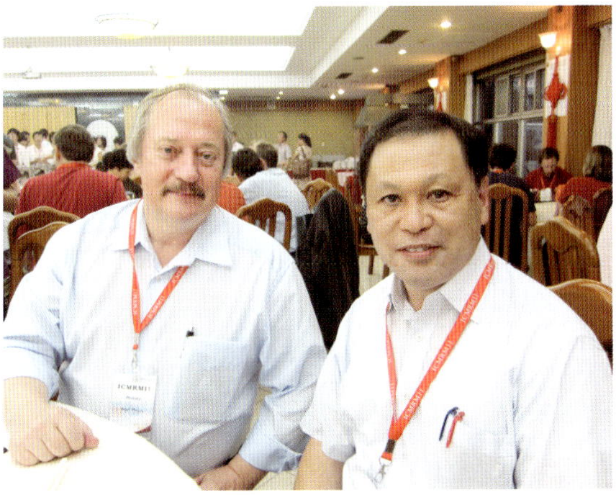

図1 FLASHの開発者の1人であるAxel Haaseと著者（2011年8月に北京で撮影）
彼は，Max Plank InstituteからヴュルツブルグMRIの研究グループを組織し，その後，ヴュルツブルグ大学の学長を6年間勤めた。学長退任後（2009年）にミュンヘン工科大学に移り，研究を続けている。MRIのRFコイルメーカーのRapid Biomedical社の創業者でもある。

この論文は当初 *Nature* 誌に投稿したがrejectされ，仕方なく *Journal of Magnetic Resonance* 誌に投稿したとのことであった（図1）。

なお，FLASHは，通常の臨床装置でも特にハードウエアを改造することなく，撮像時間を10～100倍に高速化できることから，多くの研究者から熱狂的に迎えられた。しかしながら，撮像速度の点でEPIにはるかに及ばないことから，一部では冷ややかな評価もあった（Peter Mansfieldは，"In the intervening period, newcomers to the business began to rediscover low rf angle techniques and applied them to the process of speeding up the slower MRI methods" と評している）[5]。

OppeltらのFISPの論文[2]（引用回数不明）

標記の論文は，*Electromedica* というシーメンス社の顧客向けの広報誌に掲載されたため，引用回数は正式にはカウントされていないが，実際には数百回以上も引用されている有名な論文である。また，おそらく，厳格な査読がなかったと思われるため，あいまいな記述などが見られる論文である。なお，Oppeltは，1978年にダルムシュタット工科大学で物理のPh.D.を取得してシーメンス社に入社した，同社のMR技術者の草分け的存在である。

この論文は，FLASHの影響を大きく受けているが，OppeltらはこのF論文が，1958年に発表されたCarrのSteady Stateの論文[6]に直接つながるものであり，FLASHの持つSNRが低いという欠点を克服するものであることを述べている（ただし，論文での記述には誤解がある）。

ところが，この論文に掲載してあるシーケンス（図2）をそのまま実行すると，banding artifact（静磁場不均一性のため，TR間に核磁化が半整数回だけ回転し，信号が消失する有名なアーチファクト）が発生するため，この論文に掲載してある画像は，FISPのシーケンスを正確に実行したとは思われない画像となっている。すなわち，この論文に掲載されている画像は，banding artifactを取り除くために，その後のFISPとして使われているようなrephasing gradientを除いたものになっている（ようである）。それは，この論文の "Such low fields permit even less complicated pulse sequences, partially without rephasing gradients" という記述から想像される。

さて，この論文が大きな注目を集めるようになったのは，1994年以降，ハードウエアの目覚ましい進歩によりbanding artifactの問題が克服され，TrueFISPという言葉が使われるようになってからである[7]。TrueFISPという言葉が広まったのは1990年代の終わり頃からだったと記憶しているが，当時，私はこの言葉に疑

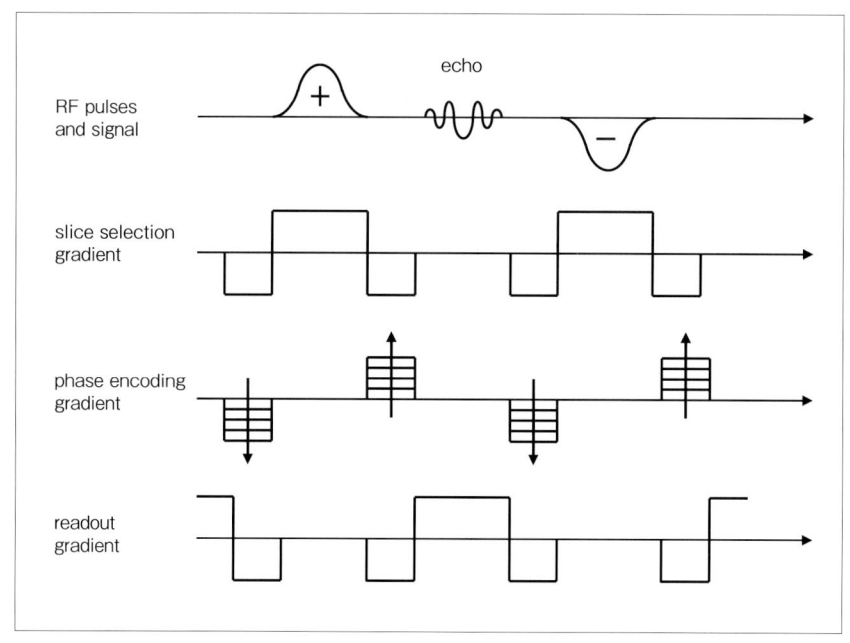

Part 2 ● MRIはどのように発展してきたか！

図2 FISPの論文[2]に記載されたパルスシーケンス
RFパルスの位相は正負交互に変化するため，画像再構成時に，信号の符号に注意する必要がある。ただし，このとおりに実行すると，多くの場合，顕著なbanding artifactが発生する。このため，rephasing gradientを部分的に取り除くことにより，旧FISPないしGRASSのシーケンスが得られる。TrueFISPは，このシーケンスを忠実に実行しつつ，ハードウエアの改良などによりアーチファクトを除去したものである。

問を覚え，いままでのFISPはFalseFISPだったのだろうかと感じていた。そして，周囲にこの事情を説明してくれる人はなく，また，きちんと説明した講演や論文もなかったため，原著論文を取り寄せて詳細に読み，自分でも核磁化の計算機シミュレーションや実験を行ってbanding artifactを体験してみて，ようやくその謎が解けた次第である。

むすび

さて，次節は，MRIの高速化のもう1つのアプローチである高速スピンエコー法を提案した，HennigらのRAREの論文などを紹介しよう。

文献

1) Haase, A., Frahm, J., Matthaei, D., et al. : FLASH imaging. NMR Imaging Using Low Flip-Angle Pulses. *J. Magn. Reson.*, **67**, 258～266, 1986.
2) Oppelt, A., Graumann, R., Barfuß, H., et al. : FISP-a new fast MRI sequence. *Electromedica*, **54**, 15～18, 1986.
3) Frahm, J. : Toward Rapid NMR Imaging. Encyclopedia of Nuclear Magnetic Resonance, Grant, D.M., Harris, R.K. eds., West Sussex, John Wiley & Sons Ltd., 318～322, 1996.
4) Haase, A., Frahm, J., Matthaei, D., et al. : Rapid Images and NMR Movies. 4th Annual Meeting of SMRM, London, p980, 1985.
5) Mansfield, P.A. : Personal View of My Involvement in the Development of NMR and the Conception and Development of MRI. Encyclopedia of Nuclear Magnetic Resonance, Grant, D.M., Harris, R.K. eds., West Sussex, John Wiley & Sons Ltd., 478～481, 1996.
6) Carr, H.Y. : Steady-State Free Precession in Nuclear Magnetic Resonance. *Phys. Rev.*, **112**, 1693～1701, 1958.
7) Deimling, M., Heid, O. : Magnetization Prepared True FISP Imaging. 2nd Annual Meeting of ISMRM, San Francisco, p495, 1994.

10 高速スピンエコー法

はじめに

前節は，高速イメージングの普及に大きく貢献した，FLASHやFISPの論文を紹介したが，本節では，現在，臨床撮像の標準的方法となっている高速スピンエコー法（の基礎）を提案した，Jürgen Hennigの論文[1]を紹介する。

HennigらのRAREの論文[1]（引用回数1044回）

Hennigは，1951年にドイツのシュトゥットガルトに生まれ，フライブルグ大学において物理化学でPh.D.を取得し，その後，チューリッヒ大学で2年間ポスドクを行った。そして，フライブルグ大学病院放射線科に臨床用MRIが導入されるのを機に，そこでMRIの研究をすることになった。

この論文で提案されている，高速スピンエコー法の原型と言うべきRARE（Rapid Acquisition with Relaxation Enhancement）は，1984年にドイツ語の雑誌*Radiologe*に報告された後，86年に，英文論文としても発表された。そして，これが現在，RAREを提案した論文として広く引用されている。

RARE法は，この論文に述べてあるように，基本的な考え方としてはエコープラナー（EPI）法と同じであるが，EPI法とCPMG法を組み合わせることを基本的アイデアとしている。ただし，勾配磁場を印加しても，常にCPMG条件（励起パルスの位相とリフォーカスパルスの位相が90°異なる）が成り立つようにするために，各エコーのデータ収集後に，位相エンコード勾配磁場をリワインドし，リフォーカスパルス直前の核磁化分布を常に同一にしている。これにより，彼は，核磁化の安定した定常状態を作り出し，アーチファクトのない画像を作成することに成功した。

さて，この論文で報告されているRAREのパルスシーケンスは，Bruker社の常伝導（？）MRI（BNT 1100）に実装され，echo spacingは33msであった。このように，現在の高速スピンエコー法に比べると，echo spacingは非常に長い（現在の数倍以上）こともあり，当初は，T2が長い組織の撮像にしか適していないと考えられていた。また，この論文が投稿された時点（1985年5月）で，すでに1100例の臨床例が報告されている。

HennigらのRAREに関するその後の論文[2,3]

1985年に発表されたFLASHとは異なり，RAREは，比較的冷ややかに受け止められ，しかも臨床への適用はあまり進まなかった。これは，1988年に発表されたHennigの論文[2]に，"In spite of its extreme clinical usefulness, RARE has not found widespread application"と記されていることからもうかがわれる。彼は，その原因として，①現在のMRIシステムは，長いエコートレインの撮像に対応できない，②高磁場では多数の180°パルスを印加する必要があり，これによる人体の加熱の問題が生じ

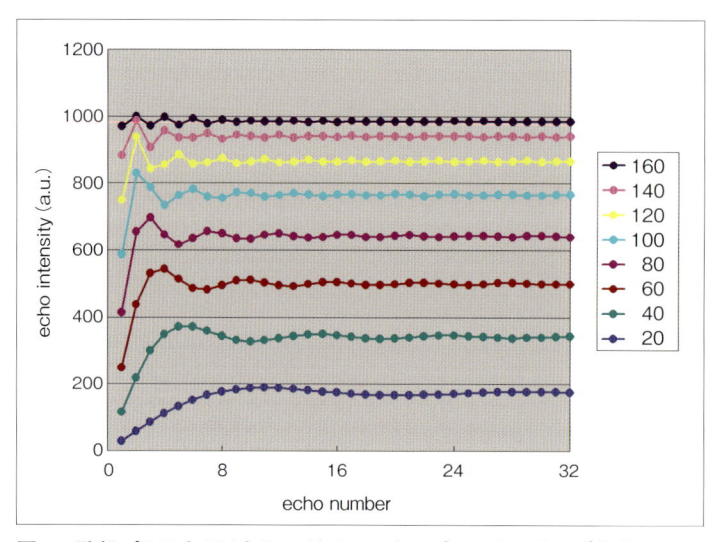

Part 2 ● MRIはどのように発展してきたか！

図1 励起パルスを90°とし，リフォーカスパルスのフリップ角を
変化させた時の，エコー数に対するエコー信号強度の変化
（計算機シミュレーション）
T_1およびT_2の影響はないものと仮定。10個目以降のエコー信号は，
ほぼ一定となる。

る，という2点を挙げている。

これに加え，著者は，RAREシーケンスの実装の難しさと，その時点においては適用対象がきわめて限られていたことが，普及を妨げていた大きな原因ではないかと考えている。と言うのは，FLASHやFISP/GRASSは容易に実装できたのに対し，RAREでは，当時の超伝導磁石を用いた一般的なハードウエアに実装する上での問題点がたくさんあったようである。これに対し，Hennigらが使用した装置は，常伝導磁石を使用していたため，渦電流の問題や，勾配磁場コイルとメインコイルとのカップリングの問題が，超伝導磁石に比べて小さかったと想像される。

さて，Hennigは，1998年に"Multiecho Imaging Sequence with Low Refocusing Flip Angles"という論文[3]を発表し，リフォーカスパルスのフリップ角 α が180°より小さい場合でも安定したエコー信号が得られ（図1），しかもその定常状態の強度が，$\sin^2(\alpha/2)$ に比例することを示した（図2）。また，リフォーカスパルスのフリップ角が小さい時に得られるエコーが，spin echo, stimulated echo, indirect echo（higher order echo）などの和となることを示し，このような多数のRFパルスの印加に伴うエコー信号の性質について詳細な議論を行った。そして，小さなフリップ角のリフォーカスパルスを使用するRAREを，FLARE（Fast Low Angle Refocused Echo imaging）と呼んだ。ところが，FLAIR（Fluid Attenuated Inversion Recovery：髄液のプロトンの信号などを消去した撮像法）の方が有名になり，同じ発音のFLAREという言葉は広く使われることはなかった。

以上の2つの論文によって，RAREにおける信号の性質が明らかになり，1990年頃には，Brigham and Women's Hospitalの研究者らがエコー間隔を短くしたRAREを実装して，さまざまな画像コントラストを実現したことなどをきっかけとして[4]，高速スピンエコー法が普及していった。

RAREからFSEへ？

現在のMR用語では，RAREと高速スピンエコー法（fast spin echo：FSE, turbo spin echo：TSEなど）は別物であるかのような

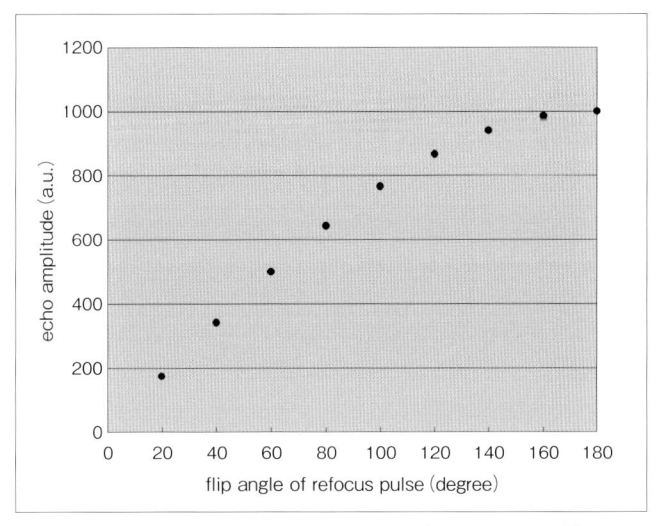

図2 励起パルスを90°とし,リフォーカスパルスのフリップ角 α を変化させた時の,定常状態のエコー信号強度の変化(計算機シミュレーション)
ただし,T₁およびT₂の影響はないものと仮定。理論的には,$\sin^2(\alpha/2)$ に比例して変化するが,シミュレーションはそれを再現している。

用語の使い分けが行われている。すなわち,RAREは,当初提案されたワンショットで強いT₂コントラストを与えるシーケンスであり,高速スピンエコー法は,T₁強調法も含めた,さまざまな実効TEに柔軟に対応したシーケンスであると,一般には理解されている。

確かに,ハードウエアの発展により,エコー間隔が10 ms以下に短くなり,従来のスピンエコー(conventional spin echo)法がFSEに置き換えられるようになってからはRAREという言葉はあまり使われることはなくなった。ところが,FSEが十分に普及した2000年と2003年の論文においても,HennigらはRARE(TSE, FSE....) sequencesという言葉で高速スピンエコー法を表現している。すなわち,彼らは,RARE = FSE, TSEと考えており,著者もそれは正しいと思っている。

ところで,高速スピンエコー法は,1990年代の半ば頃には,臨床機においては従来型のスピンエコー法を置き換えてしまい,従来型のスピンエコー法は特別な場合(定量的な計測など)にしか用いられなくなった。このように,高速スピンエコーの臨床撮像に与えた影響はきわめて大きいが,その原点となったRAREという言葉は,現在はほとんど使われていないという皮肉な結果になっている。

むすび

さて,次節は,「RFコイルの技術革新」と題し,アレイ型RFコイルと,高温超伝導体を用いたRFコイルなどの論文を紹介しよう。

文献

1) Hennig, J., Nauerth, A., Friedburg, H. : RARE imaging ; A Fast Imaging Method for Clinical MR. *Magn. Reson. Med.*, **3**, 823~833, 1986.
2) Hennig, J., Friedburg, H. : Clinical Applications and Methodological Developments of the RARE Technique. *Magn. Reson. Imaging*, **6**, 391~395, 1988.
3) Hennig, J. : Multiecho Imaging Sequence with Low Refocusing Flip Angles. *J. Magn. Reson.*, **78**, 397~407, 1988.
4) Mulkern, R.V., Wong, S.T.S., Winanski, C. et al. : Contrast Manipulation and Artifact Assessment of 2D and 3D RARE Sequence. *Magn. Reson. Imaging*, **8**, 557~566, 1990.

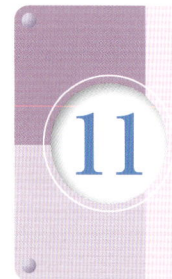

11 RFコイルの技術革新

はじめに

　第6節（108P～）で，「MRIを支える基礎技術（2）：RFコイル」と題して，RFコイルの基礎を確立したHoultらの論文と，標準的ボリュームコイルであるbird cage coilを提案したHayesらの論文を紹介した。本節では，パラレルイメージングの技術的基盤であるarray coilを提案したRoemerらの論文[1]と，RFコイル究極の技術とも言われる，高温超伝導体を用いたRFコイルを報告したBlackらの論文[2]を紹介する。

Roemerらのarray coilの論文[1]（引用回数620回）

　この論文の第一著者であるPeter Roemerは，1983年にマサチューセッツ工科大学において原子力工学でPh.D.を取得した後，GE社の中央研究所に入所し，まず，セルフシールドグラディエントコイルの開発で顕著な業績を挙げた[3]。次の顕著な業績となった標記の論文は，ほかにGE社の4人の研究者が共著者となっているが，1990年の論文発表に先行して87年に出願されたarray coilの特許では[4]，発明者は彼とWilliam Edelsteinとなっており，この論文が2人の緊密な共同研究の成果であることがうかがわれる。

　さて，1台のMRIで複数のサーフェイスコイルを動作させる試みはこの論文以前にもあったが，これらを"同時かつ独立に"動作させ，広い撮像領域を高いSNRで撮像することに成功したのは，これが最初であった。

　この論文のポイントは，近接したサーフェイスコイルを独立に動作させるために，隣接するコイルとの電磁気的結合と，さらにそれに隣接するコイルとの電磁気的結合を，いかにしてゼロにするかということである。これを実現するために，この論文では図1に示すように，まず隣接するサーフェイスコイルを，相互インダクタンスがゼロになるように重ね合わせ，また，図2に示すように，プリアンプの入力インピーダンスをできるだけ小さくするようにした。

　上述のような工夫により，送信コイルで一様に励起された核スピンからの信号を，それぞれのサーフェイスコイルで独立して高いSNRで受信でき，さらに，それらの信号を用いて個々に再構成した画像から，広い撮像領域を有する画像に合成することに成功した。

　なお，このarray coilが真価を発揮するのは，実は1997年のSMASHや，99年のSENSEなどのパラレルイメージングが提案されてからである。これらのパラレルイメージングはMRIの性能を飛躍的に向上させたが，その基礎は1987年に発明されたarray coilにあった。

　ところで，この論文の題目は，"The NMR Phased Array"となっているが，これはphased array radarにちなんで名付けられたものである。phased array radarとは，平面上にアレイ状に配列された小さなアンテナから発せられる電磁波の位相を個々に制御することにより，アンテナ全体を回転することなく任意の方向に電波を発射し，また，任意の方向からの信号を受

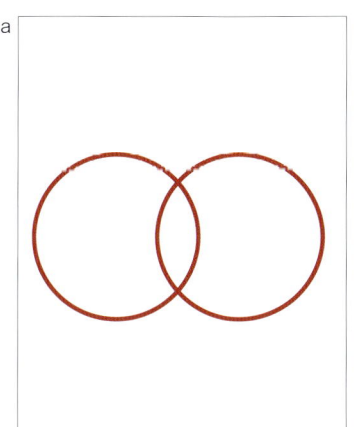

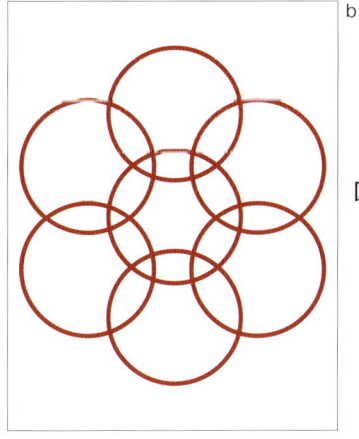

図1 隣接するRFコイルを一部重ねることにより，相互インダクタンスをゼロにした例
a：相互インダクタンスがゼロになるのは，片方のコイルがつくる磁束が他方のコイルを貫く時，その総和がゼロになるからである．
b：二次元への拡張した場合のコイル配置

信できるレーダー（イージス艦などでよく知られている）であるが，このアンテナとの幾何学的な類似性から，この題目がつけられた．しかしながら，このコイルでは当初，「個々のコイルの位置に伴う位相情報」は生かされることはなく，SMASHの論文によって初めてこれが利用され，phased arrayの言葉が本当に生きるようになった．

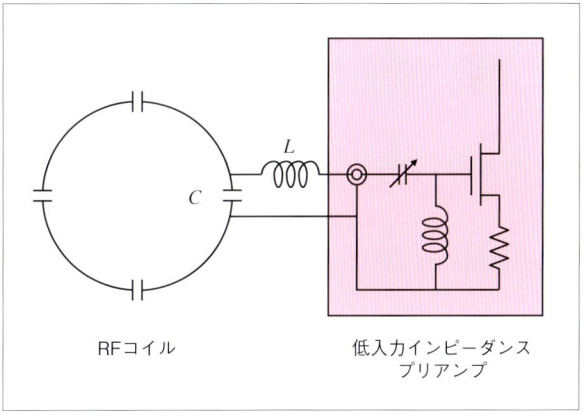

図2 さらに隣接した（next nearest）コイルとの結合をゼロにするための回路
プリアンプの入力インピーダンスを，プリアンプ内のLC直列共振回路を用いて，できるだけ小さく（実際は数Ω）することにより，図中のLとCの並列共振回路が共鳴周波数において高いインピーダンスとなり，RFコイルに流れる電流が減少し，コイル間の磁気的結合による誘導起電力が抑制される．

Blackらの高温超伝導体を用いたRFコイルの論文[2]（引用回数148回）

　試料とともにRFコイルを液体ヘリウムで冷却すると，核スピンの分極が大きくなると同時にRFコイルからのノイズが大幅に減少するため，NMR信号のSNRが大幅に改善することは古くから知られていた．ところが，試料を室温にしたまま，RFコイルとプリアンプを液体ヘリウムで冷却することによりSNRを向上させて，NMR高分解能スペクトルを計測したのは，オクスフォード大学のPeter Stylesらが1984年に報告した論文が初めてであった[5]．

　さて，ここで紹介するのは，10Kに冷却した高温超伝導体（$YBa_2Cu_3O_7$：YBCO）のRFコイルを用い，7TにおいてMR画像のSNRを約10倍向上させたという論文である．

　NMR信号のSNRを向上させる方法は，高磁場や効率の良いRFコイルなどを使用することにより信号強度（S）を増大させる方法と，ノイズ（N）を減少させる方法に分けられる．in vivoでの生体のイメージングを考える場合，主なノイズ源は，生体，RFコイル，そして，プリアンプやその他の電子部品であるが，生体を冷却することはできないため，RFコイルやプリアンプなどを冷却することが，ノイズを減少させる方法となる．

　ところが，この方法は，生体からのノイズよりもRFコイルからのノイズが優勢な場合にのみ有効である．すなわち，生体からのノイズ電

圧は共鳴周波数と試料の体積の平方根に比例し（$\omega V^{1/2}$），RFコイルからのノイズ電圧は共鳴周波数の1/4乗（$\omega^{1/4}$）に比例するため，

$$\omega V^{1/2} < A\omega^{1/4}$$

が成り立つ時のみに有効である。Aは，コイル形状などに関連する定数である。この式を変形すると，

$$\omega^{3/4}V^{1/2} < A$$

となるため，RFコイルの冷却が有効なのは，"低い周波数"か，もしくは"小さな試料"の場合である。これが，実際にどのような場合になるかに関しては，次の項で述べよう。

さて，この論文では，300MHzという高い周波数において，直径20mm程度のYBCO製のRFコイルを10Kに冷やすことにより，約50000のQ値を実現し，直径4mmの室温の銅線のRFコイルに比べ，約10倍のSNRの画像を取得することに成功した。この成果は，高温超伝導体を用いた低温冷却RFプローブに大きな期待を抱かせたが，その後の経過などを以下に紹介しよう。

低温冷却RFプローブの現状

上述したように，低温冷却RFプローブは，生きた生体試料では"低い周波数"と"小さな試料"でしか有効ではないため，現在のMRIで主流である1.5Tと3Tの人体の撮像にはあまり有効ではない。

そこで，多くの報告がなされているのは，低磁場（0.2～0.3T）での人体用MRI（ただし局所撮像）か，高磁場（4.7～9.4T）における小動物や摘出試料などのMRIである[6), 7)]。ただし，いずれの場合も，RFコイルの冷却に伴うSNRの向上は2～4倍程度にとどまっており，Blackらの論文のように，10倍以上のSNRの向上を実現した例は報告されていない。また，数倍程度のSNRの向上を報告した論文でも，室温の最良のRFコイルを使った場合との比較がなされておらず，この点でも，低温冷却RFプローブへの期待に十分応える結果はまだ報告されていないのが現状である。

以上の否定的結果はさまざまな原因によるものであるが，それらを克服した小動物用のRFプローブが製品化されている（SNRは従来比2.5倍）。一方，人体用には2003年頃に0.2Tの局所用MRIで製品化されたが，現在，その製品は販売されていない。ただ，低温冷却RFプローブは有望な技術であることは間違いないので，将来的には人体用MRIでも確固たる地位を占めるものが実現されることを期待したい。

むすび

さて，次節は，「拡散イメージング」と題し，拡散計測の記念碑的論文となったStejskalらの論文と，IVIMという考えを初めて導入したLe Bihanらの論文を紹介する。

文献

1) Roemer, P.B., Edelstein, T.A., Hayes, C.E., et al. : The NMR Phased Array. *Magn. Reson. Med.*, **16**, 192～225, 1990.
2) Black, R.D., Early, T.A., Roemer, P.B., et al. : A High-Temperature Superconducting Receiver for Nuclear Magnetic Resonance Microscopy. *Science*, **259**, 793～795, 1993.
3) US Patent 4,737,716. Self-shielded gradient coils for nuclear magnetic resonance imaging.
4) US Patent 4,825,162. Nuclear magnetic resonance (NMR) imaging with multiple surface coils.
5) Styles, P., Soffe, N.F., Scott, C.A., et el. : A high resolution NMR probe in which the coil and preamplifier are cooled with liquid helium. *J. Magn. Reson.*, **60**, 397～404, 1984.
6) Ratering, D., Baltes, C., Nordmeyer-Massner, J., et al. : Performance of a 200-MHz Cryogenic RF Probe Designed for MRI and MRS of the Murine Brain. *Magn. Reson. Med.*, **59**, 1440～1447, 2008.
7) Nouls, J.C., Izenson, M.G., Greeley, H.P., et al. : Design of a superconducting volume coil for magnetic resonance microscopy of the mouse brain. *J. Magn. Reson.*, **191**, 231～238, 2008.

12 拡散イメージング

はじめに

　分子拡散（molecular diffusion）は，緩和時間や流れとともに，MR画像コントラストを決定するパラメータとして，MRI開発の初期の頃から活用が期待されていた。ところが，生体組織には毛細血管内の血流など，NMR現象としては分子拡散と区別しにくい現象があり，これらをどのように扱うべきかについては，当初，具体的なアイデアはなかった。これに対し，1986年，Denis LeBihanは，画素内の不連続運動（intravoxel incoherent motion：IVIM）という概念を提唱し[1]，MRIによるdiffusionとperfusion（灌流）の評価手法を提案した。

　本節では，LeBihanらのこの論文と，その直接的な基礎となる拡散計測の記念碑的論文であるEdward O. Stejskalらの論文[2]を紹介する。

Stejskal-Tannerの拡散計測の論文[2]（引用回数3954回）

　この論文は，分子拡散計測法として使用されていたCarrとPurcellによるスピンエコー法[3]にパルス磁場勾配を適用することにより，従来の計測法の問題点を全面的に解決し，分子拡散計測の手法を確立した歴史的論文である。図1に示すように，その発表以来，引用回数は4000回近くに達し，近年では毎年200回以上も引用されている。このように，公表されてから40年以上も経過しているにもかかわらず，現

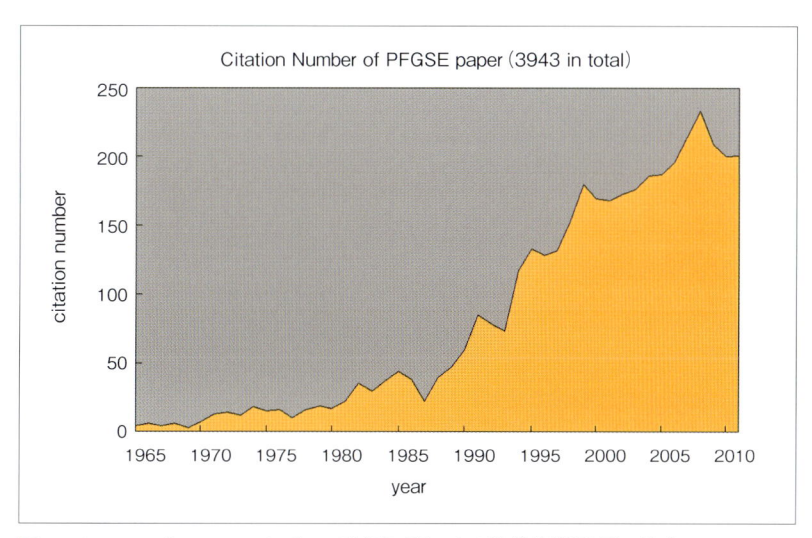

図1　StejskalとTannerのパルス磁場勾配による拡散係数計測の論文の年間引用回数の変化
LeBihanによるIVIMの論文が発表された1980年代後半から増加し始め，94年に発表された拡散テンソルに関する論文が公表されてからは，さらに急激に増加した。

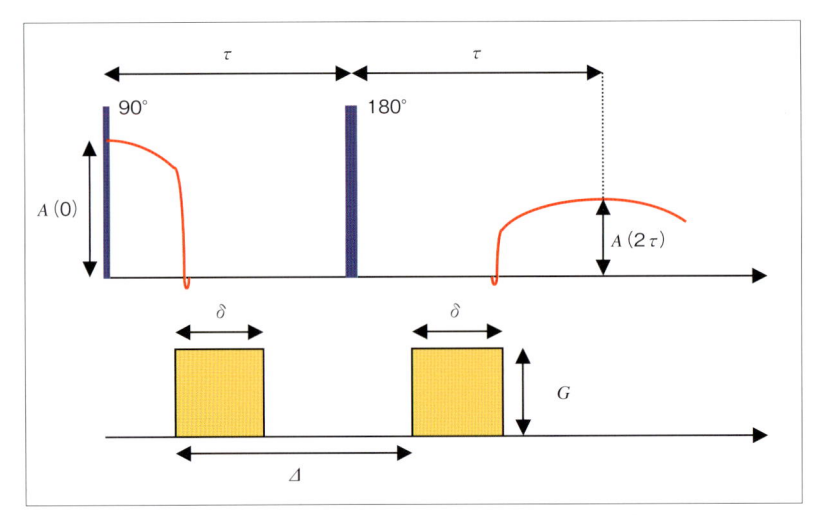

図2 StejskalとTannerによるパルス磁場勾配による拡散係数計測シーケンス
青はRFパルス，赤はNMR信号，黄色は磁場勾配パルスを示す。
τ：RFパルスの時間間隔　$A(0)$：FIDの信号強度　$A(2\tau)$：スピンエコーの信号強度
G：パルス磁場勾配強度　δ：Gの印加時間　$\varDelta$：Gの時間間隔

在もなお，これだけ引用されている論文は大変珍しい（おそらく，NMR関係で最も多く引用されている論文ではないかと思われる）。

さて，CarrとPurcellによる分子拡散計測法は，時間的に一定の勾配磁場を試料に加え，90°パルスと180°パルスによるスピンエコー強度を計測する方法である。この方法では，より遅い分子拡散（動きにくい分子の拡散）を計測する場合には，より強力な勾配磁場が必要であり，これに伴い，①核スピンの共鳴周波数領域が広がるため励起に必要な高周波パワーが増大する，②スピンエコー信号の帯域が広がるため信号のSNRが低下する，という問題点があった。これに対し，図2に示すように，RFパルス印加とエコー信号観測の時に勾配磁場を印加しないことにより，①と②の問題点が同時に解決された。

Stejskalらは，このシーケンスの提案とともに信号強度の計算を行い，スピンエコー信号強度として，以下の有名な式を提案した。

$$\ln[A(2\tau)/A(0)] = -\gamma^2 D \delta^2 \left(\varDelta - \frac{1}{3}\right) G^2$$

ここで，$A(0)$と$A(2\tau)$はそれぞれFIDとスピンエコーの信号強度，γは磁気回転比，Dは（等方的）拡散係数，δと$\varDelta$は，図2に示すパルス磁場勾配Gの印加時間と時間間隔である。

この式は，分子拡散計測の基本的な式となっており，現在でも広く使用されている。ただし，電磁石のギャップの中で，100 G/cm程度の強力な勾配磁場をパルス的に印加して信号を観測することは，当時の技術ではかなり難しかったこともあり，この方法の普及には技術開発のための時間が必要であった。

LeBihanらのIVIMの論文[1]（引用回数1248回）

生体試料の拡散係数測定は，上述したStejskal-Tannerの方法によって，MRI導入以前から行われていた。そして，生体内の水分子は，試験管内のいわゆる自由水とは異なり，生体の構造によって拡散に制限を受け（制限拡散：restricted diffusion），また，細胞内代謝の変化に伴う水の粘性の変化などから，拡

散係数が変化することが知られていた。

以上のような状況から，拡散係数は緩和時間などに加え，MRIに新しい画像コントラストを与えるものと期待されていた。そして，このような背景のもとで発表されたのが標記の論文である。

冒頭でも述べたように，この論文では，IVIMという新しい言葉と概念が定義され，開発されたばかりのフランスのThomson-CGR社の0.5Tの全身用MRIが用いられ，スピンエコーシーケンスにパルス磁場勾配（motion probing gradient：MPG）を印加することにより，ファントムや脳の見かけの拡散係数（apparent diffusion coefficiennt：ADC）が計測され，diffusion MRIの発展方向が決定づけられた。

さて，IVIMとは，画素内（1mm^{3}程度の体積）における不規則な分子の運動を総称したものであり，分子拡散だけでなく，毛細血管内の血流などのマクロな不規則運動を含む概念である。また，MPGを印加して信号（画像）を観測した時に伴う信号低下は，その起源にかかわらずADCで記述され，計測データの定量的評価が統一的に行われることになった。

ただし，IVIMの考えはdiffusionとperfusionという，物理的にも生理学的にも"まったく異なる現象"を同様に扱うため，当初は誤解や混乱が生じ，diffusion, perfusion, confusionと言われたこともあった。ところが，その後の研究により，人体における細胞内の水のADCは1×10^{-3}mm^2/s程度であるが，肝臓と脳における毛細管血流のADCは，それぞれ70×10^{-3}mm^2/s, 10×10^{-3}mm^2/sとかなり異なるため，b値の変化によりこれらを容易に区別することができることが判明した[4]。すなわち，脳においては毛細血管の体積は全組織の体積の2〜4%であり，その血流によるADCは細胞内の水のADCに比べ10倍程度大きいことから，大きいb値を使えば細胞内の水の拡散係数変化だけを検出することができるため，これを利用して超急性期の脳梗塞の診断が可能となった。ただし，diffusion MRIが一般化したのは，EPIのような体動の影響を受けないシーケンスと，強い磁場勾配（20〜40mT/m以上）が利用できるようになった2000年代以降からであった。

さて，1994年には拡散テンソルが導入されて，拡散テンソルイメージングやtractographyが行われるようになり，diffusion MRIは新たな段階を迎えることとなった[5),6)]。これらに関しては，また改めて別の機会に解説することにしたい。

むすび

次節は，「MR Angiography」と題し，phase contrast MRAの提案を行ったDumoulinの論文と，time of flight MRAの提案を行ったLaubらの論文を紹介しよう。

文献

1) LeBihan, D., Breton, E., Lallemand, D., et al. : MR Imaging of Intravoxel Incoherent Motions ; Application to Diffusion and Perfusion in Neurologic Disorders. *Radiology*, **161**, 401〜407, 1986.
2) Stejskal, E.O., Tanner, J.E. : Spin Diffusion Measurements ; Spin Echoes in the Presence of a Time-Dependent Field Gradient. *J. Chem. Phys.*, **42**, 288〜292, 1965.
3) Carr, H.Y., Purcell, E.M. : Effects of Diffusion on Free Precession in Nuclear Magnetic Resonance Experiments. *Phys. Rev.*, **94**, 630〜638, 1954.
4) LeBihan, D. : Intravoxel Incoherent Motion Perfusion MR Imaging ; A Wake-Up Call. *Radiology*, **249**, 748〜752, 2008.
5) Basser, P.J., Mattiello, J., LeBihan, D. : MR Diffusion Tensor Spectroscopy and Imaging. *Biophys. J.*, **66**, 259〜267, 1994.
6) Basser, P.J., Mattiello, J., LeBihan, D. : Estimation of the Effective Self-Diffusion Tensor from the NMR Spin Echo. *J. Magn. Reson. B*, **103**, 247〜254, 1994.

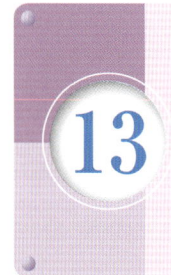

13 MR Angiography

はじめに

　MRIは開発当初より，緩和時間や化学組成などの物性的情報ばかりでなく，流れや分子拡散などの物理的情報の描出に関しても，その活用が期待されていた。そこで，まず，空間的な位置を分解した流速計測手法がいくつか提案されたが，血流情報の臨床応用には，今回紹介するMR Angiography（MRA）の実用化が不可欠であった。MRAの実用化に決定的な影響を与えたのが，1986年と89年のCharles Dumoulinらの論文[1),2)]と，88年のGerhard Laubらの論文[3)]である。

　本節では，これらの論文が書かれた背景と，その内容などについて紹介したい。

MRA提案前の状況

　1980年代前半，スピンエコーを用いたMRIが実用化された頃，スライス面に垂直な血流の信号に関してはパルスの繰り返し時間が短く，流れが遅い時には流速に比例して強度が上昇し（inflow effect：フレッシュなスピンの流入），流速が速くなると180°パルスによるリフォーカスができずに消失する（flow void）という現象が広く知られていた（**図1**）。そして，これらの現象は，血流のtime of flight効果であった。

　一方，マルチ（スピン）エコーの画像では，ある条件のもとで血管内の信号が，第1エコーでは低信号に，第2エコーでは高信号に描出される現象（even echo rephasing）が知られていた。この現象は，現在の言葉で言えば，flow compensationないし，gradient moment nullingという条件下での撮像であり，流れに

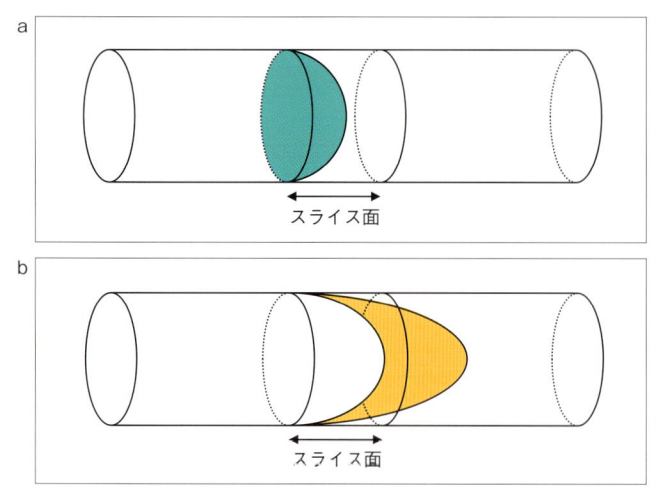

図1　MRIにおける血流のtime of flight効果
　a：同一スライス面を速い繰り返し時間で励起する時に，上流より流入するフレッシュなスピン
　b：流れが速い時に，スピンエコー法において90°パルスで励起された核スピンの様子。選択的180°パルスによるリフォーカスができず，無信号（flow void）となる。

伴う核磁化の位相シフトが原因であった。

このように，流れの効果は，その強度と位相を介してMR画像にとらえられていたが，それらを血管像として可視化するために，以下のような研究が不可欠であった。

Dumoulinらの論文[1],[2]
（引用回数327回，283回）

Dumoulinは，フロリダ州立大学において分析化学でPh.D.を取得し，3年間のポスドクを経て，1984年にGE中央研究所のMRI開発グループに加わった。彼は，1986年と89年に，位相コントラストMRA（PC MRA）に関する決定的な論文を発表し，その基礎を築いた。

1986年の論文は，二次元画像（投影像）を用いたPC MRAの提案であり，正負のflow encoding gradient（FEG）を用いて撮像した2枚の（複素）画像の差を求め，それから強度画像を計算することにより血管像を作成した。また，この時，画像面内の2方向にFEGを印加し，その位相変化に伴う画素強度変化をベクトル合成して，血流の方向に依存しない血管像を求める方法を提案した。ただし，血管像は二次元であったため，診断的有用性は限られていた。

1989年の論文は，86年の論文のアイデアを三次元化し，血管像をさまざまな方向から可視化することに成功したものである。ただし，3方向の流速成分を正負のFEGで検出し，それらをベクトル合成するため，事実上6枚の三次元画像を取得する必要があり（4枚で撮像する方法も提案された[4]），撮像に時間がかかるという欠点を有していた。また，流れに伴う位相シフトを用いるため，時間的に変化する乱流や複雑な流れの検出は難しいという欠点も有していた。一方，流速の定量化が可能で，遅い血流の検出も可能であるという，後述するtime of flight MRA（TOF MRA）にはない優れた特長を有していた。

Laubらの論文[3]
（引用回数234回）

Laubは，シュトゥットガルト大学を卒業して，1986年にシーメンス社に入社した技術者で，88年に公表したこの論文によって，TOF MRA開発の方向性を決定づけた。ただし，この論文で提案された手法は，皮肉なことにtime of flight効果（inflow effect）を積極的に使ったものではなく，むしろ，流れに伴う位相シフト効果を除去することを主眼とした方法であった。以下に，その概要を紹介する。

図2に示すように，横磁化が発生した核スピンが勾配磁場を印加した方向に一定の速度で移動すると，その位相は二次関数的に増減する。よって，静止した核スピンがリフォーカスする時点において，速度に比例した位相シフトが発生する。この条件で取得された画像は，dephased imageと呼ばれている。PC MRAでは，この位相シフトを積極的に利用しているが，動脈流や乱流のような時間的に変動する流れや，画素内に流れによる位相シフト分布が存在する場合には，この位相シフトが原因でMR画像上ではしばしば血流の信号が消失する。

ところが，図2に示すように，2回正負に変化するリードアウト勾配磁場を用いることにより，速度に比例した位相シフトをキャンセルすることができ（flow compensation），上記の信号消失を回避することができる。そして，この条件で取得された画像は，rephased imageと呼ばれている。

よって，この2つのシーケンスで撮像して差画像を作成すると，静止した組織の信号が消去され，流れている組織の信号を高輝度に描出することができる。Laubらは，3D FISP（TR/TE＝40ms/22ms）にてrephaseとdephaseの条件で膝の3D撮像を行い，その差画像の最大値投影（maximum intensity projection：MIP）像を作成することにより，

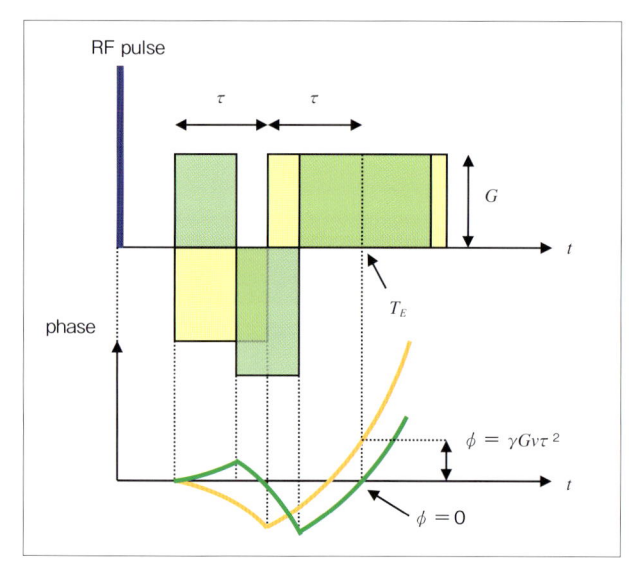

Part 2 ● MRIはどのように発展してきたか！

図2 リードアウト勾配磁場による一定速度 (v) で流れる核磁化の位相変化
黄色は，通常の勾配磁場とそれによる位相変化，黄緑は，速度補償（flow compensation）されたリード勾配磁場による位相変化。T_E において，速度によらずゼロとなる。

図中: $\phi = \gamma G v \tau^2$, $\phi = 0$

複数の方向からの膝の血管像を求めることに成功した。

彼らの実施した方法は，位相シフトそのものは活用せず，核スピンの流入効果も積極的には使用していないが，MRAに3D高速グラディエントエコー法とMIP法を初めて導入し，TOF MRAばかりでなく，MRAの手法の発展にも大きく貢献した。

MRAのその後

1980年代後半に提案された上記の対照的な2つのMRAの手法は，GE社とシーメンス社という二大メーカーの開発競争とも関係して，その優劣が活発に議論されたが，90年代前半に，ルーチン検査法としてはTOF MRAに軍配が挙がった。これは，TOFの方が撮像時間が短いことと，乱流や複雑な流れの描出能に優れるためであった。一方，PC MRAは，流速ベクトルの計測手法としては依然として有力な手法であり，この手法はMRAとしてよりも，血流速度計測法として活用されている。

さて，1990年代前半には，造影剤を用いたcontrast enhanced MRA（CE MRA），そして，2000年過ぎには，造影剤を用いない非造影MRAなどが開発され，現在は，TOF MRAとともに，日常の臨床撮像に活用されている。

むすび

さて，次節は，「勾配磁場コイルを支えた技術」と題し，1990年代以降のMRIの発展に大きく貢献した，86年の能動遮蔽型勾配磁場コイルを提案したMansfieldの論文と，88年の磁場計算に逆問題的手法を初めて導入したTurnerらの論文を紹介しよう。

文献

1) Dumoulin, C.L., Hart, H.R. : Magnetic Resonance Angiography. *Radiology*, **161**, 717〜720, 1986.
2) Dumoulin, C.L., Souza, S.P., Walker, M.F., et al. : Three-dimensional Phase Contrast Angiography. *Magn. Reson. Med.*, **9**, 139〜149, 1989.
3) Laub, G.A., Kaiser, W.A. : MR Angiography with Gradient Motion Refocusing. *J. Compt. Assit. Tomogr.*, **12**, 377〜382, 1988.
4) Pelc, N.J., Bernstein, M.A., Shimakawa, Ann, et al. : Encoding Strategies for Three-Direction Phase Contrast MR Imaging of Flow. *J. Magn. Reson. Imaging*, **1**, 405〜413, 1991.

14 勾配磁場コイルを支えた技術

はじめに

　勾配磁場コイルは，磁石とRFコイルとともに，MRIにおける信号検出系の主要なユニットであり，MRIシステムの性能を決定づけるものである．勾配磁場コイルに関しては，1980年代に多くの重要な研究がなされ，現在に至るまでのMRIシステムの発展の基礎となっている．

　そこで，本節では，その代表的論文である1986年のPeter Mansfieldらの論文[1]と，Robert Turnerの論文[2]を紹介する．まず，これらの論文を理解するにあたって必要な，勾配磁場コイルに関する基礎的な知識を最初に紹介しよう．

勾配磁場コイルに要求される性能

　勾配磁場コイルは撮像領域において，X, Y, Zの3方向にリニア（線形）な勾配磁場を作り出す．リニアと言っても技術的限界による許容範囲があり，一般にはそれは，コイル中心における勾配磁場強度の±5〜10％とされている．また，どの程度の誤差が許されるかに関しては，そのアプリケーションに依存する．

　このほかに，MRIのユーザー（シーケンスの開発者）から見た重要な性能は，最大勾配磁場強度とスイッチング時間である．これらは，高速イメージングにおいては決定的な要素であり，最大勾配磁場強度とそれまでのスイッチング時間は，1980年代の前半にはそれぞれ1〜2mT/mと1〜2msであったものが，現在は40mT/m程度と0.1ms程度へと飛躍的に向上している．この2つの要素は，しばしば単位時間あたりの勾配磁場変化（スリューレート：単位はT/m/s）としても表現され，現在の臨床用MRIでは，多くが100T/m/sを超えている．

　これらの性能を実現するための勾配磁場コイルの性能指標には，電力あたりの勾配磁場強度，自己インダクタンス，遮蔽効率などがある．上述の勾配磁場のリニアな領域を確保しながらこれらの指標を向上させることは，技術的に大変難しい問題であるが，これらの解決に大きく寄与したのが以下に紹介する論文である．

Mansfieldらの論文[1]（引用回数109回）

　ノッティンガム大学のMansfieldのグループでは，1980年代前半から，エコープラナーイメージング（EPI）実現のためのMRIシステムの開発に精力的に取り組んでおり，超伝導磁石の中で高速に勾配磁場をスイッチングする課題に直面していた．そこで大きな問題になったのが，このスイッチングに伴って勾配磁場コイルの周囲の金属に誘起される渦電流であった．渦電流は，NMR信号に制御できない悪影響を引き起こし，また，勾配磁場の立ち上がりを遅くするため，EPIの実現にはぜひとも解消すべきものであった．この渦電流発生の問題を根本的に解決する方法が，この論文で提案するactive magnetic screeningという手法である．

　彼らは，図1に示すように，撮像領域に勾配

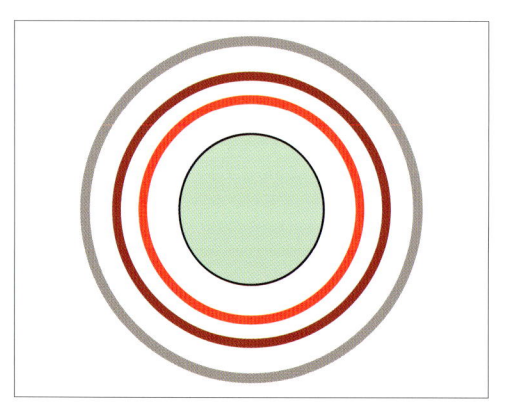

Part 2 ● MRIはどのように発展してきたか！

図1　active screening勾配磁場コイルの概念図（断面図）
薄緑色の部分が撮像領域，赤の部分がprimary coil，茶色の部分がscreening coil，灰色の部分が渦電流が誘起される金属部分（代表的部分）。

磁場を作り出すprimary coilにscreening coilを組み合わせることで，撮像領域にリニアな勾配磁場を発生させつつ，外部導体の位置における磁場をゼロとすることにより，渦電流の発生を抑えることに成功した。

一方，これとまったく同じアイデアが，GE社のPeter Roemerらによって，ほぼ同じ時期（1986年2月6日）にself-shielded gradient coilとして米国特許出願された[3]。この特許出願は，Mansfieldらの論文投稿（1985年9月26日）や英国特許出願（同年9月20日）にやや遅れるものであったが，発明は（おそらく）それよりも早くなされており，米国では先発明主義をとっているため特許としての価値を失うものではなく，また，技術的にも完成度が高いものであった。このため，この勾配磁場コイルは，その直後に同社の1.5Tの製品に実装された。私は，1988年に筑波大学病院に導入されたGE社の1.5T MRIに，日本初（慶應義塾大学病院とほぼ同時）のself-shielded gradient coilが装備されていたことを，その導入の経緯も含めよく記憶している。

Turnerの論文[2]（引用回数88回）

Robert Turnerは，1946年に英国で生まれ，68年に米国のコーネル大学の数学物理学科を卒業し，カナダのサイモン・フレーザー大学で博士号を取得して，さまざまなキャリアを積んだ（その間，社会人類学の修士コースも修了している）後，84年にノッティンガム大学の物理学科のlecturerに着任した。すなわち，Mansfield教授の同僚となった。

彼は，同じ学科のスタッフの1人として，Mansfieldの研究に協力するうちに，"A target field approach to optimal coil design"という論文を完成させた。彼はこの論文で，目標とする磁場（target field）をコイルの巻き線パターンを工夫して実現するという従来の発想を見直し，"目標とする磁場分布から逆問題の解として電流分布を求める"という画期的な手法を提案した。

この論文において，数式を用いて記述されている円筒形コイルに対するtarget field法の概要を説明すると，以下のようになる。

① まず，コイルを巻く円筒の表面を流れる電流分布（のフーリエ成分）を用いて，円筒の内側の任意の場所におけるその電流分布がつくる磁場をフーリエ-ベッセル展開の式で表す（この論文には，この式は天下り的に与えられており，その引用文献[4]を見ても，明快な導出は書かれていない）。

② コイルを巻く円筒と同じ軸を持つ，コイル円筒内側の特定の円筒上の磁場分布（target field：例えば，勾配磁場の形状を持つ）をフーリエ-ベッセル展開で表す。

③ ①と②の式を等値することにより，特定の円筒上の磁場分布のフーリエ-ベッセル成分と，コイル円筒上の電流分布のフーリエ-ベッセル成分の間に成り立つ方程式を求める。

④ ③の方程式を解いて，電流分布のフーリエ-ベッセル成分を磁場分布のフーリエ-ベッセル成分で表し，それをフーリエ-ベッセル合成して空間的な電流分布を求める。

⑤ 求めた連続的な電流分布から，（流れ関数法などを用いて）巻き線パターンを求める。

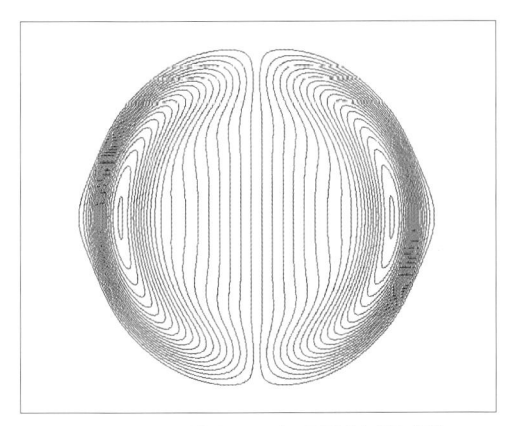

図2 target field法を用いた平面形勾配磁場コイルの一例

この論文では，上述の方法を用いて，実際にG_zコイルとG_xもしくはG_yコイルを設計し，広い線形領域を実現することに成功した。また，この方法は，前述したactive screening coilの設計にも応用でき，勾配磁場コイルの有力な設計手法となった。

この手法は，円筒形の勾配磁場コイルのみならず，平面形勾配磁場コイルにも応用できるが，上記のフーリエ-ベッセル展開が直交座標系のフーリエ展開で表されるため，式の取り扱いはかなり簡単となる。この方法で設計した，平面形勾配磁場コイルの一例を図2に示す。

さて，Turnerは，1990年にニューヨークで開催された磁気共鳴医学会（SMRM）の年会にて，私が，世界初の円管内乱流のEPI計測の口頭発表を行ったところ，その直後に話しかけてきてくれたので，電磁石を使ってEPI撮像を行ったことを話したら，それはgood ideaであった，と高く評価してくれた。電磁石は，ポールピースだけで渦電流が決まっており，渦電流のpassive screeningとしてよく機能していたため，そのようなことを言われたのではないかと思っている（おそらく，超伝導磁石を用いた実験は，もっと難しかったと思われる）。

勾配磁場コイルのその後の発展

勾配磁場コイルの設計方法に関しては，その後，さまざまな方式が提案された。また，勾配磁場コイルをドライブする方法には，電流の立ち上がりを高速化するブースタ電源の導入や，パルス幅変調（pulse width modulation：PWM）方式が導入され，上述したような性能が実現された。そして，これらの方法によって臨床機でもEPIが実用化され，その波及効果として，他のさまざまな高速イメージング方式が一段と高性能となった。

むすび

さて，次節は，「EPIの実用化」と題し，それまでの常識を打ち破り，2Tにおいて胸部のEPI画像を取得した1987年のRzedzianらの歴史的論文と，91年のMansfieldのグループによるEPIの成果である論文を紹介しよう。

文献

1) Mansfield, P., Chapman, B. : Active Magnetic Screening of Gradient Coils in NMR Imaging. *J. Magn. Reson.*, **66**, 573～576, 1986.
2) Turner, R.A. : Target Field Approach to Optimal Coil Design. *J. Phys.*, **D19**, L147～151, 1986.
3) Roemer, P.B., Hickey, J.S. : Self-shielded gradient coils for nuclear magnetic resonance imaging. US patent 4,737,716.
4) Turner, R., Bowley, R.M. : Passive screening of switched magnetic resonance field gradients. *J. Phys. E Sci. Instrum.*, **19**, 876～879, 1986.

15 EPIの実用化

はじめに

　1985年にロンドンで開かれた磁気共鳴医学会（SMRM）大会において，FLASHに代表されるグラディエントエコー法が，高速イメージング法として華々しくデビューした。そして，高速イメージングのフィーバーが収まってからは，それよりもさらに速い超高速イメージング法であるエコープラナーイメージング（EPI）が，いつどのように実用化されるのかに関して，多くの人々が注目していた。というのは，EPIは，1977年にPeter Mansfieldにより提案されたものの，80年代前半の時点で，彼らのグループからは，小児胸部の低い解像度の画像が発表されただけだったからである[1]。

　これに対し，2年後の1987年にニューヨークで開かれたSMRMでは，Mansfieldのグループからは0.5T，また，彼の弟子達のグループからは2Tにおける，それぞれ成人のEPI像が発表された。特に後者は，大方の予想を超える非常に目覚ましい成果であった。そこで，本節では，この論文を中心に，彼らの成果を紹介しよう[2]。

Rzedzianらの2TにおけるEPIの論文[2]（引用回数109回）

　この論文の2名の著者（Richard R. RzedzianとIan L. Pykett）は，いずれもMansfieldのかつての大学院生であり，同時に，Advanced NMR Systemsという米国のベンチャー企業のVice PresidentとPresidentであった。Pykettは，1978年にMansfieldと一緒にEPIの画像を世界で初めて報告した論文[3]（最初のMansfieldの論文[4]は理論のみであった）の共著者として，大学院生の頃から有名であった。そして，博士号取得後は，米国に渡ってハーバード大学のグループに入り，人体用MRIの立ち上げに大きな貢献を果たした。また，Rzedzianは，大学院生の時に小児を対象としたEPI装置の開発を行っており[1]，成人を対象としたEPI装置に関する問題点とその解決法に関するアイデアを，その頃から持っていたものと推測される。

　さて，この最強（？）の2人が会社を立ち上げた経緯や，その装置開発の経緯は明らかではないが〔1984年3月に，この論文に本質的な特許が出願されており[5]，86年には，small business innovation research：SBIR（米国の中小企業技術革新制度）から資金調達した記録は残っているが，彼らの装置には，もっと多額の開発費が必要であった〕，はっきりしているのは，87年初頭の時点で，彼らがEPIの実用上の問題点をすべてクリアし，成人の心臓の断層像を40msという短い時間でとらえることができる装置の開発に成功したということである。

　上述したEPIの実用化における問題点は，以下のようなものであった。

① 信号帯域が非常に広くなり（数百kHz），信号のSNRが大幅に低下する。また，低磁場で実施する際には，この広い帯域をカバーするために，RFコイルのQ値を下げる必要があり，これにより，低磁場ではさらにSNR

図1 1987年のSMRMでRzedzianによって発表されたEPIの問題点を解決したスライド
きわめて簡潔であるが，鮮やかな問題解決となっている．

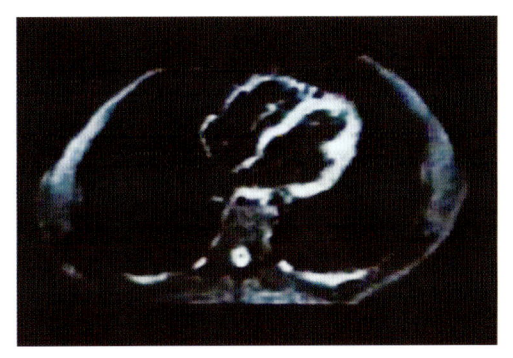

図2 1987年のSMRMの講演で発表された心臓部位におけるEPIの画像
画素数は128×64，データ収集時間は26msであるが，スピンエコー法を用いているため，全測定時間は約40msとなる． （実写映像より転載）

が低下する．
② 勾配磁場の高速なスイッチングに，膨大な電力を必要とする．
③ 静磁場均一性が決定的に重要であり，特に，水と脂肪の化学シフトの差に起因するアーチファクトを克服する必要がある．

これらの問題を，彼らは以下のように解決した（図1）．
① 2T（当時，全身用MRIの磁石としては最高磁場）の超伝導磁石を使用することにより，RFコイルのQ値を50以下にしても，SNRの低下が問題にならないようにした．
② 勾配磁場コイルとキャパシタを使用してLC共振回路を構成し，特定の周波数（約1.2kHz）で駆動することにより，電力の問題を解決した．
③ 静磁場を1～2ppm程度までシミングし，水ないし脂肪に合わせた選択照射パルスを用いて，片方のプロトンのみを励起することにより，EPIにおけるアーチファクトの問題を解決した．

このように，彼らは，当時の最先端の技術を集積して，EPIの実用化の問題を鮮やかに解決することに成功した．この手法により得られた，心臓部位の断層像を図2に示す．

このEPIの技術は，その後GE社に導入され，1.5Tや3.0TでEPIが動作する研究用MRIが販売された．そして，これを用いた非常に有名な研究が，Gd-DPTAを用いた世界最初の脳機能MRI（fMRI）である[6]．この造影剤を用いたfMRIは，その後，BOLD効果を用いたfMRIに取って代わられたが，この業績は，fMRIを開拓した手法として，それを可能としたEPIの装置とともに，永く歴史に残るものと思われる．

MansfieldのSMRMにおける発表

1987年のSMRMにおいて，Mansfieldは，0.5Tの超伝導磁石を用いたEPIの成果を発表した（図3）．彼は，さまざまな曲折を経て，1985年ごろに0.5Tの超伝導磁石を導入し，前節（133P～）で紹介したactively shielded gradient coilなどを開発し，この発表に何とかこぎつけることができた．ところが，この学会では，4倍の強度の静磁場を用いて，かつての彼の大学院生（しかも最強の2人）が，それをはるかに凌ぐ成果を発表した．よって，Mansfieldとしては，複雑な気持ちでこの事実を受け入れたものと思われる．

その後の経緯

Rzedzianは，1992年春の日本磁気共鳴医

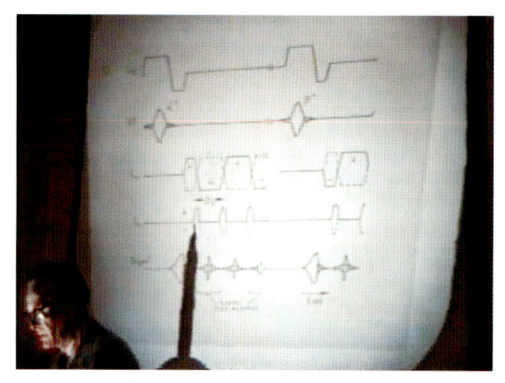

Part 2 ● MRIはどのように発展してきたか！

図3 1987年のSMRMにおけるMansfield教授のOHPによるEPIの説明
研究上では，優秀な弟子たちに完敗することになったが，淡々とご自分の研究発表をされていた。

学会大会に招待講演者として来日し，私が，その招待講演の座長を担当した．そして，その時も，彼は大変印象的な講演を行った．ところが，残念ながら，彼はその後，47歳の若さでがんで亡くなった．Advanced NMR Systemsは，GE社にその技術を提供していたが，1997年にはGE社に買収された．

さて，私は，2001年に国際会議でノッティンガム大学を訪れ，Mansfieldらが開発したEPI装置に使われた超伝導磁石を見た記憶があるが，その時，静磁場はシャットダウンされていたように思う．また，Mansfieldも1994年に教授職からは引退し，彼が使っていた部屋は物置のようになっていた．そして，Mansfieldは，主にEPIの業績で2003年にノーベル医学生理学賞を受賞したが，その後，再び研究生活に戻ることはなかったようである．

このように，当時の関係者は，ほとんどが研究活動や学会活動を終えてしまったが，彼らの残した成果は，fMRIや脳梗塞の超早期診断，そして，拡散テンソルの計測などに不可欠な手法として，現在も広く使われている．

むすび

さて，次節は，「functional MRI」と題し，小川誠二先生の1990年のBOLD効果の論文（引用回数1810回）と，92年の最初のfMRI実験の論文（同1690回）を紹介する．

文 献

1) Rzedzian, R., Mansfield, P., Doyle, M., et al. : Real-time nuclear magnetic resonance clinical imaging in pediatrics, Lancet, **322**, 1281〜1282, 1983.
2) Rzedzian, R., Pykett, I. : Instant images of the human heart using a new, whole body MR imaging system. Am. J. Roentgenol., **149**, 245〜250, 1987.
3) Mansfield, P., Pykett, I. : Biological and medical imaging by NMR. J. Magn. Reson., **29**, 355〜373, 1978.
4) Mansfield, P. : Multi-planar Image Formation using NMR Spin Echoes. J. Phys., C10, L55〜58, 1977.
5) Rzedzian, R. : US Patent 4, 628, 264, 1984.
6) Belliveau, J.W., Kennedy, D.N. Jr, McKinstry, R.C., et al. : Functional mapping of the human visual cortex by magnetic resonance imaging. Science, **254**, 716〜719. 1991.

16 functional MRI

はじめに

2009年9月24日,functional MRI (fMRI) を開拓した小川誠二先生が,ノーベル医学生理学賞の有力候補であることが,米国の学術情報会社トムソン・ロイター社から発表された。その報道によると,受賞理由は「fMRIの基本原理の発見」であり,他の研究者との共同受賞ではなく,単独受賞が予想されるということであった。本節では,その理由も含め,fMRIの基本原理であるBOLD (Blood Oxygenation Level Dependent) 効果を発見した論文[1]と,それを用いたfMRI実験を報告した論文[2]について解説する。

OgawaらのBOLDの論文[1]（引用回数2049回）

小川先生は,1934年に東京で出生され,57年に東京大学工学部物理工学科をご卒業後,会社勤務を経て,67年にスタンフォード大学大学院でPh.D.を取得された。その後,1968年から2001年まで米国Bell研究所に勤務され,そこで今回紹介する業績などを挙げられた。

上述の論文は,BOLD効果初出の論文として,図1に示すように2000回以上引用されているが,BOLD効果そのものは,1988年に投稿され,90年に掲載された論文が最初の報告[3]（引用回数1083回）である。

BOLD効果は,上記論文にも掲載されている

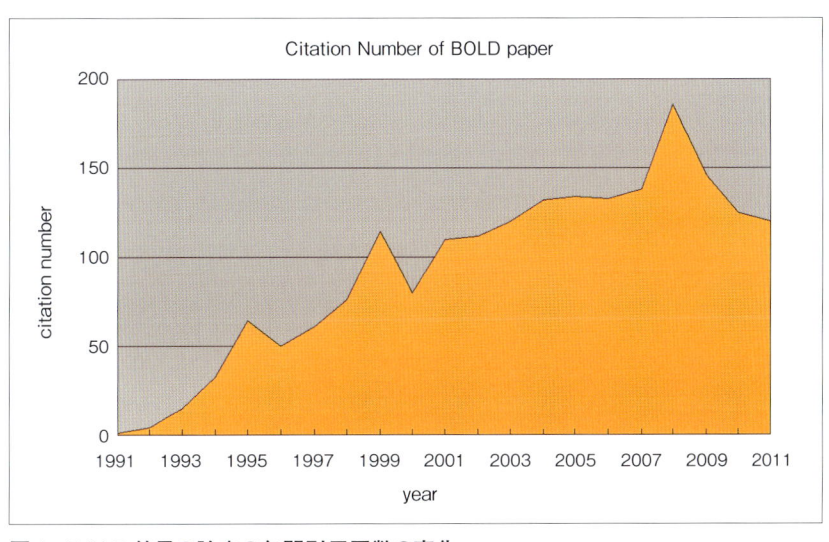

図1 BOLD効果の論文の年間引用回数の変化
最近は,やや減少傾向にあるが,それでも毎年100回程度は引用されている。

ように，8.4T（プロトンの共鳴周波数360MHz）の縦型超伝導磁石の中にマウスを縦に入れ，100％酸素と空気でそれぞれ呼吸させたときに，頭部のグラディエントエコー画像のコントラストが大きく変化することから発見された。すなわち，呼気が酸素100％の時，脳内の血液は酸化ヘモグロビン（反磁性体：周囲の組織と同じ磁化率）がほとんどで，血管内とその周囲の組織の磁化率の違いがなく，血管はまったく描出されないのに対し，呼気が空気（酸素20％）の時は，血中に還元ヘモグロビン（常磁性体）がかなり存在するため，血管周囲の組織の静磁場分布が乱れて信号消失が起こり，血管が低コントラストに描出されたのである。

以上のように，BOLD効果は，もともとは赤血球中の酸化ヘモグロビンと還元ヘモグロビンのスピン状態の変化によるものであるが，酸素100％という極端な条件ではなく，薬剤を用いて生理学的に制御されたラットの脳（7T）でも，この効果が観測できることを明瞭に示したのが，標記の論文であり，その後のfMRI発展の基礎となった。

OgawaらのfMRIの論文[2]（引用回数1823回）

この論文は，ミネソタ大学のKamil Ugurbilらのグループとの共同研究であり，ヒトを対象としたBOLD効果によるfMRIの論文として非常に高く評価されている。ところが，同様の論文が，ほぼ同時にウィスコンシン大学のグループ[4]（引用回数1061回）とマサチューセッツ総合病院（MGH）のグループ[5]（引用回数2322回）からも発表されている。

これらの論文は，アプローチが少しずつ異なり，ミネソタ大学のグループでは，4Tの静磁場でグラディエントエコー法を用いて視覚野を可視化し，ウィスコンシン大学のグループは，1.5Tの静磁場で頭部用勾配磁場コイルを用いたグラディエントエコー型EPIを用いて運動野を可視化し，また，MGHのグループは，1.5Tの静磁場で，Advanced NMR Systems社の技術を導入した共振型勾配磁場コイルを用いた同様のEPIを用いて視覚野の可視化を行った。

なお，MRIによるfMRIは，MGHの同じグループがすでに1991年に*Science*誌に初めて報告しており，大きな評判となっていた[6]。ところが，この手法はGd造影剤を使用していたこともあって，fMRIの一般的な手法とはならなかった。

以上のような経緯から，fMRIのノーベル賞受賞予測は小川先生だけとなり，受賞理由も，「fMRIの基本原理の発見」となったものと思われる。

小川先生と私

小川先生と私は，研究分野が重なることがほとんどなかったため，特に個人的に親しくさせていただいたことはなかったが，いくつかのエピソードを紹介したい。

小川先生と私が初めてお会いしたのは，1990年8月にニューヨークで開かれた米国磁気共鳴医学会（SMRM）年会の時である。その年の7月に私は，円管内の乱流をEPIで可視化した論文[7]を発表し，この大会でも，これに関する口頭発表をしていたが，小川先生の同僚の方（Lynn Jelinski：会議には欠席）が私の研究に興味があるということで，小川先生が私に声をかけてこられた。私は初対面で少しびっくりしたが，小川先生はちょうどその頃にBOLD効果の発表をされていたので，これがきっかけで，その大会での小川先生の講演を拝聴した。そして，その講演のマウス頭部の画像を覚えているが，不覚にも，それがこのような大きな業績になるとはまったく思っていなかった。

その後，改めてお話をしたのは，2009年10月，横浜で開かれた日本磁気共鳴医学会大会の時である。上述のように，その直前にノーベル賞候補になられたこともあって，この大会の時に，

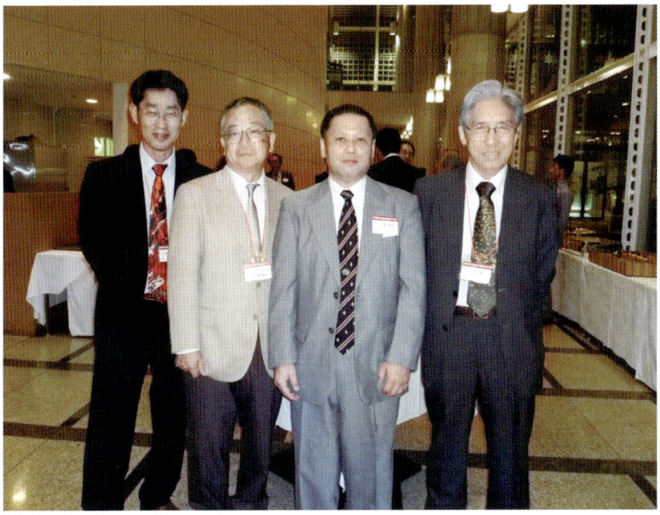

図2　2010年の第38回日本磁気共鳴医学会大会の懇親会での写真
右から小川誠二先生，著者（大会長），三森文行博士（当時，国立環境研究所），S-G. Kim博士（ピッツバーグ大学：小川先生のかつての共同研究者）。写真は，48年前，小川先生がスタンフォード大学の大学院生の時に，同じ教室でポスドクをされていた金沢洋子先生に撮っていただいた。ただし，小川先生より金沢先生の方が年下である。

翌年の大会での特別講演をお願いした。図2は，2010年につくばで行われた大会の懇親会の時の写真である。

むすび

さて，次節は，「拡散テンソルの誕生」と題し，拡散テンソルの重要性を初めて指摘した1994年のPeter Basserの論文（引用回数1070回）と，ネコの脳の拡散テンソル画像を示して，拡散テンソルの有用性を示した96年のBasserの論文（引用回数1146回）を紹介する。

文献

1) Ogawa, S., Lee, T.M., Kay, A.R., et al. : Brain magnetic resonance imaging with contrast dependent on blood oxygenation. *Proc. Natl. Acad. Sci. USA*, **87**, 9868〜9872, 1990.
2) Ogawa, S., Tank, D.W., Menon, R., et al. : Intrinsic signal changes accompanying sensory stimulation ; Functional brain mapping with magnetic resonance imaging. *Proc. Natl. Acad. Sci. USA*, **89**, 5951〜5955, 1992.
3) Ogawa, S., Lee, T.M., Nayak, A.S., et al. : Oxygenation-sensitive contrast in magnetic resonance image of rodent brain at high magnetic fields. *Magn. Reson. Med.*, **14**, 68〜78, 1990.
4) Bandettini, P., Wong, E.C., Hinks, R.S., et al. : Time course EPI of human brain function during task activation. *Magn. Reson. Med.*, **25**, 390〜397, 1992.
5) Kwong, K.K., Bellliveau, J.W., Chesler, D.A., et al. : Dynamic magnetic resonance imaging of human brain activity during primary sensory stimulation. *Proc. Natl. Acad. Sci. USA*, **89**, 5675〜5679, 1992.
6) Belliveau, J.W., Kennedy, D.N., McKinstry, R.C., et al. : Functional mapping of the human visual cortex by magnetic resonance imaging. *Science*, **254**, 716〜719, 1991.
7) Kose, K. : NMR imaging of turbulent structure in a transitional pipe flow. *J. Phys. D : Appl. Phys.*, **23**, 981〜983, 1990.

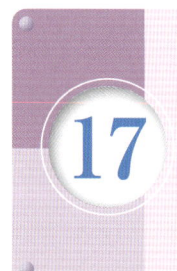

17 拡散テンソルの誕生

はじめに

　テンソルという言葉は，物理学の中でも流体力学や弾性体力学，そして，相対論などでなければ，あまりなじみのない言葉である。このような言葉が，拡散テンソルイメージング（diffusion tensor imaging：DTI）や拡散テンソル tractography として，臨床医学の分野で日常的に使われるようになるとは，一体誰が予想したであろうか？

　本節では，そのDTIの分野を開拓した，Peter J. Basser の記念碑的論文[1),2)]を紹介したい。

Basserの経歴と拡散テンソル導入の経緯

　Basserは，1986年にハーバード大学の機械工学分野でPh.D.の学位を取得し，米国国立衛生研究所（National Institutes of Health：NIH）の医用工学部門に加わった。彼は，しばらくは，薬物輸送（drug delivery）や磁気刺激（magnetic stimulation）の分野で研究を行っていたが，当時NIHに滞在していたdiffusion MRIで有名なDenis LeBihanと出会ってから，この研究分野に興味を持つようになった。

　その頃（～1990年），diffusion MRIの分野では，脳内の水分子の拡散が異方的であることが話題になっていたが，Basserは，拡散係数がスカラーとして扱われている重大な問題点に気づき，それをテンソルとして扱うアイデアに到達した。流体力学の専門家であった彼にとっては，生体内の拡散現象をテンソルで記述するのは至極当然であったが，その頃のMRI研究者にとっては，いわば盲点であった。

　なお，拡散係数がテンソル量であること自体は古くから意識されていたが[3)]，その重要性や，具体的な計測法に触れた報告はなかった。そこで彼は，拡散テンソルの成分とNMRのスピンエコー強度の関係式を導き，基礎的な実験を行って，1992年8月にベルリンで行われた磁気共鳴医学会（SMRM）大会で，2件の研究発表を行った[4),5)]。以下に紹介する論文は，ほぼ，これらの報告に沿ったものである。

拡散テンソル導入の論文[1)]（引用回数1334回）

　拡散係数がテンソルで表されること自体は，1965年のStejskalの制限拡散の論文[3)]にも記載されていたが，Basserは，まず，拡散テンソルの意味づけを明確にした上で（図1），拡散テンソルの成分とパルス勾配磁場を加えた時のスピンエコー強度との関係式を導き，水と豚のロース肉を使って，実際にそれらの系における水分子の拡散テンソルを計測した。そして，これまで無視されてきた，拡散テンソルの非対角成分の意義などを実験により明らかにした。

　この論文は，1992年7月に投稿されたが，その10か月後に修正され，さらにその10か月後の94年3月に出版された。このように，この論文は，当初は重要性があまり認識されず，次に紹介するDTIを提案した論文よりも後に

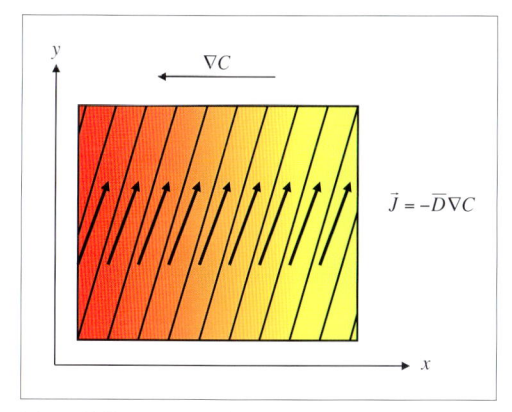

図1 拡散テンソルの概念図
赤→黄色で示したものは，拡散する分子の密度分布。左が高く，右が低い場合（密度（C）の勾配が負の場合）∇C は，$-x$ 方向のベクトル），拡散を遮る障壁がなければ，x 軸の正の方向に，拡散に伴う流束 $\vec{J}$ が発生する。しかしながら，それを阻む，浸透性の低い膜などが存在すれば，図のように，膜に沿った拡散流速ベクトルが発生する。拡散テンソル $\overline{D}$ は，これらの2つのベクトル間の関係を表すテンソル（適当な基底を選べば，3行3列の行列で表現することもできる）である。

出版されることになったが，DTIや拡散テンソルtractographyの発展の基礎を作った重要な歴史的論文であった。

拡散テンソルイメージング提案の論文[2]（引用回数1586回）

この論文は，上述の論文で記述された拡散テンソルをマッピングする，いわゆるDTIを初めて提案し，実施した論文である。この論文では，tractographyの基礎となった拡散テンソルの固有値と主軸，そして，スカラー不変量であるtraceなどが提案されると同時に，ネコの摘出脳を用いて，生体試料では初めてのDTIによる画像が示された。この論文は，DTIを利用した組織のtractographyの可能性にも言及したが，その実現に関しては，その後の多くの研究を待つ必要があった。

DTIとtractographyのその後の発展

これまで紹介したBasserの2つの論文は，現在では1000回以上も引用されているが，発表当初は，あまり注目されなかった。というのは，実験が難しく，また，具体的な応用がすぐには見えてこなかったからである。

これに対し，Basserらは，EPIを用いたヒトの脳のDTIを示して，ヒトの脳に対する測定手法を確立し[6]（引用回数1147回），さらには，等方的な拡散と異方的な拡散を示すtraceとテンソルの異方性を表すFA（fractional anisotropy）を提案した[7]（引用回数1497回）。また，彼らは，簡単な測定方法も提案し[8]，一部のメーカーの臨床機に実装を行った。図2は，その手法を用いた拡散テンソルの計測例である。このように，Basserらは，拡散テンソルに関して1000回以上の引用回数を誇る論文を5編以上発表しており，彼のこの分野の発展への寄与が，いかに大きかったかがうかがえる。

また，1990年代の終わり頃には，拡散テンソルの主軸を利用して，白質の神経線維の走行を可視化する拡散テンソルtractographyが提案され，fMRIと合わせた脳機能の臨床的ツールとして，大きな注目を浴びるようになった。さらに，現在では，白質の神経線維ばかりでなく，筋肉の走行の可視化にも活用されている。さらに，拡散テンソルをきっかけに，医学教育における線形代数学の重要性が，新たに見直されることになった。

むすび

さて，次節は，「MRIの救世主？」と題し，MRIにおける感度の問題を根本的に解決する超偏極の手法を用い，^{129}Xeを用いた画像を初めて報告した1994年のAlbertの論文（引用回数486回）と，Hyperpolarized ^{3}Heを用いた画像を初めて報告した95年のMiddletonの論文（引用回数259回）を紹介する。

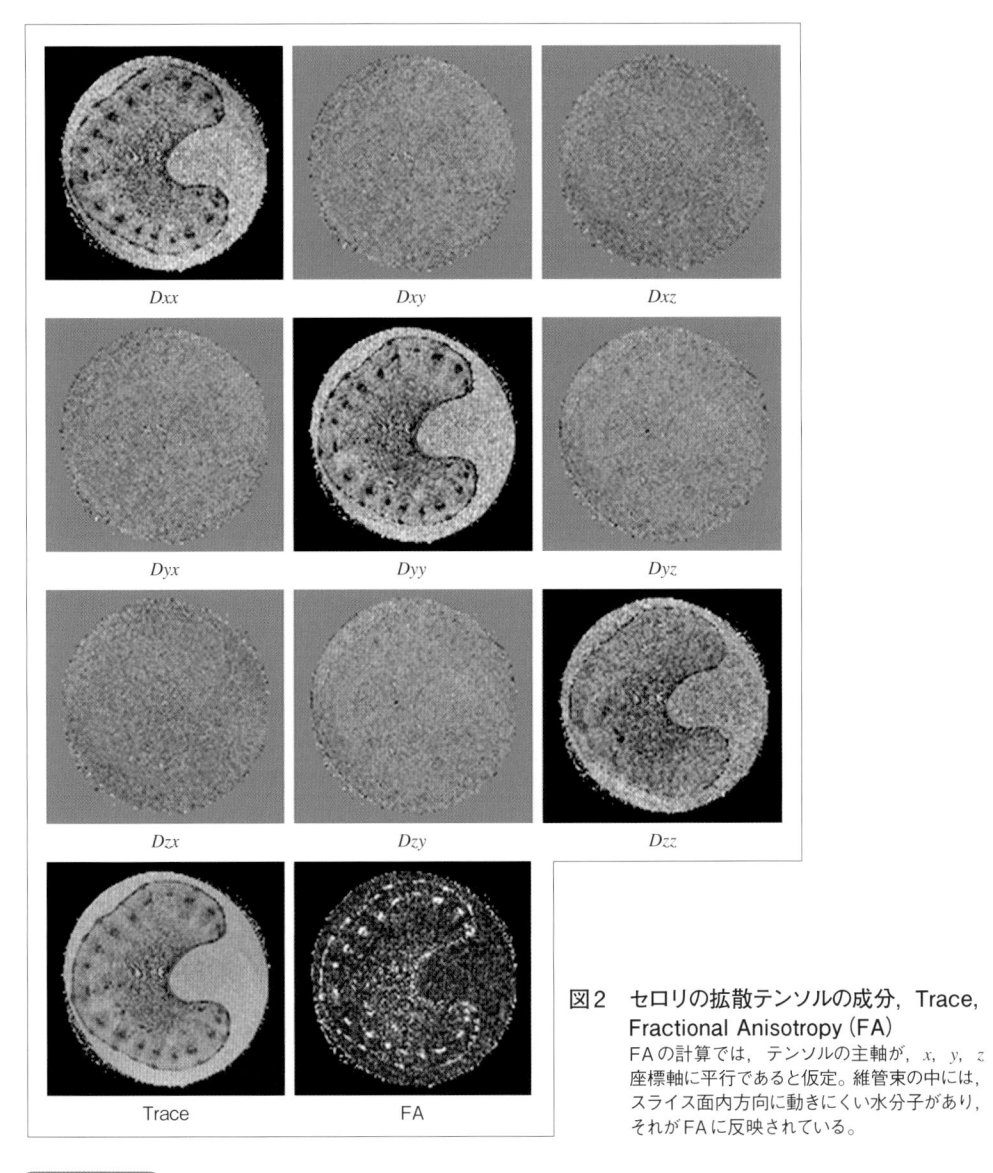

図2 セロリの拡散テンソルの成分,Trace, Fractional Anisotropy (FA)
FAの計算では,テンソルの主軸が, x, y, z 座標軸に平行であると仮定。維管束の中には,スライス面内方向に動きにくい水分子があり,それがFAに反映されている。

文献

1) Basser, P.J., Mattiello, J., LeBihan, D. : Estimation of the effective self-diffusion tensor from the NMR spin echo. *J. Magn. Reson.*, B**103**, 247~254, 1994.
2) Basser, P.J., Mattiello, J., LeBihan, D. : MR diffusion tensor spectroscopy and imaging. *Biophys. J.*, **66**, 259~267, 1994.
3) Stejskal, E.O. : Use of spin echoes in a pulsed magnetic-field gradient to study anisotropic, restricted diffusion and flow. *J. Chem. Phys.*, **43**, 3597~3603, 1965.
4) Basser, P.J., LeBihan, D. : Fiber orientation mapping in an anisotropic medium with NMR diffusion spectroscopy. Proc. 11th Annu. Meet. *SMRM, Berlin.*, **1**, 1221, 1992.
5) Basser, P.J., Mattiello, J., LeBihan, D. : Diagonal and off-diagonal components of the self-diffusion tensor ; Their relation to and estimation from the NMR spin-echo signal. Proc. 11th Annu. Meet. *SMRM, Berlin.*, **1**, 1222, 1992.
6) Pierpaoli, C., Jezzard, P., Basser, P.J., et al. : Diffusion tensor MR imaging of the human brain. *Radiology*, **201**, 637~648, 1996.
7) Basser, P.J., Pierpaoli, C. : Microstructural and physiological features of tissues elucidated by quantitative-diffusion-tensor MRI. *J. Magn. Reson.*, B**111**, 209~219, 1996.
8) Basser, P.J., Pierpaoli, C. : A simplified method to measure the diffusion tensor from seven MR images. *Magn. Reson. Med.*, **39**, 928~934, 1998.

18 MRIの救世主？

はじめに

　MRIおよびその基礎となっているNMRの最大の欠点は，その検出感度の低さである。これは，強い静磁場（例えば1.5〜3T）の中でも，平均的に見ると，核スピンのほんの一部（10^{-5}以下）だけしか静磁場方向にそろっていないことが，主要な原因の1つである。これに対し，1990年代前半に突如としてこの問題を解決する，いわばMRIの救世主となる方法が提案され，超偏極（hyperpolarized：HP）^{129}Xeと^{3}Heを用いたMRIの論文が発表された[1, 2]。突然現れたかに見えたこれらの研究には，ある物理学者の永年にわたる基礎的な研究があった。本節では，超偏極MRI（HP MRI）が開発された歴史的背景や経緯とともに，これらの論文を紹介したい。

HP MRI開発の歴史的背景と経緯

　原子や分子に光を照射することにより，それらの励起状態を生成し，ある条件の下で光の入射方向に電子スピンをそろえるなどの手法は，光ポンピング（optical pumping）と名付けられている。そして，その先駆的な研究を行ったフランスの物理学者Alfred Kastlerには，1966年のノーベル物理学賞が授与されている。HP MRIにはこの手法が使われているが，^{129}Xeや^{3}Heを用いたMRIの実現には，米国の著名な物理学者であるWilliam Happerの多大な貢献があった。

　Happerは，1939年にインドで生まれ，プリンストン大学でPh.D.を取得した後，原子物理学で有名なコロンビア大学のRadiation Laboratory（原子線で初めてNMRを観測したIsidor Rabiをはじめ，6名のノーベル物理学賞受賞者が在籍した）で研究を開始し，所長も務め，80年にプリンストン大学に移った。その後，彼は，1990年頃までに，HP MRIに必要な技術を確立し，その用途を考えていた。そして，MRIへの応用を真剣に考えるようになったのは，彼自身が椎間板を痛め，MRI検査を受けたのがきっかけであると言われている[3]。このような経緯で，彼のグループが関与してHP MRIが実現されたが，それらの論文を紹介する前に，超偏極の原理について，以下に簡単に説明しよう。

超偏極の原理

　最近では，^{13}CのHP MRIも行われているが，ここでは，希ガスを用いた超偏極の原理を紹介する[4]。

　図1に示すように，ガラスの容器に，アルカリ金属であるルビジウム（Rb）の蒸気と希ガス（^{129}Xeや^{3}He）を入れて弱い静磁場（10G程度）を加え，静磁場に平行に，波長が795nm（ナノメートル）の円偏光のレーザー光を入射する。この円偏光の光は，進行方向に$\hbar$（ディラック定数：角運動量の基本単位）の大きさの角運動量を持ち，Rb原子の最外殻電子の基底状態（5s）から励起状態（5p）への遷移エネルギーと同一のエネルギーを持つため，基底状態

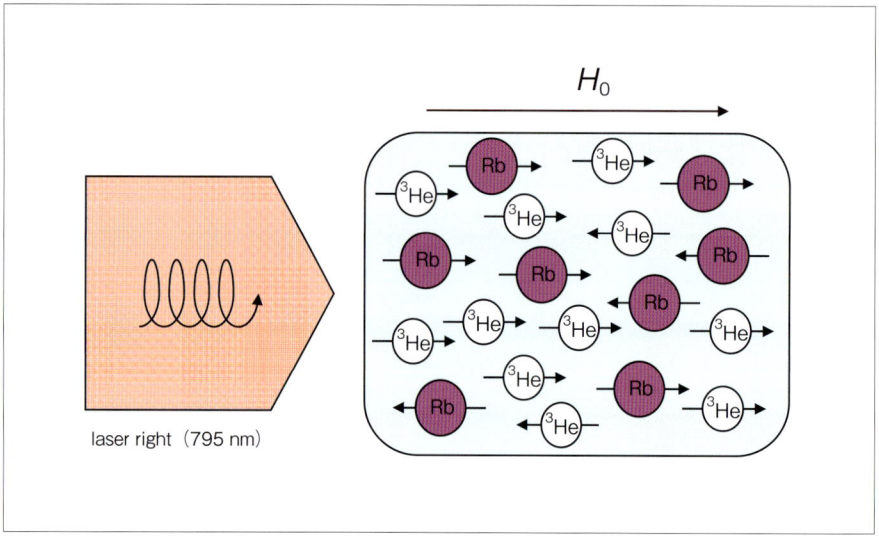

Part 2 ● MRIはどのように発展してきたか！

図1 レーザーを用いた超偏極の原理
円偏光レーザー光の持つ進行方向の角運動量は，最外殻電子の励起によりルビジウム原子（Rb）に移り，それが，原子間の衝突により希ガス原子核に移る。このようにして，レーザー光の方向に偏極した希ガスの核スピンが得られる。Rbは電子のスピン，^{3}Heのスピンは原子核のスピンを表す。

のRb原子は励起状態へと遷移すると同時に，光の角運動量も電子へ移され，電子スピンが静磁場方向へ向くことになる。

一方，Rb原子と希ガス原子は熱運動により衝突を繰り返し，運動量だけでなく角運動量も交換する。^{129}Xeと^{3}Heの電子は閉殻構造を持つため，電子スピン系は角運動量を持たないが，核スピンは1/2の角運動量を持っているため，Rbの電子スピンの角運動量は，希ガス原子の核スピンへと移る（実際には動的平衡状態になる）。このようにして，希ガスの核スピンを，レーザーの入射方向に，数十％のオーダーで偏極させることができる。

この手法は，高エネルギー物理学における標的粒子を偏極させる目的や[5]，^{129}Xeによる表面計測[6]にも応用されたが，MRIへの応用は，次に述べる2つの論文が最初の例となった。

超偏極^{129}Xeを用いたMRIの論文[1]（引用回数540回）

この論文の第一著者であるMitchell Albertは，ニューヨーク州立大学化学教室で，生体における^{129}Xeを用いたMRIの可能性を検討していたが，^{129}Xeの検出感度が必要とされる検出感度よりも3桁も低いという問題点に突き当たっていた。この時彼は，カリファルニア大学バークレー校のAlex Pinesらが1991年に発表した，超偏極^{129}Xeを用いたNMRの論文[6]を知り，生体における^{129}XeのMRIには超偏極の手法が不可欠なことを痛感した。この論文がきっかけとなって，彼は，プリンストン大学のHapperのグループとの共同研究を開始し，切除したマウスの肺の中の超偏極^{129}Xeの画像を撮像することに成功した。この実験を報告したのが標記の論文であり，HP MRIの世界初の報告例となった。

超偏極^{3}Heを用いたMRIの論文[2]（引用回数282回）

この論文は，プリンストン大のHapperのグループと，デューク大学のAllan Johnsonのグループが共同で行った，超偏極^{3}Heを用いた

MRIの最初の研究報告である。Albertらの論文との大きな違いは，^{129}Xeではなく^{3}Heを使用したことと，摘出したマウスの肺ではなく，生きたモルモットの肺を使用したことである。この論文では，フリップ角を小さくした（数度以下）グラディエントエコー法が使用されたが，その後，撮像手法などが最適化され，同じグループから，超偏極^{3}Heを用いたヒト健常ボランティアの肺のHP MRIの報告も行われた[7]。

HP MRIのその後の発展

その後，超偏極原子の生成には，比較的安価な半導体レーザーが使用できることなどがわかり，Happerのグループだけでなく，多くの研究グループがHP MRIに参入した。そして，主に肺野の診断において，臨床的に有用な事例が多く報告されるようになった。ところが，HP MRIはさまざまな理由により，現時点でも，臨床検査としてのFDA（米国食品医薬品局）の認可は得られておらず，他の国々でも同様の状況である。ただし，臨床研究には活用されており，将来，臨床検査として認められる可能性も残っている。

HP MRIの基礎を作ったHapperは，1991年から2年間，米国エネルギー省（DOE）の高官を務め（30億ドルの予算を管理していて，その間に椎間板を痛めた），その後プリンストン大学に戻って，HP MRIの研究に携わった。そして，現在では研究だけでなく，2009年に米国下院で，"I believe that the increase of CO_2 is not a cause for alarm and will be good for mankind."と発言しているように，地球温暖化に関しても積極的に発言していることでも有名である。

むすび

さて，次節は，「パラレルMRI」と題し，パラレルMRIの事実上の出発点となった1997年のSodicksonの論文（引用回数975回）と，パラレルMRIの主流となったSENSEを報告した99年のPruessmannの論文（引用回数2076回）を紹介する。

文献

1) Albert, M.S., Cates, G.D., Driehuys, B., et al. : Biological magnetic resonance imaging using laser-polarized ^{129}Xe. *Nature*, **370**, 199〜201, 1994.
2) Middleton, H., Black, R.D., Saam, B., et al. : MR imaging with hyperpolarized ^{3}He Gas. *Magn. Reson. Med.*, **33**, 271〜275, 1995.
3) Schwarzschild, B. : Inhaling hyperpolarized noble gas helps magnetic resonance imaging of lungs. *Physics Today*, **48**, 17〜18, 1995.
4) Walker, T.G., Happer, W. : Spin-exchange optical pumping of noble-gas nuclei. *Rev. Mod. Phys.*, **69**, 629〜642, 1997.
5) Anthony, P.L., Arnold, R.G., Band, H.R., et al. : Determination of the neutron spin structure function. *Phys. Rev. Lett.*, **71**, 959〜962, 1993.
6) Raftery, D., Long, H., Meersmann, T., et al. : High-field NMR of adsorbed xenon polarized by laser pumping. *Phys. Rev. Lett.*, **66**, 584〜687, 1991.
7) MacFall, J.R., Charles, H.C., Black, R.D., et al. : Human lung air spaces ; Potential for MR imaging with hyperpolarized He-3. *Radiology*, **200**, 553〜558, 1996.

19 パラレルMRI

はじめに

MRIが1980年代初頭に実用化されて以来，撮像の高速化をめざして，高磁場化，勾配磁場の高速化，RFコイルの高感度化，さらに，グラディエントエコー法（85年）や高速スピンエコー法（86年）などの高速イメージングの手法が開発されてきた。そして，1990年代に入るとEPIが実用化され，そのための勾配磁場のスイッチング速度は人体の許容限度に近づき，これ以上の撮像の高速化は困難な状況となっていた。

一方，1990年，サーフェイスコイルを多数並べることにより，広い撮像領域を高いSNRで撮像できるアレイコイルがPeter Roemerらによって提案された[1]。アレイコイルは，当初は，撮像の高速化とは関連の薄い技術だと思われていたが，1997年，Daniel Sodicksonが，SMASH（Simultaneous Acquisition of Spatial Harmonics）というアレイコイルを用いた最初の実用的なパラレルイメージング（Parallel Imaging：PI）を提案した[2]。その後，この手法に刺激を受けたKlaass Pruessmannらが，個々のRFコイルの感度分布を利用したSENSE（Sensitivity Encoding）というPIを提案し[3]，PIの開発と普及が一挙に進んだ。本節では，SMASHとSENSEを中心に，PIの論文を紹介しよう。

パラレルMRIの出発点となったSodicksonの論文[2]（引用回数975回）

Sodicksonは1966年に米国で生まれ，88年にエール大学を卒業（物理学と人文科学を専攻），94年にMITでMedical Physicsを専攻してPh.D.を取得し，96年にHarvard Medical Schoolを卒業するという華麗なキャリアを有している。彼は，1997年にSMASHという画期的なPIを提案して，同年バンクーバーで開催された国際磁気共鳴医学会大会（ISMRM）でYoung Investigator Awardを受賞し，その9年後の2006年には，ISMRMのGold MedalをPruessmannと同時受賞している。

SMASHは，直線上に並んだアレイコイルの個々のRFコイルで受信される信号に，コイルの位置に応じた位相項を乗じて加えて，スキップした位相エンコードライン上の信号を合成することにより，データ収集の高速化（位相エンコード数の低減）を実現する方法である。

この方法は，RFコイルの配置に制限があることなどから，後述するように，現在は実用には用いられていないが，もう1つのPIであるSENSEの発明に刺激を与え，その後のGRAPPAなどのPIに直接的な影響を与えたものとして，歴史的には非常に高く評価される手法である。

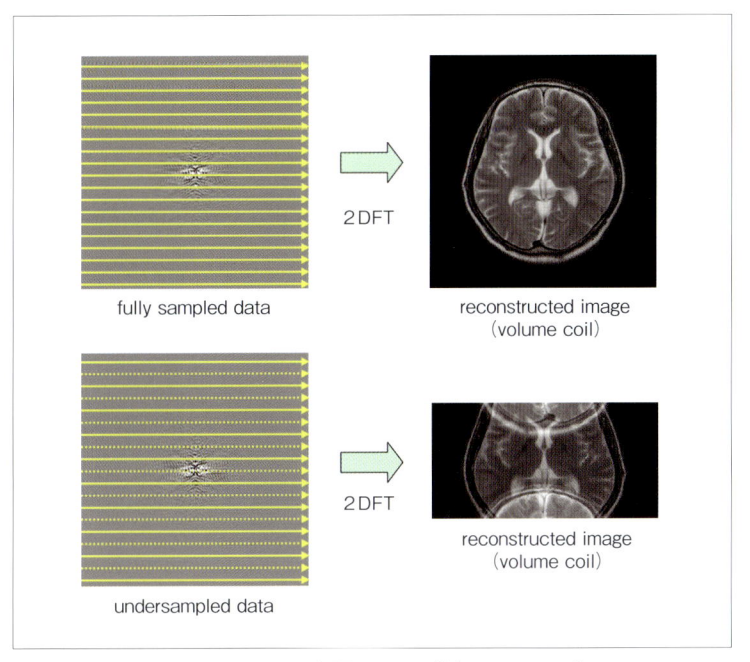

図1 SENSEの原理となる，k空間における位相エンコードと画像のエリアジングの関係

k空間で，1本おきの位相エンコード（undersampling）を行って画像再構成すると，FOVは半分となり，上下の部分が反対側から出てくる現象（aliasing）が観測される。この現象は，みかけ上，間違って折り返し（folding）などと呼ばれるが，対称性の良い被写体が"たまたま"そのように見えるだけで，実際に折り返されているわけではない。

パラレルMRIの普及に貢献したPruessmannの論文[3]（引用回数2076回）

Pruessmannは1969年にドイツで生まれ，95年にボン大学でdiplomaの学位（物理学）を取得し，同年チューリッヒ工科大学の博士課程に入学して，2000年に博士号を取得した。彼は，1998年にSENSEというPIを提案し，2006年にはISMRMのGold MedalをSodicksonと同時受賞している。

SENSEは，k空間の位相エンコードをスキップしたことにより発生する画像のエリアジング（図1）を，RFコイルの感度分布を用いて，画像空間における連立方程式から，エリアジングのない画像の画素値を求める方法である（図2）。

この方法は，画像再構成法のわかりやすさとコイル配置の自由さから急速に普及し，いくつかの改良を経て，現在でも広く使われている。

SMASHからGRAPPAへ

上述したように，SMASHはアイデアは秀逸だったものの，RFコイルの配置に制限があり，また，RFコイルの感度分布計測や感度補正方法にもいくつか問題点があったため，その後，これらの問題点を解決するAUTO-SMASH[4]，VD-AUTO-SMASH[5]などの手法が提案された。そして，2002年，それらの成果を踏まえ，SMASHの問題点をほぼすべて解決したGRAPPA（Generalized Autocalibrating Partially Parallel Acquisitions）（引用回数1147回）というPIが，Mark Griswoldにより提案された[6]（GRAPPAは，イタリア特産のブランデーの一種として有名である）。

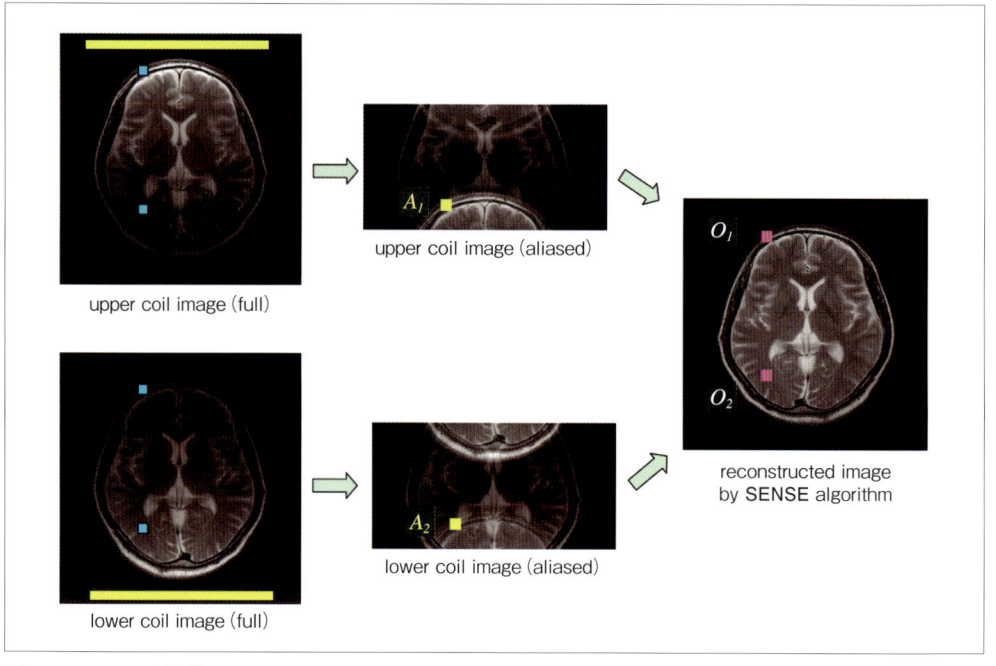

Part 2 ● MRIはどのように発展してきたか！

図2 SENSEの原理
1本おきに位相エンコード（undersampling）された信号を，2つのRFコイルで受信してそれぞれ画像再構成すると，2枚のエリアジングを含んだ画像が得られる。これらの画像の画素値A_1とA_2は，本来の画像で重なってくる画素値O_1，O_2に，コイル感度（左の画像に示されている）を乗じて加えることにより得られる。よって，その連立方程式を解くと，求める画像の画素値O_1，O_2が得られる。

　GRAPPAでは，被写体全部の画像が得られるだけでなく，各RFコイル受信される画像が得られるため，強力かつ実用的なPIとして，現在はSENSEとともに用いられている。

むすび

　さて，次節は，「造影MRAと非造影MRA」と題し，造影MRAを提案した1994年のPrinceの論文（引用回数579回）と，非造影MRAを提案した2000年のMiyazaki（宮崎）の論文（引用回数61回）を紹介する。

文献

1) Roemer, P.B., Edelstein, W.A., Hayes, C.E., et al. : The NMR phased array. *Magn. Reson. Med.*, **16**, 192～225, 1990.
2) Sodickson, D.K., Manning, W.J. : Simultaneous acquisition of spatial harmonics (SMASH) ; Fast imaging with radiofrequency coil arrays. *Magn. Reson. Med.*, **38**, 591～603, 1997.
3) Pruessmann, K.P., Weiger, M., Scheidegger, M.B., et al. : SENSE ; Sensitivity encoding for fast MRI. *Magn. Reson. Med.*, **42**, 952～962, 1999.
4) Jakob, P.M., Griswold, M.A., Edelman, R.R., et al. : AUTO-SMASH ; A self-calibrating technique for SMASH imaging. *MAGMA*, **7**, 42～54, 1998.
5) Heidemann, R.M., Griswold, M.A., Haase, A., et al. : VD-AUTO-SMASH imaging. *Magn. Reson. Med.*, **45**, 1066～1074, 2001.
6) Griswold, M.A., Jakob, P.M., Heidemann, R.M., et al. : Generalized autocalibrating partially parallel acquisitions (GRAPPA). *Magn. Reson. Med.*, **47**, 1202～1210, 2002.

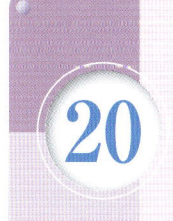

20 造影MRAと非造影MRA

はじめに

　第13節（130P～）で，1980年代後半に実用化されたtime of flight（TOF）MRA法とphase contrast（PC）MRA法を紹介し，TOF MRAの方が撮像時間などの点で優れていたため，普及していったことなどを述べた。ところが，TOF MRAは，血液のinflow effect（流入効果）を用いているため，①遅い流れの描出能が低い，②撮像領域内に留まる流れが描出できない，③乱流による信号欠損がある，などの欠点があり，軀幹部の大血管や，四肢の血管のMRAへの適用は困難であった。

　これらの困難を克服したのが，1990年代半ば以降に普及が始まった，Gd系造影剤を用いた造影（contrast enhanced：CE）MRA[1]と，2000年代に入って開発された，T2強調系超高速撮像シーケンスを用いた非造影〔non contrast enhanced（NCE），もしくはnonenhanced〕MRA[2]である。これらは，旧来のMRAでは使われていなかった効果を巧妙に利用しているため，それらの代表的論文を紹介する前に，MRAの基礎となる現象とMRAの手法について，その概観をまとめておこう。

MRAの基礎となる現象とMRAの手法

　図1に，MRAの基礎となる現象とMRAの手法，そして，それらのいくつかの代表的呼称をまとめたものを示す。このように，1980年代後半に実用化された旧来のMRA手法では，inflow effectとphase shift effectしか使われていなかったが，新しいMRA手法では，血液の緩和時間（CE MRAではT_1の短縮，NCE MRAでは長いT_2）を積極的に利用し，さらに拍動などの時間的変化，そして，arterial spin labeling（ASL）なども利用するようになった。図1を参考にしながら，2つの手法に関する代表的論文を以下に紹介しよう。

Princeの論文[1]
（引用回数607回）

　Martin Princeは，1982年にマサチューセッツ工科大学（MIT）で修士号，85年にはハーバード大学でM.D.，88年にMITでPh.D.を取得している。標記の論文は，1994年に，「Gadolinium-enhanced MR aortography」と題して*Radiology*誌に発表されたもので，CE-MRAを確立した論文として高く評価されている。

　彼は，この論文で，Gd系造影剤を使ったそれまでのMRAで報告されていた，①背景組織と血管の間の低い画像コントラスト，②動静脈系が描出されるという2つの問題点を，造影剤の急速静注（5～10秒）と，そのタイミングに合わせた高速T_1強調3D撮像法を併用することにより解決し，動脈系のみを高い画像コントラストで描出することに成功した。ただし，静注のタイミングと撮像のタイミングを合わせることが難しく，これを解決するためのいろいろな試みが行われた。その有力な解決法の1つが，view sharingを行うことにより時間分解能を

151

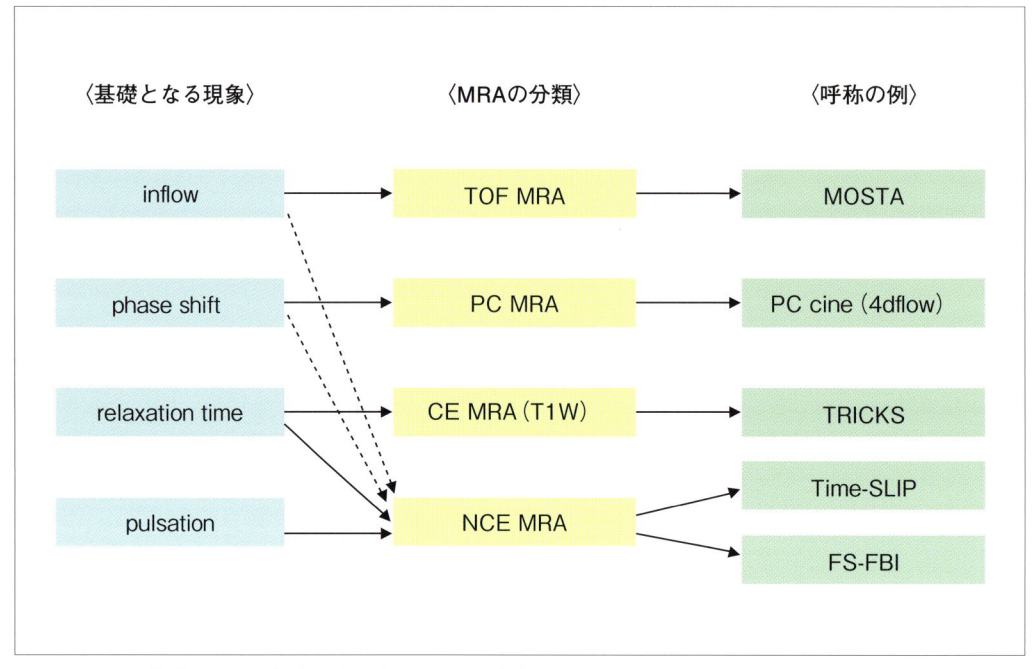

Part 2 ● MRIはどのように発展してきたか！

図1 MRAの基礎となる現象もしくは効果，MRA手法の分類，その手法の代表的呼称の例
TOF MRAとPC MRAは，本来はNCE MRAに分類されるが，歴史的な経緯から独立した手法として示した。また，NCE MRAは，2000年以降に開発されたT_2強調系の手法として示した。撮像手法の呼称は，すべてを網羅しているわけではなく，読者の便を考えてわかりやすい例として挙げており，別名で呼ばれている例もある。MOSTA：multiple overlapping thin-slab acquisition, FS-FBI：flow spoiled fresh blood imaging。ほかは本文中の説明を参照。

高めて，連続的に3D撮像を行う3D TRICKS（time-resolved imaging of contrast kinetics）[3]という手法である。これを用いると，血流動態に関する情報も得られることから，CE MRAの標準的な手法となった。

ところが，2000年頃には，nephrogenic systemic fibrosis（NSF：腎性全身性線維症）という疾患が，CE MRA検査におけるGd系造影剤の副作用ではないかという報告がなされたことと，マルチスライスCTを用いたangiographyや，後述するNCE MRAなどの普及により，CE MRAの使用頻度は，以前より減っていると言われている。

Miyazaki（宮崎）らの論文[2]（引用回数91回）

宮崎美津恵氏は，1988年にイリノイ大学でPh.D.を取得し，91年に東芝社に入社して，96年からMRAの研究を始めた。1998年には，SPEED（swap phase encode extended data）というMRA手法[4]を提案し，その後，NCE MRAの中心的な手法となるFBI（fresh blood imaging）を用いたMRA手法[5]を提案した。さらに，FBIにASLを併用することにより，目的となる血管のみを描出するTime-SLIP（spin labeling inversion pulse）法[6]を提案し，NCE MRAを技術的に完成させた。

宮崎氏らが開発したNCE MRAの技術的特徴は，T_2強調系の（超）高速イメージング手法（one-shot FSE系，もしくはTrueFISP系）をベースとして，ECG-gate同期撮像により動静脈の分離を可能とし，場合によってはread方向のflow spoilingを用い，さらに，FOV外でのASLを用いて画像間の差分を求めることにより，目標とする血管系の描出を可能とすることにある。そして，個々の血管系に対して，それらの細かい条件設定を行うことにより，最適

な画像コントラストを達成した。

　以上のように，MRAは，パラレルイメージング，勾配磁場系の強化や高磁場化などのハードウェアの発展とともに，ここ数年だけでも大きく進歩してきており，現在大きく注目されているcompressed sensingなどの手法を活用することにより，さらに大きく発展することも期待されている。

むすび

　さて，次節は，「非デカルト座標系におけるサンプリング」と題し，スパイラルスキャンの提案を行った1986年のAhnの論文（引用回数185回）と，PROPELLERの提案を行った99年のPipeの論文（引用回数187回）を紹介する。

文献

1) Prince, M.R. : Gadolinium-enhanced MR aortography. *Radiology*, **191**, 155～164, 1994.
2) Miyazaki, M., Lee, V.S. : Nonenhanced MR angiography. *Radiology*, **248**, 20～43, 2008.
3) Korosec, F.R., Frayne, R., Grist, T.M., et al. : Time-resolved contrast-enhanced 3D MR angiography. *Magn. Reson. Med.*, **36**, 345～351, 1996.
4) Miyazaki, M., Ichinose, N., Sugiura, S. et al. : A novel MR angiography technique ; Swap phase encode extended data (SPEED) acquisition using half-Fourier RARE. *J. Magn. Reson. Imaging*, **8**, 505～507, 1998.
5) Miyazaki, M., Sugiura, S., Tateishi, F., et al. : Non-contrast-enhanced MR angiography using 3D ECG-synchronized half-Fourier fast spin echo. *J. Magn. Reson. Imaging*, **12**, 776～783, 2000.
6) Kanazawa, H., Miyazaki, M. : Time-spatial labeling inversion tag (t-SLIT) using a selective IR-tag on/off pulse in 2D and 3D half-Fourier FSE as arterial spin labeling. Proceedings of the Tenth Meeting of the International Society for Magnetic Resonance in Medicine, 140, 2002.

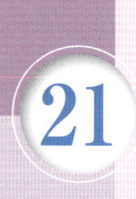

21 非デカルト座標系における サンプリング

はじめに

よく知られているように，Paul LauterburがMRIの原理を提案したとき，その方式はいわゆるprojection法であった[1]。これは，k空間でのサンプリングという立場から言えば，いわゆるradial scanである。一方，現在主流となっているRichard Ernstが提案したFourier imaging[2]は，k空間における直角座標（デカルト座標：Cartesian coordinate）におけるスキャンであり，このようなデータ収集手法は，Cartesian samplingと言われている。

これに対し，1986年に提案されたspiral scan[3]や，99年に提案されたPROPELLER法[4]は，k空間におけるnon Cartesian（非デカルト座標系）samplingの代表例である。特に，後者は，motionの多い患者の撮像法として，現在ではかなり普及している。本節では，この2つの手法を中心に解説するが，その前に，k空間におけるサンプリングについて復習しておこう。

k trajectory

spiral scanが提案されたひとつのきっかけは，1983年に発表されたk trajectoryの論文[5]である。この論文は，それまでに提案されていた撮像法であるprojection法，Fourier法，EPIを，k空間の中の軌跡（trajectory）として，初めてグラフィカルに示したものであった。この論文により，それまで直感的な理解が困難であったEPIが，k空間の中における一筆書きの撮像法として理解されるようになった。これによりEPIの一般への理解が進んだことは，Peter Mansfield本人も認めている。そして，EPIがspiral scanと同等の撮像法と考えた研究者も，多かったと思われる。

私自身は，この論文が発表される以前から，Fourier imagingはk空間におけるラインスキャンであることには気付いていたので，この論文は，目から鱗であり，すぐにsquare spiralとも言うべき手法を考えつくことができた。しかしながら，勾配磁場の正確な制御が難しいため，その実装は断念していた。

spiral scanの論文[3] （引用回数211回）

この論文は，韓国高等科学院（KAIS，その後改称）に所属していた，Zang-Hee Cho博士らのグループによるものである。スキャン法そのものは，スタンフォード大学のAlbert Macovskiのグループも独立して提案したが，実装した結果の報告はこれが最初である。

Cho先生は，1936年生まれで，韓国の医用画像工学の草分けとも言うべき方で，MRIに取り組まれる以前にも，核医学やX線CTの分野で世界的な業績を上げられていた。Cho先生は，米国のコロンビア大学やカリフォルニア大学アーバイン校などの教授を兼任しながら，韓国政府が非常に力を入れていたKAISや，後身のKAIST（韓国高等科学技術院）で優秀な弟子をたくさん育てられている。この論文の筆頭著者で，当時は大学院生であったC.B. Ahn博士

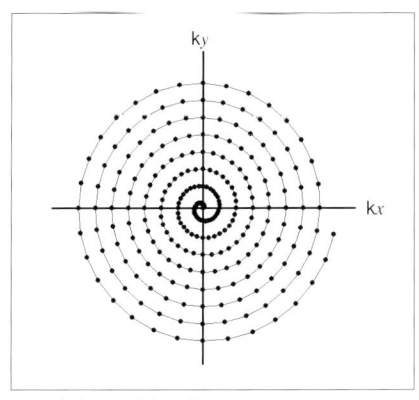

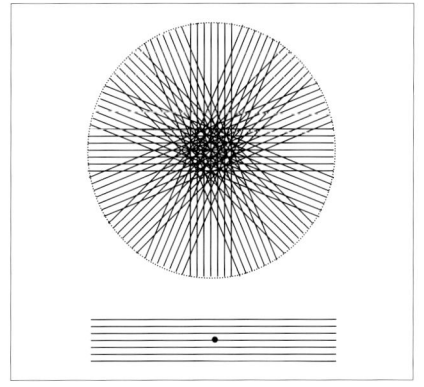

a：spiral scan の k trajectory　　b：PROPELLER の k trajectory

図1　spiral scan と PROPELLER の k trajectory
PROPELLER（b）では，下に示す strip を回転することにより，k 空間をカバーする。
strip の中心の点は，k 空間の原点に対応する。

も，現在はクァンウン大学の教授である．なお，私は，東芝に在籍していた時の上司と Cho 先生が親しかったこともあり，1982年に来日された際には，MRIを開発中であった東芝中央病院でお会いし，その後，国際会議などでも，何度も声をかけていただいた．

さて，spiral scan では，図1aに示すように，渦巻き状にk空間をスキャンする．画像再構成は二通りあり，まず，1つの方法は，k空間の中心を通る動径方向のデータをフーリエ変換して投影データを作成し，これをX線CTと同様な方法で画像再構成する方法である．もう1つの方法は，regridding という手法で，サンプリングしたデータからデカルト座標上の値を補間によって求め，二次元逆フーリエ変換により画像再構成を行う方法である．この論文で，著者らは前者の方法を使用し，0.15Tの磁場で，直径4cmのファントムの撮像に成功している．

なお，spiral scan の従来のEPIに対する優位性は，①EPIはリード方向と位相エンコード方向の画像歪みやボケの性質が異なるのに対し，spiral ではそれらが等方的である，②EPIに比べ流れに伴う信号消失に強い，③勾配磁場のスイッチングに伴う渦電流の影響が少ない，などである．一方，静磁場の不均一性が，画像歪みではなく画像のボケになることが大きな欠点で，また，サンプリング点が，トラジェクトリ上でどこにあるかを正確に決める必要もある．さらに，パラレルイメージングは，EPIとの相性が良いのに対し，spiral では難しいことも問題点である．

以上のことから，spiral scan が臨床でルーチンに使われている例は少ないが，取得データ量を飛躍的に少なくできる compressed sensing とは相性が良いため，この方向で新たな展開が見られる可能性が期待されている．

PROPELLERの論文[4]（引用回数254回）

この論文を執筆した James G. Pipe は，ミシガン大学において bioengineering の分野で Ph.D. を取得し，現在は，バロー脳神経研究所の director を務めている．彼は，患者の動きによるアーチファクトを，RF励起間のデータを取得していない期間の動きによるもの（type Ⅰ）と，RF励起後に信号がサンプリングされるまでの期間における動きによるもの（type Ⅱ）に分類し，それらを同時に補正する方法として，この手法を提案した．

この手法は，Periodically Rotated Overlapping ParallEL Lines with Enhanced Reconstruction という名前からPROPELLERと命名されているが，もちろん，飛行機のプロペラを意識して

つけられたものである．

この手法におけるk trajectoryは，図1 bに示すように，k空間の原点を含む平行な複数のライン（この論文ではstripと呼ばれているが，後日，bladeとも呼ばれるようになった）を回転することにより形成されている．この個々のstripを用いて画像再構成を行うと，低分解能の画像が得られるため，これがmotionにより回転や平行移動していれば，それらが個々のstripに関してすべて一致するように補正することができ，これにより，typeⅠの動きの補正が可能である．また，それぞれのstripはk空間の原点を通るため，typeⅡの動きによる位相シフトを検出することができ，それらをstripごとに補正することが可能である．

以上の2種類の動きを補正したすべてのk空間データから，regriddingを用いて画像再構成を行うことにより，動き補正が行われた画像を取得することができる．この手法は，不安定な被検者の頭部撮像や，呼吸同期を用いない腹部の撮像に用いられ，大きな威力を発揮している．

さて，人体用MRIが実用化された最初の頃は，Lauterburの提案がprojection法であったことや，X線CTの画像再構成ハードウエアが使えることなどから，複数のメーカー（英国EMIや東芝）ではprojection法が使われていた．図2には，1982年8月5日に，projection法で撮像された私のサジタル像を示すが，このデータでは，k空間の原点においてすべて位相補正が行われており（この位相補正は，渦電流によ

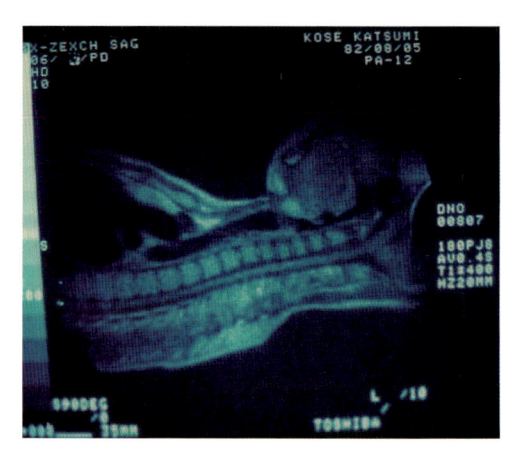

図2 1982年に撮像されたprojection法による著者の画像
k空間の原点において常に位相補正が行われていたため，typeⅡの動き補正も自動的に行われており，呼吸性のアーチファクトのない画像が得られている．

るエコー信号の位相シフトを補正するものであった），PROPELLERの論文で定義されているtypeⅡのアーチファクトは，すでに自動的に補正されていた．

もちろん，PROPELLERがきっかけとなって，非デカルト座標系におけるサンプリング法は大流行し，ISMRMなどでも繰り返しセッションが設けられ，大きな研究テーマとなっている．

むすび

さて，次節は，「高磁場への挑戦」と題し，4Tの全身用MRI開発に関する1992年のSchenckの論文（引用回数50回）と，8Tの全身用MRI開発に関する98年のRobitailleの論文（引用回数56回）を紹介する．

文 献

1) Lauterbur, P.C. : Image formation by induced local interactions ; Examples employing nuclear magnetic resonance. Nature, **242**, 190～191, 1973.
2) Kumar, A., Welti, D., Ernst, R.R. : NMR Fourier Zeugmatography. J. Magn. Reson., **18**, 69～83, 1975.
3) Ahn, C.B., Kim, J.H., Cho, Z.H. : High-speed spiral-scan echo planar NMR imaging-I. IEEE Trans. Med. Imag., MI-5, 2～7, 1986.
4) Pipe, J.G. : Motion correction with PROPELLER MRI ; Application to head motion and free-breathing cardiac imaging. Magn. Reson. Med., **42**, 963～969, 1999.
5) Ljunggren, S. : A simple graphical representation of fourier-based imaging methods. J. Magn. Reson., **54**, 338～343, 1983.

22 高磁場への挑戦

はじめに

MRIの歴史は，画像の「高分解能化」と撮像の「高速化」の歴史と言っても過言ではないが，その基礎にあるのは静磁場の増大，すなわち高磁場化である．本節では，第7節（111P〜）で解説した，0.35Tと1.5Tの最適磁場の論争であるfield strength warの続編となる，その後の高磁場化について解説したい．

4T MRIの出現までの状況

field strength warが本格的に始まったのは，1983年8月にサンフランシスコで行われた米国磁気共鳴医学会（SMRM）の時であった．この論争は，最終的には1.5Tが勝利し，ハイエンド臨床機の静磁場強度は1.5Tとなり，低磁場臨床機は，永久磁石などを用いたオープン型MRIとして普及していくことになった．

さて，1983年に1.5TのMRIが発表された翌年には，早くも2TのMRIがPhilipsから発表された．その後しばらくは，さらなる高磁場MRIは開発されなかったが，1987年に，海外主要3社に4Tの超伝導磁石が導入され，翌年のSMRMでは，それらの磁石を用いたMRIが発表された．これに関する論文が，次に紹介する論文である．

4T MRIの論文[1]（引用回数64回）

1988年に発表されたこの論文は，GE社，ペンシルバニア大学放射線科，そして，Oxford Instruments社の研究者・技術者による論文である．第一著者のJohn F. Schenckは，M.D.の資格を持ちながら，GEの中央研究所でMRI開発グループを率いていた研究者であり，この論文などの業績により，2009年の国際磁気共鳴医学会大会（ISMRM）のGold Medalを受賞している．

この研究は，1987年当時，MRIの静磁場に対するFDA（米国食品医薬品局）の認可は2Tまでであり，それ以上の静磁場を用いたMRIを開発するためには，高磁場における安全性を実証しなければならない，という動機に基づいて行われたものである．このため，ペンシルバニア大学の倫理審査委員会（Review Board）の許可を受け，11名の男性ボランティア（女性は妊娠している可能性があるため除外）を用い，主に静磁場の人体への影響，特に，嫌悪感（吐き気），めまいなどの自覚症状などについて詳細に検討を行った．

その結果得られた結論は，4Tの静磁場に曝露されたことによる生理学的な変化は見られず，静磁場中における自覚症状は被験者が動いている時に発生し，静止している限りは，ほとんど自覚症状はないということであった．もちろん，1.5Tの静磁場との比較によると，4Tではめまいや嫌悪感（吐き気），そして，頭を動かした

157

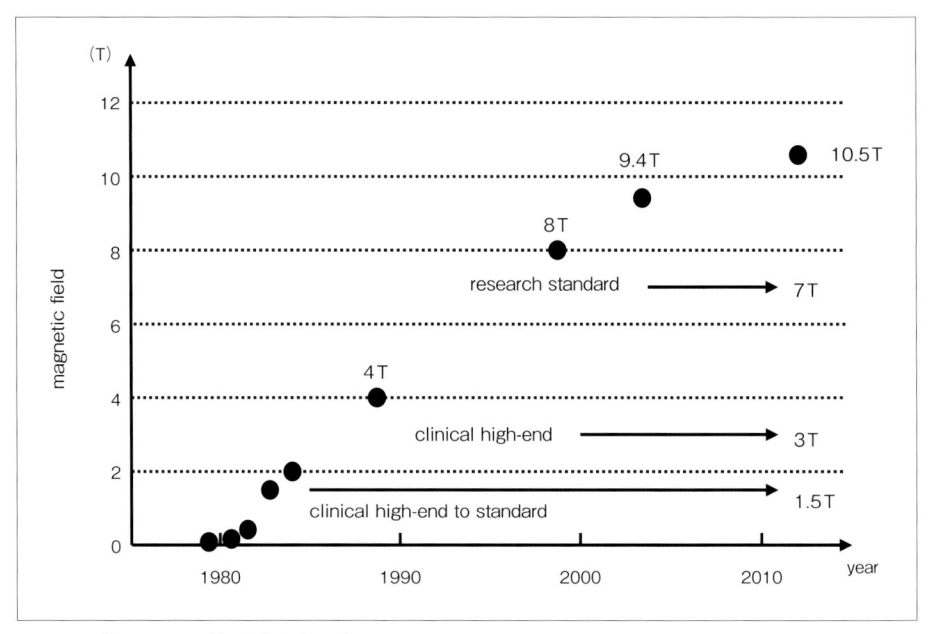

Part 2 ● MRIはどのように発展してきたか！

図1　人体用MRIの静磁場強度の変遷
現在の臨床機の標準である1.5TのMRIは，1983年に初めて発表された。1988年には4TのMRIが発表され，functional MRIの研究などにかなり使われたが，ハイエンドの臨床機の標準となったのは，3TのMRIであった。現在，研究用のハイエンドMRIは7Tが標準であり，9.4TのMRIも数台使用されている。10.5TのMRIは2013年にミネソタ大学で稼働を開始した。

ときの閃光を感じる頻度が高いため，被験者を磁石に出し入れする際には，細心の注意が必要であることなどが述べられている。

この論文は，その後の超高磁場MRIにおける安全性評価研究の基礎となったばかりでなく，2000年以降に主流となった3Tの臨床機のFDA認可の基礎となるものであり，MRIの発展・普及において，重要な歴史的役割を果たした。

8T MRIの論文[2]
（引用回数69回）

1998年に発表されたこの論文は，4TのMRIが88年に発表されて以来，約10年間は，それを超える静磁場での撮像の報告がなかった状況の下で，静磁場強度の記録を2倍更新した画期的とも言える論文である。この論文では，システムの構築にMagnex社の開口径80cmの超伝導磁石，HFNMR社のMRIコンソール，

そして，自作のTEM resonatorの頭部用送受信RFコイルを用いたことや，世界初の8Tにおけるグラディエントエコー画像などが報告されている。

この論文の第一著者は，このグループのリーダーであるオハイオ州立大学のPierre-Marie L. Robitailleである。彼は，1960年生まれで，この論文を執筆した時は37歳という若さであった。彼は，1986年に26歳でアイオワ州立大学でPh.D.を取得した後に，ミネソタ大学のKamil Ugurbilの研究グループに加わって，4.7T/40mmの動物用MRIで研究を行い，88年にオハイオ州立大学に移り研究グループを立ち上げた。そして，その10年後に，世界最高磁場の人体用MRIの開発に成功したのである。

それまでは，世界最高磁場の人体用MRIは，1980年に英国EMIとノッティンガム大学（各0.12T），81年にUCSF（0.35T），83年にGE（1.5T），88年にGE，シーメンス，フィリップス（4T）と，いずれも，永年の研究実績のあ

る大学や主要メーカーから発表されてきた。ところが，この論文が研究実績が少ないグループから発表されたこと，頭部の横断像が通常とは逆に印刷されていたこと，RFパワーに関する疑問の多い独自の解釈にフィリップスのベテラン技術者から発表直後に疑問が寄せられたことなどにより[3]，MRIのコミュニティには，歓迎されたとは言えない状況にあった（彼のグループの論文は，ISMRMの機関誌とも言うべき *Magnetic Resonance in Medicine* からは，一編も発表されていない）。このような経緯もあり，超高磁場MRIの静磁場強度は，8Tではなく7Tが主流となり，7TのMRIは現在，研究用の超高磁場MRIの標準的地位を占めるに至っている。

さらなる高磁場MRIへの挑戦

7Tの人体用MRIは，現在，世界全体で50台程度（日本国内には2台）設置され，開発研究と臨床研究に使用されている。そして，さらに強い静磁場を持つMRIとしては，9.4Tの人体用MRIが，数か所で運用されている。また，10T以上の人体用MRIとしては，フランスのNeuroSpin，ミネソタ大学，NIH（米国国立衛生研究所）などで計画されており，ミネソタ大学は，2010年に英国Agilent社（旧Magnex社）で11.7Tの磁石として開発された超伝導磁石を導入し，10.5T（液体ヘリウム温度は3K）で運用を始めつつある。

なお，2013年3月にオランダで行われた，Ultra High Field MRIというISMRM Workshopでは，"Human MRI beyond 10T"というセッションがあり，その中では，「Turbulence Experiences in（サイト名）」という講演が上記の3か所から行われ，いずれも，その困難な（？）状況が報告された。

このように，超高磁場MRIは，10Tを目前にして足踏みしているというのが現状である。今後，この分野にブレークスルーがあるのかどうか，また，その場合に，どのような成果が得られるのか，今後も注目していきたい。

むすび

さて，次節は，「Compressed sensing」と題し，Lustigの2007年の論文（引用回数550回）などを中心に紹介したい。

文献

1) Schenck, J.F., Dumoulin, C.L., Redington, R.W., et al.：Human exposure to 4.0-Tesla magnetic fields in a whole-body scanner. *Med. Phys.*, **19**, 1089～1098, 1992.
2) Robitaille, P.M.L., Abduljalil, A.M., Kangarlu, A., et al.：Human magnetic resonance imaging at 8T. *NMR Biomed.*, **11**, 263～265, 1998.
3) Röschmann, P.：Comments on "Human magnetic resonance imaging at 8T". *NMR Biomed.*, **12**, 315～317, 1999.

23 Compressed Sensing

はじめに

1980年代初頭におけるMRIの実用化以来，86年には高速グラディエントエコー法と高速スピンエコー法が提案され，97年にはパラレルMRIの端緒となったSMASH法が提案された。このように，約10年ごとに，画期的な高速撮像手法が提案されてきた。2006年に提案されたCompressed Sensing（CS：圧縮センシング）[1,2]も，MRIの歴史に残る，10年振りに提案された画期的な高速撮像手法として期待されている。本節では，MRIにおけるCSのパイオニア的な論文となったLustigらの論文[3]を中心に解説する。

Compressed Sensingとは？

デジタルカメラで撮像された画像は，視覚的に認識できる解像度にほとんど影響を与えることなく，データサイズを1/10以下に圧縮できる（jpeg圧縮）。これは，画像の空間周波数成分を巧妙に利用しているためである。

MRIの場合，k空間における信号強度分布からわかるように，一般的に，信号強度はk空間の原点付近のみで大きく，高周波成分の信号強度はきわめて小さい。このことから，高周波信号成分を多少カットしても，画像にはあまり影響がないように思われる。ところが，実際にこれを行うと，顕著な分解能の低下が見られる。そこで，k空間データをランダムにカットすれば，画像にはあまり影響がないように思われるが，実際にこのようなデータでフーリエ変換を用いて画像再構成を行うと，ランダムなノイズが顕著に重畳した画像が得られる。

CSは，上述のような状況においても，本来の画像に酷似した，アーチファクトのない画像を再構成できる数学的手法である。場合によるが，20％程度のデータ（80％のデータをカット）からでも，視覚的に問題のない画像が得られることが報告されており，これにより，5倍程度の高速化を実現することができる。

CS-MRIの代表論文[3]
（引用回数578回）

CSは，2006年に2つのグループから，一般的な情報理論として提案されたが[1,2]，標記の論文（Sparse MRI：The application of compressed sensing for rapid MR imaging）は，そのうちの1つのグループの研究者（David Donoho）が，スタンフォード大学のMRI研究グループと共同で研究した成果であり，CSによるMRIを報告した事実上最初の論文である。

この論文で，著者らはまず，CSの原理を，一般的には数学者（もしくは情報科学者）ではないMRI研究者にもわかるようなていねいな解説を行い，実際にデカルト座標系において，位相エンコード方向にのみランダムサンプリングを行ったデータを用いて，CS画像再構成を行った。

彼らが提案したCS画像再構成法は，観測データ（ランダムサンプリングしたフーリエデータ：通常全体の数分の1以下）と，「求めるべき画像$\vec{m}$」のフーリエ変換を同様にサンプリン

グしたデータとの差（l_2 ノルム）が，ある値（ノイズのパワー：できるだけ小さい値）よりも小さくなるような条件の下で，画像 $\vec{m}$ を疎（sparse）なデータに線形変換した時の係数の絶対値の和（l_1 ノルム）を最小にする方法である。この線形変換はsparse変換と呼ばれ，画像の高い圧縮性を実現するためのものであり，l_1 ノルムの最小化は，少数の特定の項だけでなく，できるだけ多くの項を小さくして，できるだけ圧縮性を高めようとする操作である。なお，sparseとは，ベクトルの成分のうち一部のみがゼロでない，圧縮性の高い状態を指しており，そのようなベクトルへのsparse変換が存在することが，CS再構成の成否を決定づけている。

なお，彼らは，この再構成法を非線形共役勾配法に基づく手法で実装し，80〜200回の繰り返し計算で画像を求め，その結果，CSのMRIにおける有用性を実証することに成功した。

Compressed Sensingの実装例

彼らの提案する手法に基づいて，当研究室で取得したMRデータ（静磁場強度4.7Tにおける直径20mm程度の梨果実の3Dデータ）を用いて，玉田大輝氏が行ったCS画像再構成の結果を紹介する[4]。

まず，データサンプリングは，図1に示すように，k空間の中心から周囲に向かってガウス型のサンプリング密度で変化するように，ランダムに位相エンコードデータを取得した。なお，リード方向には連続的なサンプリングを行った。図2は，サンプリングのライン数を変化させて，それぞれCS画像再構成を行った結果である。20%以下のライン数では顕著な分解能の低下が見られるが，それ以上であれば，ほとんど分解能の低下は感じられない。

図3に，すべてのラインからの再構成画像（FULL），中央の円形領域のラインのデータ（全体の21%）と周囲にゼロを充填したデータからフーリエ変換で再構成した画像（ZF），そして，

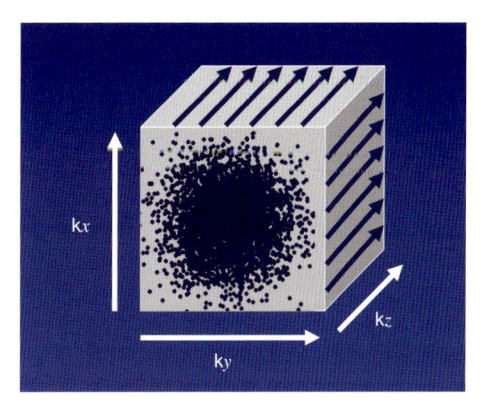

図1 3D Compressed Sensingに用いたsparse sampling
k空間の原点から周辺に向かって，ガウス型でサンプリング密度が変化するようにサンプリングを行った。リード方向は連続サンプリングである。マトリックスサイズは，256^3 である。

全体の21%にあたるランダムサンプリングしたデータからCS画像再構成した画像（CS）の，それぞれ最大値投影（MIP）像と，その同じ部分の拡大像を示す。

いずれの場合も，梨果実の維管束が可視化されているが，ZFでは顕著な分解能の低下が見られるのに対し，CSでは，FULLに対して分解能の低下が見られないばかりでなく，FULLでは描出されていない維管束もクリアに描出されている。このように，CSでは，その画像再構成プロセスにおけるノイズ低減により，高輝度部分の強調が可能となったものと考えられる。

以上のように，通常の3D画像でも1/4〜1/5の測定時間の短縮は可能であるため，測定時間の長いMR microscopyでもCSでは有用ではないかと考えている。

むすび

さて，次節は最終回となるが，Part1と2を締めくくるために，MRIの40年の歴史を俯瞰するとともに，今後を展望してみたい。

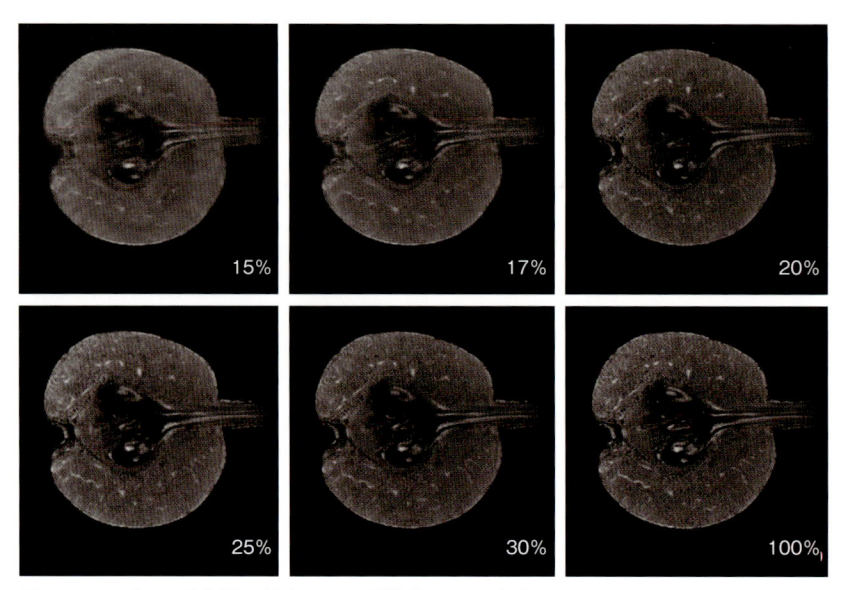

Part 2 ● MRIはどのように発展してきたか！

図2 サンプリング点数に対するCS再構成画像の変化
3Dグラディエントエコー法（TR/TE＝200ms/3.5ms）で撮像した梨果実の中央の断層面

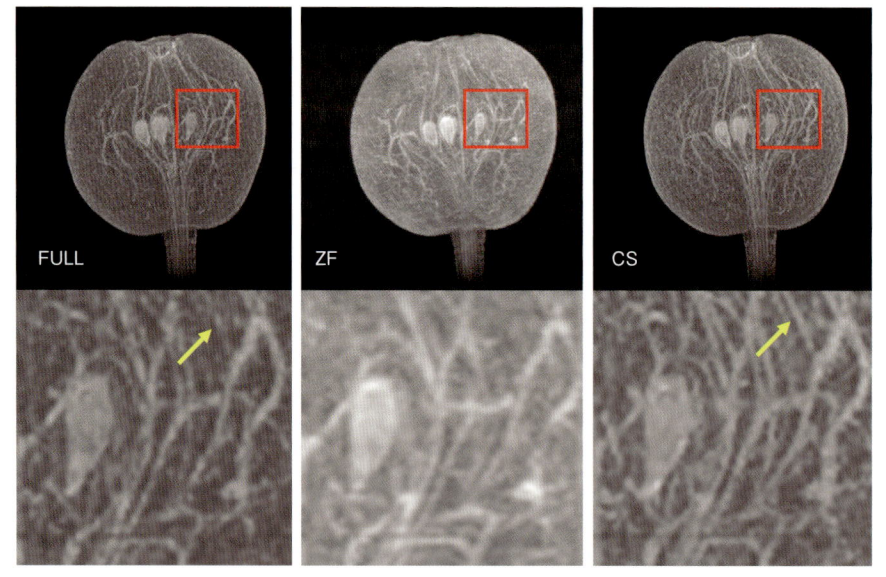

図3 サンプリング数を一定とした時の画像再構成法によるMIP像の変化
FULLは，すべてのデータを使用。ZFとCSは全体の21％のデータを使用。下は，☐部分の拡大図。
↑に示すように，FULLでは描出されていない維管束も，CSでは描出されている。

文 献

1) Candes, E., Romberg, J., Tao, T. : Robust uncertainty principles ; Exact signal reconstruction from highly incomplete frequency information. *IEEE. Trans. Inf. Theory*, **52**, 489〜509, 2006.
2) Donoho, D. : Compressed sensing. *IEEE. Trans. Inf. Theory*, **52**, 1289〜1306, 2006.
3) Lustig, M., Donoho, D., Pauly, J.M. : Sparse MRI ; The application of compressed sensing for rapid MR imaging. *Magn. Reson. Med.*, **58**, 1182〜1195, 2007.
4) 玉田大輝，巨瀬勝美：CartesianサンプルリングによるCompressed Sensingを用いたMRマイクロスコピーの検討，2012年9月7日，第40回日本磁気共鳴医学会大会，京都（O-2-200）．

24 MRIの40年の歴史を振り返って

はじめに

　Part 2では，MRIに大きな影響を与えたNMRの論文，およびMRIに関する1973年のLauterburの論文から，2007年のLustigの論文まで紹介してきた。MRIは，提案されてから2013年で40年目を迎え，いまなお発展を続けているが，1981年からMRIの研究開発に携わってきた私自身の実体験を交えながら，40年の歴史を振り返り，将来への展望を考えてみたい。

1970年代における撮像技術の確立

　MRIの歴史のスタートになったPaul Lauterburの論文が発表されたのは1973年3月16日であり，すでに40年目を迎える。ところが，彼がMRIを思いついたのは，1971年9月2日であり，実験に成功して論文を投稿したのは，72年10月30日のことであった。彼の発表がきっかけとなって，Richard Ernstは，1974年に現在のMRIの主流となっているFourier imagingを提案した。また，同年，スライス選択の基本的手法である選択励起法が，Peter MansfieldのポスドクであったAllen Garrowayにより提案された。

　アバディーン大学のポスドクであったWilliam Edelsteinは，1980年にFourier imagingと選択励起法とを組み合わせることにより，MRIの基本的パルスシーケンスとなるspin warp法を提案した。Edelsteinは，ハーバード大学におけるNMR発見者の一人であるRobert Poundのほぼ最後の弟子であり，原子核物理で学位を取得したが，英国に渡るまではNMRの経験はなかった。

　Edelsteinが，世界で初めて人体全身の明瞭なMR像を取得した静磁場強度は，0.04 T（共鳴周波数1.7 MHz）であった。この電磁石は，当初は0.03 Tで使用する予定だったが，NMR信号がAMラジオの電波と混信するために，電流を増やして達成した磁場であった。このため，磁石の冷却には非常に苦労した。このように，1970年代におけるMRI開発のかなりの部分は，英国に渡った米国のポスドクなどによって行われたが，80年代に入ると，MRI発展の中心は米国に移った。

　1979年秋，私は大学院博士課程2年生の時に，レンコンのMR断層像が掲載された新聞記事を見た記憶があるが，その時，将来，このような装置の開発に携わることになるとは想像もしなかった。

1980年代における臨床機の確立

　1980年代に入ると，まず，ロンドンのHammersmith病院における0.15 Tの超伝導磁石を用いた臨床画像が高い評価を得た。その後，1981年に発表されたカリフォルニア大学サンフランシスコ校（UCSF）の0.35 Tの超伝導磁石を用いた画期的な画像が，80年代のMRI発展の方向を決定づけた。この15 MHzの共鳴周波数におけるUCSFの鮮明な画像は，1979年に発表されたDavid HoultとLauterburの託宣

（人体のMRIは10 MHz以下で行うべきである）を粉々に打ち破り，その後の高磁場化への突破口を開いた。

一方，もともとMRIに懐疑的であったGE社は，MRIの研究開発の立ち上げに手間取ったが，英国の主要な大学（ノッティンガム大学とアバディーン大学）でそれぞれポスドクを経験したPaul BottomleyとEdelsteinを中央研究所に採用し，1982年から83年にかけて，当時の常識を打ち破る1.5 TのMRIを完成させた。そしてGE社は，UCSFとのfield strength warに突入した。いずれも，常識を破った同士の戦いであった。

1981年，私は，大学院博士課程を修了して東芝総合研究所に入所し，共同研究先の東京大学物性研究所にて，まず小型の実験用MRI（0.14 T）の開発を行った。1982年には，東芝中央病院において医用機器事業部と共同で，ブルーカー社の常伝導電磁石を用いた全身用MRI（0.12 Tと0.15 T）の開発を行った。1982年夏には，自分自身で作製したbodyコイルで，上半身の正中サジタル断面像を取得し，その画像は，その年のRSNAで展示された〔第7節（113 P）に掲載〕。この装置を基にして，翌年，国産第1号のMRIが東芝から発売され，1号機は東京慈恵会医科大学病院に納入された。

さて，私が，ニューヨークで開催された米国磁気共鳴医学会（SMRM）に初めて参加したのは1984年であったが，その時には，field strength warはほぼ決着がついていた。1985年末に東芝を退職し，86年1月からは筑波大学で新しい実験室を立ち上げ，電磁石を用いてMRI装置を作り始めた。1年半くらいして1 Tで画像を取得でき，長年の夢であったEPIを用いた乱流の可視化に向けた研究を始めた。その夢が結実したのが1989年である。この時の円管内の乱流のEPI像は，1989年秋の日本磁気共鳴医学会大会のために来日されたMansfield教授に，名刺の裏に写真を貼り付けてお渡しした〔第3節（99 P）に掲載〕。これには，かなり興味を持たれたようでその後，「自分が関係する本に引用したいので資料を送るように」との連絡をいただいた。また，この時の成果は，1990年にニューヨークで開催されたSMRMで口頭発表を行った。

ところで，1980年代の顕著な技術的発展としては，birdcage coilの発明，能動シールド型勾配磁場コイルの提案，4 T MRIの開発，アレイコイルの提案，グラディエントエコー法と高速スピンエコー法（FSE）などの高速イメージング法の提案，EPIの実用化など，実に広範なものが挙げられる。そして，これらの手法を活用したMR Angiographyも，1980年代の顕著な業績の1つとして挙げられるだろう。

1990年代における新しい撮像手法の提案

1990年代は，80年代に提案された技術が実を結んで，MRIがさらに高性能になるとともに，さまざまな新しい撮像手法が提案された。代表的なものとしては，functional MRI（fMRI），diffusion tensor imaging（DTI）とそれを活用したtractography，hyperpolarized nucleusを用いた超偏極MRIなどである。fMRIとDTIにはEPIの実用化が不可欠であったが，1990年代に勾配磁場系の強化・高速化が実現されたことなどにより，これらが可能となった。

また，FSEとsnapshot系の高速グラディエントエコー法のルーチン化，造影MRAやhydrographyの開発など，臨床撮像の面でも，大きな進歩が見られた。

私は，1990年代前半に，EPIを用いた円管内乱流の瞬間的速度場計測に成功し，世界最初の報告をすることができた。しばらく，乱流以外へのMRIの応用を模索していたが，1990年代後半には，PCの急激な進歩に伴って，PCを用いたMRIシステムの構築が可能となったことから，ポータブル型のMRIコンソールを開発した。そして，永久磁石などを用いて，MRIの

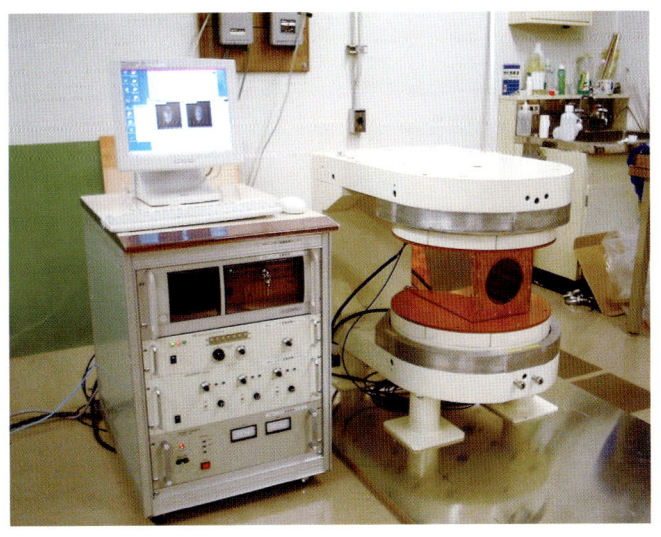

図1　鮭雌雄判別用MRI
2000年に開発した鮭雌雄判別用MRIの全景。計測系をWindows PCを用いて一体化・システム化し，コンパクト化することにより，従来では考えられなかったような用途にまでMRIの応用範囲が広がった。もちろん，日本発のFeNdB系永久磁石を用いた永久磁石磁気回路（旧住友特殊金属）も重要な役割を果たしている。

多様な分野への応用を開拓する道へと進んだ（図1）。

2000年代以降における高速化・高磁場化

1990年代後半にすでに提案されていたが，2000年代に入ると，撮像手法としてはパラレルイメージングが最大のトピックとなり，SENSEやGRAPPAなどの手法が実用化された。また，それに伴い，RFコイルの多チャンネル化が進み，受信コイルでは100チャンネルを超える例も報告され，送信コイルに関しても，送信B_1の均一性を確保する目的で，複数チャンネル化が行われた。そして，高速化という意味では，従来と大きく異なるアプローチであるCompressed Sensing（CS）が2007年頃から注目され，現在，最も注目されるテーマとなっている。

また，1990年代に海外メーカーから発売された3Tの臨床用MRIは，2000年代半ば頃にようやく国内でも薬事承認が得られ，臨床現場に普及していった。一方，1980年代には4T，90年代には8Tの人体用MRIが開発されていたが，研究用高磁場MRIとしては，7T MRIが広く普及していった（世界で40台程度）。そして，10T以上の人体用MRIが，現在，いくつかのグループで試みられている。

今後の展望

上述したように，MRIの40年の歴史は，高磁場化，高速化の歴史であったと言っても過言ではない。そして，多くの主要な研究者たちは，その道を進んで行った。

一方，私は，1986年からは大学という小さな研究グループ〔筑波大学磁気共鳴イメージング研究室（MRラボ）〕で，MRIにいったいどのような貢献ができるか，日夜考え続けてきた。そこで出した1つの答えが，上記のメインストリームとは異なる「MRIの別のフロント」を開拓しようというものである。それは，誰でもどこでも使えるMRIを開発し，MRIの応用分野を広げることであった。

このような考えを持ちながら，1997年からは

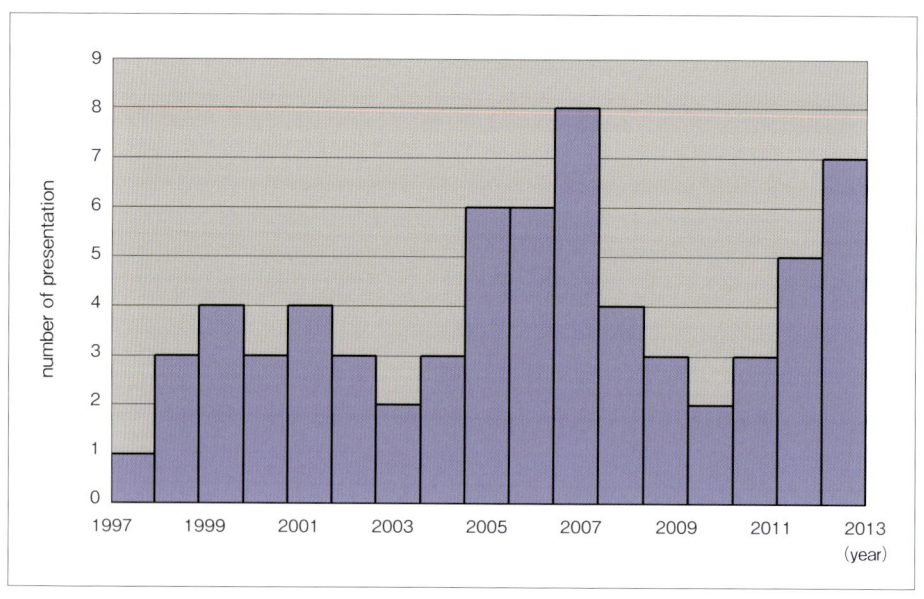

Part 2 ● MRIはどのように発展してきたか！

図2 筑波大学MRラボのISMRMにおける発表件数の変化
発表件数のピークは，主に大学院生のアクティビティを示すものである。

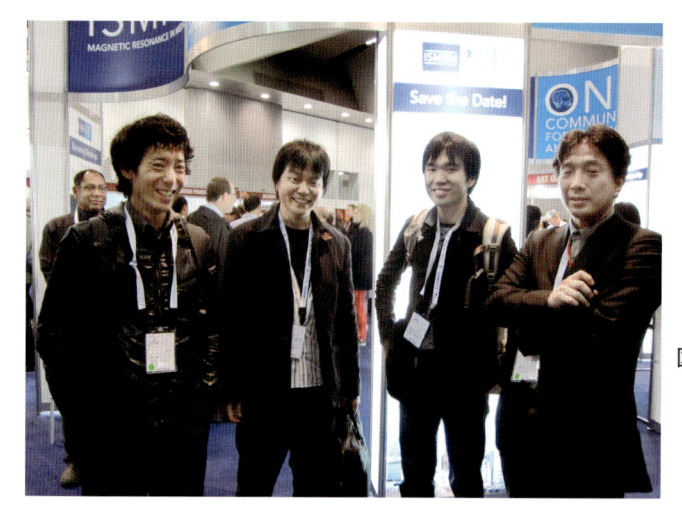

図3 2012年，メルボルンのISMRMで再会した筑波大MRラボ出身者
全員，別々の国内外のMRI関連メーカーに勤務（1名は経営者）

毎年欠かさず（連続16回）ISMRMに参加し，研究室から合計70回程度の研究発表を行ってきた（図2）。この中で，ISMRMでも大きく注目された研究は，小型永久磁石を用いたマウス用MRI，人体局所（踵，手，指など）を対象とした小型専用MRI，超並列型MRマイクロスコープの提案と化学固定ヒト胚子標本の大量三次元撮像，バルク超伝導磁石を用いたMRマイクロスコープなどである。これらの研究は，海外の研究グループでは容易に真似のできない，日本発のオリジナルな研究である。そして，このような長年の努力もあり，2013年のISMRMの教育セッションで，MRI console electronicsの講演を依頼されることになった。これにより，私が考えてきたことが，間違いではなかったという確信を得ることもできた。

今後も，このようなオリジナリティを発揮していくとともに，有為な人材を育てていきたいと考えている（図3）。

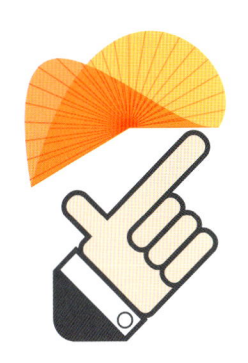

索引

索引

欧文索引

B
bicubic ……………………… 35, 36, 37
bilinear ……………………… 35, 36, 37
birdcage coil ………… 103, 108, 109, 110
Bloch方程式 ………………………… 20, 41

C
Carr-Purcell ……………………… 26, 95, 105
CPMG ……………… 26, 80, 91, 106, 121

D
David Hoult ………… 13, 62, 98, 108, 163

E
EPI ……………… 97, 98, 99, 102, 121, 129

F
FFE ………………………………………… 20
FISP ………………… 20, 23, 29, 118, 119
FLASH ………………… 21, 22, 23, 118
FLASH band ………………………… 21, 23
functional MRI (fMRI) ……… 115, 139, 164

G
GRAPPA ……………………………… 149, 165
GRASS ………………………………… 20, 23, 29

H
hyperbolic secant パルス ………………… 43, 45

I
ICMRM …………………………………… 75, 78
ISMRM ……………… 26, 59, 96, 107, 108,
                      148, 157, 159, 166

K
k-powerプロット ……………………… 54, 69, 72
k空間 ……………… 35, 38, 53, 66, 71,
                      98, 101, 154, 160

M
MIP法 ……………………………………… 132
MRA ……………………………… 130, 132, 151

N
nearest neighbor ………………………… 35
NMR MOUSE ……………………………… 77
NMR信号 ……………… 13, 14, 20, 32,
                      34, 38, 56, 109

R
RARE ……………………………… 106, 121, 122
RF spoiling ……………………… 21, 23, 24
Rice分布 ……………………………… 34, 40

S
SENSE ……………………………… 124, 148
sinc関数 ……………………………… 36, 41, 42
SMASH ……………………… 124, 148, 149
SMRM ……………… 59, 113, 118, 135, 136,
                      137, 140, 142, 157, 164
stimulated echo ……… 16, 23, 47, 104, 118

T
T_2計測 ………………………………………… 40
TrueFISP ……………………………… 29, 119

和文索引

い
インコヒーレント型GRE ················· 29

え
永久磁石 ········ 76, 77, 78, 81, 82, 84, 86
エコープラナーイメージング（EPI）
················ 97, 133, 136

お
オーバーサンプリング ····················· 67

か
回転磁場 ······························· 57, 62
ガウス分布 ···························· 34, 38
拡散テンソルイメージング ········· 142, 143
画像補間 ···································· 35

き
強度画像 ························ 38, 39, 40, 131
虚数部画像 ·························· 33, 34, 38

く
空間分解能 ·························· 32, 53, 54
グラディエントエコー ········· 20, 23, 29, 118

け
ケミカルシフト ·························· 115

こ
国際磁気共鳴医学会大会（ISMRM）
············ 26, 59, 148, 157
コヒーレント型GRE ······················· 29

し
磁気共鳴医学会（SMRM） ···· 118, 136, 140,
142, 157, 164
磁気共鳴マイクロスコピー国際会議（ICMRM）
························· 75, 78
実数部画像 ·························· 33, 34, 38
進行波NMR ······························· 56

す
スピン位相ダイアグラム ··········· 16, 18, 20
スピンエコー ··· 16, 47, 104, 121, 127, 130
スライス選択 ···························· 41, 45, 49

せ
選択励起 ···························· 41, 97, 102
選択励起パルス ····················· 41, 45, 48, 49

そ
双曲線関数（hyperbolic secant）パルス ···· 43
相反定理 ································· 62, 63

た
ダークバンド ··························· 30, 31
ダイナミックレンジ ··············· 66, 69, 72

ち
超偏極MRI ·························· 145, 164

て
定常状態 ···························· 20, 23, 29
デジタルサンプリング ····················· 68
デジタルフィルタリング ··················· 68
デジタルレシーバー ············· 67, 68, 69

さ
熱雑音 ···························· 15, 33, 34, 38

は
パラレルイメージング ········ 60, 67, 73, 124,
148, 155, 165

ふ
フリップ角 ························· 16, 41, 45
分子拡散 ································· 127

ま
マトリックス数 ························ 53, 73
マルチスライス ···················· 43, 49, 112

り
リワインド ······················· 20, 21, 22, 23

れ
レイリー分布 ························ 34, 38, 40

著者紹介

巨瀬　勝美 (Kose Katsumi)
筑波大学数理物質系 教授

【略　歴】
1976年東京大学理学部物理学科卒業。81年に東京大学大学院理学系研究科修了，同年東京芝浦電気（株）総合研究所研究員となる。86年に筑波大学物理工学系講師となり，94年筑波大学物理工学系助教授，2001年筑波大学物理工学系教授，2004年から現職。

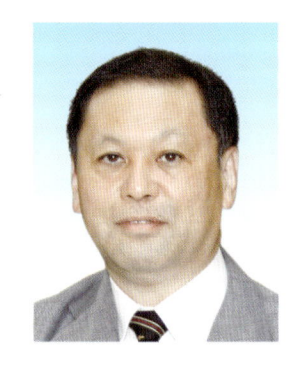

【著　書】
巨瀬勝美：NMRイメージング. 東京, 共立出版, 2004.
巨瀬勝美：コンパクトMRI. 東京, 共立出版, 2004.

めざせMRIの達人
― 月刊インナービジョン連載「めざせ達人シリーズ〈MRI編〉」より ―

2013年9月10日　　　　　　　　　　　　　　　　　　　　　検印省略

著　者　　巨瀬　勝美
発　行　　株式会社　インナービジョン
　　　　　〒113-0033　東京都文京区本郷3-15-1
　　　　　TEL 03-3818-3502　FAX 03-3818-3522
　　　　　E-mail　info@innervision.co.jp
　　　　　URL　http://www.innervision.co.jp
　　　　　郵便振替　00190-6-53037
印　刷　　株式会社　シナノ

©INNERVISION　　落丁・乱丁はお取り替えいたします。
ISBN978-4-902131-26-0